„ Die Nahrung ist
ein Liebesbrief des Schöpfers,
den wir in Stille und Dankbarkeit
entziffern sollen."

Omraam Mikhael Aivanhov

Danksagung

Dieses Buch verdankt seine Entstehung lieben Helfern
in meiner unmittelbaren Nähe, die mich inspirierten.
Herzlichen Dank euch allen.
Wertvolle Unterstützung erhielt ich von Menschen, die ihre Zeit opferten
und mir dabei halfen, die Inhalte sinnvoll darzustellen,
die endlos Korrektur lasen:
Karin, meine Dankbarkeit gehört besonders dir,
Renate, ein wirklich großartiges Coaching,
Sabine, Monika, Katrin, Eckhardt, Christiane, Frauke …
danke für eure Hilfe und eure anregenden Impulse.

Kathrin Schwarzkopf

Sie sind einzigartig – ein einzigartiger Ernährungstyp!

Ernährung nach den individuellen Stoffwechseltypen

Ein Wegweiser zur sinnvollen, individuellen und gesunden Ernährung

Zum Titelfoto „Sonnenaufgang":
Die Sonne ist Sinnbild der Quelle allen Lebens. Unsere Nahrung enthält gespeicherte Sonnenenergie. Sie ist somit das „universelle" Lebensmittel.

© Copyright by Kathrin Schwarzkopf 2009

Titelfoto: Karin Frenzel

Herstellung und Verlag: Books on Demand GmbH, Norderstedt

ISBN 978-3-837-09239-4

Alle Angaben in diesem Buch wurden nach bestem Wissen und Gewissen erstellt. Sie erfolgen ohne Verpflichtung oder Garantie der Autorin. Sie übernimmt keine Haftung für etwa vorhandene Unklarheiten und inhaltliche Unrichtigkeiten. Die gegebenen Tipps und Empfehlungen zur Selbsthilfe können bei ernsten Erkrankungen den Arzt oder Heilpraktiker nicht ersetzen. Es empfiehlt sich deshalb immer, sich von einem Behandler therapeutisch begleiten zu lassen.

Vorwort

Dieses Buch ist in den letzten 4-5 Jahren parallel zur heilpraktischen Tätigkeit von Kathrin Schwarzkopf entstanden. Ich hatte das große Glück, den Wachstumsprozess sowohl von Kathrin auf diesem Gebiet als auch den ihres Buches mit verfolgen zu können. Was mich immer sehr angesprochen und von Kathrins Tätigkeit überzeugt hat ist, dass sie sich auf ihrem Weg durch die oft widersprüchliche Vielfalt der Ernährungsratgeber stoisch durchgearbeitet, sich mit den verschiedensten Theorien, Ideen und Systemen gewissenhaft auseinandergesetzt und vieles davon selber praktisch ausprobiert, entweder schätzen gelernt oder verworfen hat.

So ist fast alles, was sie empfiehlt und anbietet von ihr praktisch getestet worden. Meist habe ich aus Interesse mit gemacht, dabei viel gelernt, von vielen ihrer Ideen und Ratschläge profitiert, wofür ich Kathrin sehr dankbar bin. Durch ihren Ansatz der individuellen Stoffwechseltypen in Anlehnung an „Metabolic Typing" habe ich verstehen gelernt, warum ich manche Nahrungsmittel besser vertrage oder sie mich länger sättigen oder ich z.B. nach Obst prinzipiell Hunger bekomme, ebenso nach Süßem bzw. den einfachen Kohlenhydraten und was ich weniger essen sollte, wenn ich bei meiner zu vielen sitzenden Tätigkeit nicht übergewichtig werden will. Auch eine Nahrungsmittelunverträglichkeit (ich hatte zuviel und zu einseitig Tofuprodukte gegessen) konnte ich mit Kathrins Hilfe erkennen und durch einen halbjährigen Verzicht ausheilen.

Durch Kathrins Anregungen esse ich heute bewusster, kaufe ich Lebensmittel viel bewusster ein, worüber ich heil-froh bin. Ich war, wie wahrscheinlich viele, gutgläubig ahnungslos und vertraute der Lebensmittelindustrie zu sehr, was ihre Zusatzstoffe betrifft (E-Zusätze, Konservierungsstoffe, Aromen u.a.). Heute lese ich mir bei jedem Produkt vorher durch, was da alles drin ist und orientiere mich an Kathrins zusammengetragenen Tabellen. Dieser Zeitaufwand ist mir meine Gesundheit und mein Wohlbefinden wert und kommt auch meinem Geldbeutel zugute. Wenn ich sehe, in wie vielen Produkten z.B. Zitronensäure enthalten ist, welche in größeren oder kontinuierlichen Mengen die Zähne angreift, bewahrt mich mein Wissen um die Wirkung dieser Substanz und meine Entscheidung sie nicht oder äußerst wenig zu konsumieren, vor hohen Zahnarztkosten. Der Zeitaufwand sich alles durchzulesen nimmt auch wieder ab, da ich viele Produkte dadurch abgewählt habe und mich nun nicht mehr mit ihnen beschäftigen muss.

Über die Qualität von Nahrung habe ich schon früher nachgedacht und mich seit langem immer konsequenter für „BIO" entschieden. Neu und wertvoll war für mich von daher das Wissen in Kapitel 3 und 4 („Essen, was wir wirklich brauchen" und „Das „Wie" beim Essen"). Ich finde das Verständnis für den richtigen Umgang mit Kohlenhydraten, Eiweißen und besonders Fetten, aber auch Mineralstoffen, Vitaminen und Enzymen, auch in Bezug zum persönlichen Stoffwechseltyp, heute sehr wichtig. Vor einiger Zeit sprach ich mit dem Sohn einer guten Freundin von mir, über diese Thematik. Er hatte im Biologieunterricht der Schule gerade eine Eins über das Thema Kohlenhydrate, Eiweiße und Fette geschrieben. Ich musste erkennen, dass ich wohl eine sehr schlechte Note mit meinem Wissen aus Kathrins Buch geschrieben hätte, da in der Klassenarbeit vor allem chemische Formeln gefragt waren. Aber wie der Sohn meiner Freundin wirklich praktisch richtig mit Kohlenhydraten, Eiweißen und Fetten umgehen sollte, um gesund zu bleiben, das wusste er mit seinem Schulwissen nicht.

Ich finde das gesamte Wissen in diesem Buch wichtig und empfehle Ihnen, lieber Leser, alles für sich selber nach und nach auszuprobieren, um Ihre eigenen Erfahrungen damit zu machen. Nur was wir wirklich be-griffen oder ver-innerlicht haben, praktizieren wir danach. Tun Sie es, sich selber zu liebe, Ihrer Gesundheit wegen!

Ich freue mich auf Kathrins nächstes Buch, da geht es um die Reinigung unseres Körpers und unserer Organe auf natürlicher Art und Weise. Selbstverständlich probiere ich jetzt schon wieder alles mit aus und kann nur hoffen, dass auch Sie bald diese Möglichkeit bekommen.

In Liebe, Achtung und Respekt zum Wohle aller, Karin Frenzel (Ostern 2009)

Inhalt

1. Kapitel   Sie sind einzigartig – ein einzigartiger Ernährungstyp   9

1.1.	Ernährung nach den individuellen Stoffwechseltypen	9
1.2.	Auf der Suche nach dem individuellen Ernährungstyp	11
1.3.	Das Konzept von der Stoffwechselindividualität	14
	1.3.1. Das autonome Nervensystem	16
	Der Sympathikustyp	18
	Der Parasympathikustyp	20
	Der Balancierte Ernährungstyp	23
	Das individuelle Stoffwechselprofil	24
	1.3.2. Das Verbrennungssystem	26
	Der Langsamverbrenner/Betatyp	28
	Der Schnellverbrenner/Glykotyp	30
	1.3.3. Eine Frage der Dominanz	32
	1.3.4. Das Drüsensystem	35
	1.3.5. Die Blutgruppe	37
1.4.	Nahrungsmittelunverträglichkeiten	38
	Was sind Nahrungsmittelunverträglichkeiten?	38
	Die maskierte Nahrungsmittelunverträglichkeit	38
	Ursachen für Unverträglichkeiten gegenüber Nahrungsmitteln	40
	Was können Sie tun, um einer Nahrungsmittelunverträglichkeit vorzubeugen oder sie zu kurieren?	43
1.5.	Wie finde ich meinen eigenen Ernährungstyp?	44

2. Kapitel   Klasse statt Masse   45

2.1.	Über die Qualität unserer Nahrung	45
	Der Wert eines Nahrungsmittels sinkt mit dem Grad seiner Verarbeitung.	45
	Einteilung der Lebensmittel nach ihrem Wert für Ihre Gesundheit	46
	Essen Sie auf keinen Fall etwas, für das vehement Werbung gemacht wird!	48
	Die Qualität unserer Nahrung wird maßgeblich geprägt durch ihren Gehalt an Vitalstoffen.	49
	Greifen Sie zu vollwertigen, sprich biologisch erzeugten Produkten!	49
	Eine hohe Lichtspeicherqualität und eine starke Vitalstrahlung kennzeichnen erstklassige Lebensmittel.	51
	Bewertung der Lebensmittel nach Simoneton	52
	Der Grad der Frische der Lebensmittel trägt entscheidend zu ihrer Qualität bei.	53
	Bevorzugen Sie Regionales!	53
	Wirkliche Lebensmittel sind frei von schädlichen Zusatzstoffen und Genmanipulation!	53
	Aromastoffe	54
2.2.	Einkaufsführer: Zusatzstoffe	56

3. Kapitel   Essen, was wir wirklich brauchen — 59

3.1. Kohlenhydrate — 59
- Die Zuckerwelle — 61
- Was ist der Glykämische Index? — 63
- Glykämische Last und glykämischer Wert ausgewählter Nahrungsmittel — 65
- Exkurs: Glukose – Vitamin C – Insulin - Immunsystem — 70
- Zur Vollwertigkeit von Kohlenhydraten — 70
- Unser täglich Brot — 72
- Nudeln — 73
- Reis — 73
- Zucker — 73
- Schokolade — 78
- Die Zucker-Alternative Stevia — 78
- Xocolatl — 79

3.2. Eiweiß — 80
- Ansichten zur Eiweißsynthese — 80
- Tierisches oder pflanzliches Eiweiß? — 83
- Eiweißreiche Nahrungsmittel — 84
- Zu viel Fleischessen macht krank — 86
- Fleischproduktion ist unökonomisch — 87
- Fleischessen ist grausam gegenüber den Tieren — 87
- Fleischessen ist beim Menschen unphysiologisch — 87
- Fleischessen verursacht globales Elend — 87
- Fleischproduktion ist unökologisch — 88
- Zitate berühmter Vegetarier — 88
- Milch und Milchprodukte — 90
- Grundrezept für Milchkefir — 93
- Exkurs: Wasserkefir, japanische Kristalle, Kristallalge — 94
- Eier — 95
- Fisch — 96

3.3. Fett — 96
- Gesättigte Fettsäuren — 97
- Ghee selbst herstellen — 98
- Ungesättigte Fettsäuren — 98
- Exkurs: Butter oder Margarine? — 101
- Achtsamkeitsregel im Umgang mit Ölen — 104
- Haltbarkeit und Aufbewahrung von Pflanzenölen — 105
- Öl - Eiweiß - Grundrezept — 106

3.4. Mineralstoffe und Spurenelemente — 107
- Der Basentrunk „Excelsior" — 111
- Salz — 111
- Kristallsalzsole herstellen — 113
- Sole-Bad — 113
- Kristallsalz-Anwendungen — 114

3.5. Vitamine — 115
- Ursachen für Vitaminmangel — 115
- Natürliche Vitaminquellen — 116

3.6. Enzyme — 117
- Enzyme als Katalysatoren der Verdauung — 118
- Heidelbergers Sieben-Kräuter-Stern-Pulver — 119

3.7. Sekundäre Pflanzenstoffe — 119

4. Kapitel Das „Wie" beim Essen 121

Essen Sie nur, wenn Sie hungrig sind! 121
Nehmen Sie sich Zeit zum Essen! 122
Essen Sie in Ruhe! 122
Gut gekaut ist halb verdaut! 123
Wer weniger isst, lebt gesünder! 123
Trinken Sie nicht zum Essen! 123
Trinken Sie viel reines Wasser! 124
Beginnen Sie den Tag mit einem Glas Wasser! 124
Kombinieren Sie sinnvoll! 125
Essen Sie frisches Obst nur für sich allein! 125
Essen Sie zur rechten Zeit! 126
Wertschätzen Sie Ihre Nahrung! 127

Anhang

Über die Autorin 129
Kontaktdaten
Literaturverzeichnis 130
Die E-Zusätze und ihr Gefahrenpotential 131
  Farbstoffe 131
  Konservierungsstoffe 132
  Säuerungsmittel 134
  Antioxidationsmittel 134
  Verdickung-, Gelier- und Feuchthaltemittel 137
  Emulgatoren 138
  Verschiedene Zusatzstoffe 140
  Geschmacksverstärker, Wachse, Gase 141
  Süßstoffe, Enzyme, Stärken 142

1. Kapitel

Sie sind einzigartig – ein einzigartiger Ernährungstyp

1.1. Ernährung nach den individuellen Stoffwechseltypen

Liebe Leserin, lieber Leser,
vielleicht haben Sie sich schon einmal eine der folgenden Fragen gestellt?

- ❖ Mein Freund ernährt sich rein vegetarisch. Er ist gesund und steckt voller Energie. Warum fühle ich mich kraftlos und müde, wenn ich versuche, mich vorwiegend von Obst, Gemüse und Vollkornprodukten zu ernähren?

- ❖ Warum hat die letzte Diät meiner Freundin geholfen und mir nicht? Sie hatte bereits nach einem Monat 4 Kilogramm abgenommen, ich aber nehme eher noch zu, obwohl ich die Diätanweisungen genau befolge.

- ❖ Ich möchte mich gesund ernähren, aber all die widersprüchlichen Aussagen zu diesem Thema verwirren mich. Woran soll ich mich halten?

- ❖ Warum gibt es so viele verschiedene Ernährungsformen, die stets einige glühende Verfechter finden, aber auch erbitterte Kritiker?

Eine Antwort, die all diese Fragen in gewisser Weise beantwortet, ist:

Sie sind einzigartig!

So wie Sie sich durch Ihr Aussehen, Ihr Temperament, Ihre Charaktereigenschaften, Ihre physische Konstitution, Ihren Fingerabdruck von anderen Menschen unterscheiden, so einzigartig ist auch Ihr Stoffwechsel und damit Ihre Bedürfnisse bezüglich Ihrer Ernährung. Selbst das Aussehen und die Lage der inneren Organe sind bei jedem Menschen ein kleinwenig anders. Warum also sollten wir alle den exakt identisch funktionierenden Stoffwechsel besitzen, obgleich dieser Begriff doch eine ganze Palette an komplizierten Vorgängen im Körper umfasst? Kann es so etwas wie die eine richtige Ernährung für alle überhaupt geben? Ich meine, nein!

**Jeder Mensch hat einen individuell funktionierenden Stoffwechsel
und ist somit ein einzigartiger Ernährungstyp!**

Das bedeutet nichts anderes als:
- ➢ Jede noch so gut gemeinte Ernährungsstrategie kann immer nur für einige Menschen gültig sein, aber niemals für alle.
- ➢ Jede noch so ausgefeilte Diät kann immer nur einigen Menschen beim Abnehmen helfen, aber nicht allen.
- ➢ Was für Sie richtig und gesund ist, entscheidet Ihr ganz individuell funktionierender Stoffwechsel.

Warum ist das so? Eine Erklärung, die ich in verschiedenen Quellen* fand, reicht weit in die Menschheitsgeschichte zurück. In den Zeiten großer Wanderungen und der Besiedelung der verschiedensten Teile dieser Erde passten sich die Menschen den Lebensbedingungen, die sie vorfanden, an. Besonders geprägt wurde diese Anpassung vom Nahrungsangebot, den klimatischen

---

* Quellen:
Wolcott, William L.: „Essen, was mein Körper braucht", Metabolic Typing – die passende Ernährung für jeden Stoffwechseltyp, VAK Verlags GmbH, Kirchzarten bei Freiburg, 2002
Königs, Peter: „Das Synergie-System Metabolic Typing", Stoffwechseltypen und ihre Auswirkungen auf die Gesundheit

Verhältnissen und anderen lokalen Umwelteinflüssen. Diejenigen Individuen einer Gruppe, die mit den gegebenen Bedingungen am besten zurecht kamen, waren in der Folge die gesünderen, stärkeren und gaben ihre Anlagen häufiger an die Nachkommen weiter, so dass sich über viele tausend Jahre Volksgruppen mit typischen Stoffwechsellagen und Ernährungsstilen herausbildeten. Grob unterteilt könnte man von Eiweiß-, Kohlenhydrat- und Mischtypen sprechen.

Illustrieren wir dies mit einigen Beispielen. Eine Menschengruppe, die in die heißen, fruchtbaren Gebiete des heutigen Südindiens wanderte, fand dort eine dichte und üppige Vegetation vor. Das Angebot an Früchten, Wurzeln und Gemüse war reichhaltig. Daher fiel die Ernährung dieser Menschen sehr kohlenhydratreich und eher eiweiß- und fettarm aus. Die kühlenden Früchte und die leichte Kost begünstigen das Leben in diesem heißen Klima. Es entwickelte sich der Kohlenhydrattyp, dessen Stoffwechsel bestens auf diese Ernährungsform eingestellt ist.

Im kalten Nordosten Sibiriens siedelt das Volk der Jakuten. Ihre Ernährung stützt sich auf eiweiß- und fettreiche Nahrungsmittel wie das Fleisch ihrer Rentiere, Fisch, Wild, einige Wurzeln, Pilze und Beeren. Landwirtschaft wird nur sehr wenig und auch erst in neuerer Zeit betrieben. Im Laufe vieler Generationen und einiger Jahrhunderte passte sich der Stoffwechsel dieser Menschen an diese sehr eiweiß- und fettreiche Ernährung perfekt an. Diese gehaltvolle Nahrung hilft ihnen, den eisigen Temperaturen des sibirischen Winters zu trotzen. Es entwickelte sich der Eiweißtyp.

Natürlich sind dies zwei extreme Beispiele. In vielen Gebieten der Erde war und ist das Klima gemäßigter, das Nahrungsangebot vielfältiger und damit die Anteile von Kohlenhydraten, Eiweiß und Fett in der Nahrung ausgewogener verteilt. Es entstanden Stoffwechseltypen, die wir als Mischtypen bezeichnen können, wobei es unzählige Abstufungen in der Ausprägung entweder in Richtung Eiweißtyp oder Kohlenhydrattyp gibt.

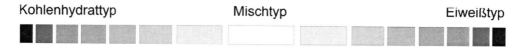

Abb. 1 Die Ausprägung der Stoffwechseltypen

Es entwickelten sich demnach durch die Anpassung an die Lebensbedingungen verschiedene Stoffwechseltypen und mit ihnen traditionelle Ernährungsformen, die von Volk zu Volk sehr unterschiedlich ausfielen.

Das bedeutet, was für ein Volk die passende und damit die gesund erhaltende Ernährung ist, wirkt sich bei einem anderen ungünstig aus. So könnte ein traditionell vegetarisch lebender Inder mit einer extrem eiweißreichen Kost wie der der Jakuten nicht dauerhaft gesund bleiben. Sein Stoffwechsel ist einfach nicht darauf eingestellt und kann sich auch nicht in kurzer Zeit so extrem verändern. Aber auch ein Jakute kann sich nicht von heute auf morgen auf eine vegetarische Ernährung umstellen, ohne gesundheitlich Schaden zu nehmen.

Tatsächlich konnte in der Vergangenheit immer wieder bei traditionell lebenden Völkern auf dem gesamten Erdball beobachtet werden, wie sich ihr Gesundheitszustand während weniger Jahre dramatisch verschlechterte, wenn diese Menschen ihre Ernährungsgewohnheiten aufgaben und sich nach westlichem oder einem anderen Vorbild ernährten.

Wichtig in diesem Zusammenhang ist auch, dass man nicht von der Ernährungsform eines Volkes und ihrem Gesundheitszustand auf alle anderen Menschen schließen kann. Nach dem bisher Gelesenen werden Sie vielleicht sagen: „Völlig logisch." Doch die Realität sieht anders aus. Dazu ein Beispiel: Anfang des 20. Jahrhunderts entdeckten Forscher noch völlig isoliert lebende Bantu-Stämme im südlichen Afrika. Sie studierten ihre Lebensweise und stellten unter anderem fest: Dieses Volk ernährt sich außerordentlich fettarm, und es gibt bei den Bantus so gut wie keine Herz-Kreislauf-Erkrankungen. Die nächste Forschergeneration stellte diese beiden Fakten in Zusammenhang und äußerte folgende Hypothese: Fettarme Ernährung verhindert Herz-Kreislauf-Erkrankungen. Sie fanden ihre Hypothese bei den Bantus bestätigt, denn für dieses Volk stimmt sie auch.

Diese Aussage einfach auf alle Menschen zu übertragen, ist nicht zulässig. Aber genau das wurde gemacht. Wer kennt sie nicht, diese weit verbreitete Ernährungsregel: „Iss fettarm, das schützt das Herz!" Für viele Menschen, deren Stoffwechsel ähnlich wie der der Bantus funktioniert, stimmt diese Regel auch, aber nicht für alle. Schauen wir beispielsweise an die Küsten von Wales oder Schottland. Diese Menschen ernähren sich traditionell von sehr fettreichem Fisch (Omega-3 Fettsäuren) und genau dieser schützt sie vor Herz-Kreislauf-Erkrankungen. Würde man nun einem traditionell lebenden Schotten raten, sich ab sofort fettarm zu ernähren, hätte man ihn schlecht beraten. Sein Stoffwechsel käme aus dem Gleichgewicht, er würde krank werden und wahrscheinlich bekäme er Probleme mit seinem Herz-Kreislauf-System. (Ganz offensichtlich geht es hier nicht nur um die Frage: „Viel oder wenig Fett?", sondern vielmehr auch um seine Qualität. Mehr dazu im Kapitel 3.3. Fette.)

Meine Schlussfolgerung lautet deshalb:

Immer wenn es um Ernährungsberatung, um die Einnahme von Nahrungsergänzungen und auch um die Verordnung von Medikamenten geht, müssen die individuellen Stoffwechseltypen berücksichtigt werden. Denn:

> **Was dem einen hilft,
> nützt dem Nächsten gar nichts und
> schadet dem Dritten!**

1.2. Auf der Suche nach dem individuellen Ernährungstyp*

Wir könnten uns fragen: „Wer waren meine Vorfahren und wie ernährten sie sich? Daraus müsste sich doch mein Ernährungstyp ableiten lassen." Leider ist das nicht so einfach. Als Mitteleuropäer kommt man mit der „Ahnen-Methode" häufig nicht weit. Zu oft vermischte sich die Bevölkerung Mitteleuropas durch Völkerwanderungen und Kriege. Betrachten wir das Gebiet des heutigen Deutschlands, finden wir südliche Einflüsse durch die Römer sowie östliche und nordische Einflüsse durch diverse Völkerwanderungen. Mit jeder neuen Volksgruppe kamen auch immer neue Stoffwechseltypen ins Land, die sich mit den bereits ansässigen vermischten. So kann also kaum jemand in Deutschland (und in anderen typischen Einwanderungsländern wie Amerika oder Australien) auf Grund seiner Abstammung auf den eigenen Stoffwechseltyp schließen.

Hinzu kommen weitere wichtige Faktoren, die den individuellen Stoffwechsel beeinflussen. So ist die Anpassung an die Lebensbedingungen, wie eingangs beschrieben, nicht in grauer Vorzeit stehen geblieben. Nein, sie findet heute genau so wie damals statt. Mit einem Unterschied, unsere Lebensbedingungen verändern sich immer schneller. Teilweise gehen die Veränderungen so rasant vonstatten, dass sich der Stoffwechsel unmöglich adäquat anpassen kann. Beispielsweise ist der Fleischkonsum der Bundesbürger seit 1950 auf mehr als das Doppelte angestiegen. 50 Jahre sind entwicklungsgeschichtlich irrelevant. Innerhalb so kurzer Zeit kann sich der menschliche Stoffwechsel nicht an diese enorme Veränderung anpassen. Stoffwechselstörungen und als Resultat daraus diverse Zivilisationskrankheiten wie Gicht, Rheuma, Arthrose, Diabetes sind deshalb folgerichtig.

Besonders einflussreich auf unseren Nahrungsbedarf sind unsere Einstellung zum Thema Essen und das, was wir über Ernährung denken und zu wissen glauben. Hierbei spielen Ernährungsgewohnheiten, wie sie uns durch die Familie und die Gesellschaft vermittelt werden, eine große

---

*Die Begriffe Ernährungstyp und Stoffwechseltyp werden im weiteren Text synonym verwandt, obwohl dies im wissenschaftlichen Sinne nicht ganz korrekt ist.

Rolle. Zwei Beispiele dazu: Wer davon überzeugt ist, dass zu einer „anständigen Mahlzeit" immer eine ordentliche Portion Fleisch gehört, weil ihm das seit seiner Kindheit so vorgelebt wird, glaubt von einem vegetarischen Gericht nicht satt zu werden. Oder er meint ungeheure Mengen an Gemüse vertilgen zu müssen, um gleichwertig genährt zu sein. Jemand, der aus eigener Erfahrung weiß, dass langes und gründliches Kauen unter anderem auch bewirkt, dass er von viel weniger Nahrung satt wird, ist mit einer bescheidenen Portion vollkommen zufrieden.

Unbedingt bedenken müssen wir, dass unsere psychische Verfassung auf unser Stoffwechselgeschehen einen **enormen** Einfluss hat. Große Trauer wirkt zum Beispiel wie eine Blockade für Verdauung und Stoffwechsel, weshalb den meisten Menschen in traurigem Zustand auch jeglicher Appetit fehlt (Ausnahmen bestätigen die Regel). Umgekehrt wird ein heiteres Gemüt sich positiv auf die Verdauung auswirken, wahrscheinlich auch deshalb, weil ein heiterer Mensch intuitiv eher zu den leichteren Nahrungsmitteln greift. Definitiv bewirken Gefühle wie Angst, Hass, Groll, Wut, Neid, Gier, Eifersucht, Selbstmitleid, Ablehnung u.v.m. Blockaden im Nervensystem und im Hormonhaushalt und damit natürlich auch in den Stoffwechselabläufen in unserem Körper. Vor allem wenn diese Gefühle nicht ausgedrückt werden, bleiben sie unterschwellig weiterhin da und richten Tag für Tag Schaden an. Der Umgang mit solchen als negativ eingestuften Gefühlen will gelernt sein. Leider ist es in unserer derzeitigen Gesellschaft unerwünscht, seine Gefühle offen zu zeigen. Besonders die „negativen" Gefühlsregungen sollen auf keinen Fall sichtbar werden. Dabei wäre es wesentlich gesünder, z.B. seine Wut herauszulassen, als sie krampfhaft zu unterdrücken. Natürlich ist es problematisch, wenn sich ausgedrückte Wut so äußert, dass anschließend der gesamte Hausrat in Scherben liegt. Solche Ich-Sätze wie: "Ich bin wütend, weil ich mich von dir übergangen fühle.", wirken in der Art eines Ventils. Sie nehmen der Situation die Schärfe, geben dem Gegenüber die Gelegenheit zu begreifen, was gerade mit mir los ist, und sie lassen Klärung zu und zwar über die Kommunikation. Das will gelernt, sprich geübt sein.

Zurück zu unserer Suche nach dem individuellen Stoffwechseltyp. Nicht nur Gefühle und Gewohnheiten beeinflussen die Stoffwechselabläufe. Auch Traumata, z.B. ausgelöst durch einen Unfall oder ein schreckliches Erlebnis, und schwere Krankheiten, vor allem chronisch gewordene, können den Stoffwechsel vollkommen aus dem Gleichgewicht bringen. Manchmal kann es sogar vorkommen, dass sich unser Stoffwechsel derart verschiebt, dass er nicht mehr mit dem ererbten Typ übereinstimmt.

Nicht zuletzt spielt unser Lebensstil für den Ablauf der Stoffwechselprozesse eine große Rolle. Beispielsweise kann lang anhaltender, extremer Stress den Stoffwechsel dermaßen einseitig belasten, dass er in der Folge zusammenbricht (Burn-out-Syndrom) oder ins Gegenteil kippt. Das hat natürlich Auswirkungen auf den Nahrungsbedarf bzw. Ernährungstyp.

Unsere psychische Verfassung, unsere Gefühle, unser Lebensstil, erlebte Traumata und schwere Krankheiten, unser Denken und Wissen über Ernährung sowie verschiedene Umwelteinflüsse (Nahrungsangebot, Klima, Belastung durch Schadstoffe u.a.) prägen neben den ererbten Anlagen unseren Nahrungsbedarf ganz entscheidend mit und müssen deshalb berücksichtigt werden, wenn wir unseren individuellen Ernährungstyp finden wollen.

Auf der Suche nach unserem individuellen Ernährungstyp könnten wir bei alten Medizinsystemen schauen, was sie zum Thema Stoffwechselindividualität zu sagen haben. Dabei wird schnell klar: Die Idee, dass es unterschiedliche Typen gibt, ist durchaus nicht neu. Die Wurzeln des Konzeptes von der biochemischen Individualität und den Ernährungstypen lässt sich weit zurückverfolgen. Das chinesische Medizinsystem vertrat bereits vor Tausenden von Jahren die Lehre von der Ernährung nach den fünf Elementen (Feuer, Erde, Wasser, Holz, Metall). Die uralte Kunst des Ayurveda geht von drei verschiedenen Typen (Vata, Pitta, Kapha) und ihren Mischformen aus und empfiehlt typgerechte Ernährung. Es ist sehr interessant und hilfreich sich bei der Suche nach dem eigenen Typ mit diesen Systemen zu beschäftigen, doch finde ich es recht schwierig sie 1:1 auf unser heutiges Leben und auf unsere Breitengrade anzuwenden.

Unserem Kulturkreis nahe, aber praktisch in Vergessenheit geraten, ist die Humoralpathologie oder die Vier-Säfte-Lehre, welche ihren Ursprung bei den Hebräern, Ägyptern und Griechen hat. Berühmteste Vertreter sind Hippokrates (ungefähr 460 bis 357 v. Chr.) und Galenos von Pergamon (Galen, 131 bis 210). Die grundlegenden Regulationsmechanismen sind nach dieser Lehre die vier Säfte (Humores) Blut, Gelbe Galle, Schwarze Galle und Schleim, die sowohl den individuellen Konstitutionstypen, die Temperamentszugehörigkeit als auch die Krankheitsanfälligkeit des Menschen bestimmen. Neben klassischen Ausleitungsverfahren spielt die richtige, typbezogene Ernährung als Therapiemöglichkeit eine herausragende Rolle.

Leider finden sich heute in der Medizin außer ein paar begrifflichen Übereinstimmungen in der Temperamentenlehre der Psychologie kaum noch Hinweise auf dieses Medizinsystem. Aber gerade für unser Thema, die individuellen Stoffwechseltypen, sind interessante Zusammenhänge erkennbar. Den vier Körpersäften werden analog die vier Elemente, Qualitäten, Organe sowie die vier Temperamente zugeordnet. Letztere bitte ich Sie besonders zu beachten. Bei der Besprechung der einzelnen Stoffwechseltypen werden Ihnen gewisse Parallelen auffallen.

Säfte	Eigenschaft	Element	Organ	Qualität	Temperament	Merkmal
Blut (sanguis)	rot und süß	Luft	Herz	heiß und feucht	Sanguiniker * Sympathikustyp	heiter
Gelbe Galle (cholera)	gelb und bitter	Feuer	Leber	heiß und trocken	Choleriker * Glykotyp	kühn
Schwarze Galle (melancholia)	schwarz und scharf	Erde	Milz	kalt und trocken	Melancholiker * Betatyp	trotzig
Schleim (phlegma)	weiß und salzig	Wasser	Gehirn	kalt und feucht	Phlegmatiker * Parasympathikustyp	träge

Tab. 1 Entsprechungen der Humoralpathologie, * Zuordnung der Stoffwechseltypen

Was kann uns nun die moderne Ernährungswissenschaft praktisch zum Thema Stoffwechseltypen bieten? Leider nicht sehr viel. Die westliche Wissenschaft hat die Welt und ihre Erscheinungsformen akkurat katalogisiert und die einzelnen Bestandteile studiert. Keine Frage, das Wissen über die Details ist wichtig und es eröffnet viele Möglichkeiten, doch darf darüber der Blick auf den Menschen als Ganzes nicht verloren gehen. So gleicht er in ernährungswissenschaftlichen Abhandlungen eher einer biochemischen Maschine mit einheitlichen Parametern als einem individuellen Organismus. Ernährungsempfehlungen gelten pauschal für alle und unterscheiden sich lediglich hinsichtlich der Kalorienzahl nach Geschlecht, Gewicht und Alter. Differenziert nach geeigneten und ungeeigneten Nahrungsmitteln wird allenfalls bei Erkrankungen wie Diabetes, Rheuma, Gicht u.Ä.

In Bezug auf Empfehlungen für Medikamente, Vitamin- oder Mineralpräparate sieht die Situation ähnlich aus. Dem Gedanken, dass ein und dasselbe Medikament bei Patient A, B und C unterschiedlich wirken könnte oder dass die Patienten A, B und C zur Behandlung ein und derselben Krankheit verschiedene Mittel benötigen, geht die medizinische Forschung kaum nach. Individualität verkauft sich nicht! Oder können Sie sich vorstellen, wie sich aus ganz individuell zusammengestellten Medikamenten oder Nahrungsergänzungen für jeden einzelnen Patienten diese riesigen Profite erzielen lassen, die die Pharmaindustrie derzeit erwirtschaftet? Da jedoch heute wissenschaftliche Forschung immer mehr den Interessen der Industrie dient, ist nicht zu erwarten, dass in nächster Zeit in dieser Richtung viel verändert wird.

Aber es gab und gibt auch andere wissenschaftliche Untersuchungen, oft aus eigenen Mitteln finanziert und deshalb nicht von der Verquickung der medizinischen Wissenschaft mit der

Pharmaindustrie beeinflusst. Und hier werden wir fündig. Als einer der ersten erkannte Frances Pottenger den Wert der Stoffwechselindividualität. Bereits 1919 veröffentlichte er sein Buch „Symptoms of Visceral Disease", in dem er das **Autonome Nervensystem** als die Grundlage der Stoffwechselindividualität benannte. In den 50er Jahren des 20. Jahrhunderts entwickelten Dr. Melvin Page und Dr. Henry Bieler gleichzeitig das Konzept der **Drüsentypen** und deren Beziehung zu verschiedenen Nahrungsmitteln. Ebenfalls in den 50er Jahren fand Dr. George Watson sein Konzept der unterschiedlichen Einflüsse des **Verbrennungssystems** in verschiedenen Individuen, die er in Schnell- und Langsamverbrenner einteilte. Wohl am bekanntesten ist Dr. Peter J. D`Adamo, der in den 70er Jahren des 20.Jh. sein System individueller Typen veröffentlichte, das auf den vier **Blutgruppen** basiert.

Jeder dieser Forscher konnte für sein Teilgebiet gewisse Erfolge erzielen, denn die aufgestellten Theorien stimmten. Es stellte sich jedoch heraus, dass sie leider nicht auf alle Menschen anwendbar waren. Immer wieder gab es eine Gruppe, bei der diese Theorien versagten. Fügen wir nun diese Ideen sinnvoll zusammen, erhalten wir ein umfassendes und stimmiges Konzept der individuellen Ernährungstypen. Dr. William D. Kelley und William L. Wolcott (beide USA) taten genau dies und entwickelten ein System zur Bestimmung des Stoffwechseltyps, das sie „Metabolic Typing" nannten. Im Folgenden möchte ich Ihnen dieses System näher bringen.

Sehr ausführlich und umfangreich nachzulesen im Buch „**Essen, was mein Körper braucht**", Metabolic Typing - die passende Ernährung für jeden Stoffwechseltyp, von **William L. Wolcott**, ISBN 3-935767-08-0 oder unter www. ernaehrungstyp.de.

1.3. Das Konzept von der Stoffwechselindividualität

Wie so oft, wenn es um Entdeckungen oder Wiederentdeckungen geht, spielte eine persönliche Lebenskrise als Triebfeder eine entscheidende Rolle. Dr. William D. Kelley, amerikanischer Zahnarzt und Familienvater, erkrankte Mitte der 60er Jahre inoperabel an Bauchspeicheldrüsenkrebs. Sein Arzt teilte ihm mit, dass er nur noch einige Monate zu leben habe und er seine Angelegenheiten in Ordnung bringen solle.

Anfangs ergab sich Dr. Kelley seinem Schicksal. Er war noch nicht einmal 40 Jahre alt und würde eine Frau und mehrere Kinder hinterlassen. Seine sehr resolute Mutter gab jedoch nicht so schnell auf. Sie verlangte von ihrem Sohn, seine modernen Ernährungsgewohnheiten aufzugeben und sich nur noch von Obst, Gemüse und Vollkornprodukten zu ernähren. Dr. Kelley befolgte den Rat seiner Mutter und fühlte sich zu seiner großen Verwunderung schon nach einigen Wochen besser. Er schöpfte Mut und versuchte sich selbst zu heilen. Dazu zog er alle Informationen über natürliche Behandlungsmethoden bei Bauchspeicheldrüsenkrebs zu Rate, die er finden konnte. Und er fand viel mehr, als er vermutet hatte. Er stellte sich ein recht experimentelles Programm aus Vitaminen, Mineralien und Enzymen zusammen und erweiterte es mit Entgiftungsmaßnahmen angefangen von verschiedenen Teerezepturen aus der Volksheilkunde bis hin zu Therapieansätzen aus der Schulmedizin. Er experimentierte daran herum, ließ weg, womit er sich schlechter fühlte, probierte andere Nahrungsergänzungen aus, veränderte die Dosierung ...

Ein Jahr verging und auch ein zweites, Dr. Kelley lebte nicht nur immer noch, es ging ihm nach und nach besser. Schnell hatte sich seine Heilung in der Umgebung herumgesprochen. Von da an waren seine Fähigkeiten als Zahnarzt kaum mehr gefragt. Immer mehr Menschen mit Krebs und anderen schweren, oft chronischen Erkrankungen kamen zu ihm und erhofften sich Heilung von ihm und seinem Konzept der Ernährungstherapie mit Obst, Gemüse und Vollkornprodukten, ergänzt durch Vitamine, Mineralien, Enzyme und Reinigungskuren. Vielen konnte er helfen, leider nicht allen.

Dann erkrankte seine Frau, nachdem sie beim Anstreichen Lösungsmittel eingeatmet hatte. Sie wurde sehr schwach und konnte nicht mehr aus dem Bett aufstehen. Dr. Kelley versuchte natürlich seiner Frau zu helfen und zwar nach seinem bewährten Rezept: Obst, Gemüse,

Vollkornprodukte kombiniert mit Mineralien und Vitaminen. Doch seine Therapie schlug nicht an. Im Gegenteil, der Zustand seiner Frau verschlechterte sich dermaßen, dass sie drohte ins Koma zu fallen. Da fiel ihm ein, dass er etwas noch nicht ausprobiert hatte, nämlich Fleisch, sprich Eiweiß und Fett. Es schien zunächst eine absurde Idee zu sein. Doch so abwegig war sie gar nicht, denn Fleischbrühen sind in vielen Regionen der Welt traditionelle Stärkungsmittel für Kranke. So begann Dr. Kelley seine Frau mit Rindfleischbrühe zu füttern. Sie vertrug sie gut, wurde etwas kräftiger, so dass er bald auch kleine Fleischstücken dazu gab. Es war kaum zu fassen, innerhalb von 24 Stunden hatte sich Frau Kelley soweit erholt, dass sie sich im Bett aufsetzen konnte, und schon bald war sie wieder in der Lage, normal zu arbeiten.

Anhand dieser dramatischen Ereignisse wurde Dr. Kelley klar, dass eine Ernährungsweise, die für den einen Menschen gut ist, sich bei einem anderen verheerend auswirken kann. Jetzt legte der dynamische Dr. Kelley erst richtig los und schuf eine Diagnosemethode, die sich auf bestimmte körperliche und psychische Merkmale stützte. Mit Hilfe eines Fragenkataloges bestimmte er die individuelle Stoffwechsellage seiner Klienten, bevor er ihnen Ernährungs- und Therapievorschläge machte.

☺ **Tipp:** Einen ähnlichen Testbogen mit 60 Fragen finden Sie im bereits erwähnten Buch „Essen, was mein Körper braucht" von W. Wolcott, einem Schüler von Dr. Kelley. Mit dessen Hilfe können Sie erfahren, ob Sie ein Kohlenhydrat-, Eiweiß- oder Mischtyp sind. Weitere Möglichkeiten zur Bestimmung Ihres persönlichen Ernährungstyps finden Sie am Ende dieses Kapitels.

Dieses gesamte System, das sich über die Jahre immer weiter entwickelte und komplexer wurde, nannte Dr. Kelley „Metabolic Typing". Kurz zusammengefasst, sind dies seine wichtigsten Grundsätze:

- **Der Stoffwechsel eines Menschen ist so einzigartig wie seine Fingerabdrücke.**
- **Die einzelnen Nährstoffe wirken sich von Mensch zu Mensch verschieden aus.**
- **Was dem einen gut tut, nützt dem Nächsten gar nichts und schadet dem Dritten.**
- **Wie sich die einzelnen Nährstoffe auswirken, hängt davon ab, welches der beiden Körpersysteme, Autonomes Nervensystem oder Verbrennungssystem, den größeren Einfluss auf den Stoffwechsel hat.**
- **Die vielen individuellen Ernährungstypen erklären sich aus dem variablen Zusammenspiel dieser Körpersysteme mit den Drüsentypen und der Blutgruppe.**
- **Voraussetzung für eine gute Gesundheit ist die Herstellung und Aufrechterhaltung des Gleichgewichts und der Effizienz des Stoffwechsels.**
- **Ohne Kenntnis des individuellen Ernährungstyps ist eine sinnvolle Ernährungsempfehlung unmöglich.**

Wollen wir den Stoffwechseltyp und damit den Ernährungstyp eines Menschen bestimmen, spielen, wie oben erwähnt, mehrere Körpersysteme eine Rolle. Nach ihrer Wichtigkeit geordnet sind dies:

Das autonome Nervensystem   Das Verbrennungssystem
Das Drüsensystem
Die Blutgruppe

Jedes dieser Systeme wirkt sich darauf aus, wie die einzelnen Nährstoffe im Körper verwertet werden bzw. wie der Organismus auf sie reagiert. Je nachdem wie harmonisch und effizient sie arbeiten, variieren die Auswirkungen auf den Stoffwechsel. Auch die Konstitution, der Säure-Basen-Haushalt sowie der Elektrolyt- und Flüssigkeitshaushalt beeinflussen den Stoffwechsel. Auf keinen Fall zu unterschätzen ist die psychische Verfassung eines Menschen als Modulator der Stoffwechselabläufe im gesamten Organismus.

Bevor ich Ihnen das Konzept von der Stoffwechselindividualität näher erläutere, möchte ich Ihnen eine Übersicht anbieten. In der Grafik (Abb. 2) finden Sie die wichtigsten Körpersysteme und die aus ihnen abgeleiteten Grundtypen. Wenn Sie aus jedem Körpersystemen je einen Grundtypen miteinander kombinieren, ergibt sich eine ganze Reihe verschiedener Stoffwechseltypen. Die Kombinationsmöglichkeiten sind zahlreich.

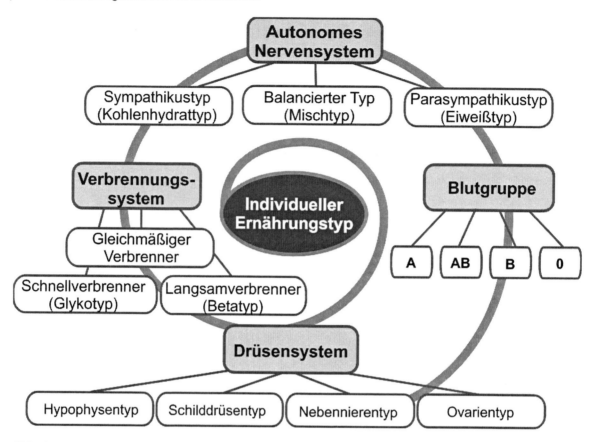

Abb. 2   Ein Mensch = ein einzigartiger Ernährungstyp!

Zum Beispiel könnte jemand ein Sympathikustyp sein, der gleichzeitig ein Langsamverbrenner ist, zu der Gruppe der Hypophysentypen zählt und Blutgruppe A hat. Diese Konstellation zeitigt ganz bestimmte Folgen für den Nahrungsbedarf dieses Menschen. Dazu später mehr. Ein anderer könnte in allen Kategorien, wie oben beschrieben, die gleichen Typen vertreten, nur seine Blutgruppe ist verschieden. Sagen wir, er hat die Blutgruppe B, schon ergibt sich ein anderer Stoffwechseltyp. Bei diesen einfachen Überlegungen ist noch nicht berücksichtigt, dass es zwischen den Grundtypen unendlich viele Abstufungen in ihrer Ausprägung gibt. Das heißt, die Zahl der möglichen Kombinationen steigt ins Unendliche und damit natürlich auch die Zahl der verschiedenen Ernährungstypen. Sie erinnern sich: Jeder Mensch ist ein einzigartiger Ernährungstyp!

Nach diesen Ausführungen mag es Ihnen sehr kompliziert erscheinen, Ihren individuellen Stoffwechseltyp festzustellen. Doch seien Sie versichert, es ist möglich. Der bereits erwähnte Fragebogen oder ein Test auf Blutschwingungsbasis kann Ihnen genaue Auskunft über Ihren Ernährungstyp geben. Dazu erhalten Sie am Ende des Kapitels genauere Informationen.

1.3.1. Das autonome Nervensystem

Dr. Kelley beschäftigte sich bei der Erarbeitung seines Systems zunächst mit den Forschungen von Frances Pottenger, der das Autonome Nervensystem als Grundlage des Stoffwechsels definierte.

Das autonome Nervensystem kontrolliert und reguliert zahlreiche unbewusst ablaufende Körperfunktionen, wie z.B. die Körpertemperatur, den Grundumsatz des Stoffwechsels, die Atmung, den Herzschlag, den Muskeltonus... und unterteilt sich in drei Funktionseinheiten: den **Sympathikus,** den **Parasympathikus** (Vagus) und das **intramurale System**. Betrachten wir zunächst nur Sympathikus und Parasympathikus, die in einem rückbezüglichen Wechselspiel zueinander stehen. Wird die Aktivität des Sympathikus gefördert, nimmt die des Parasympathikus entsprechend ab und umgekehrt. Die Verhältnisse ändern sich ständig, man spricht auch von einem Fließgleichgewicht (Homöostase). Sie können sich dies wie bei einer Wippe vorstellen (Abb. 3):

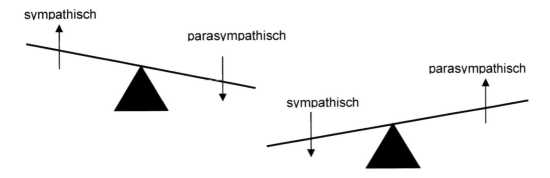

Abb. 3 Fließgleichgewicht zwischen Sympathikus und Parasympathikus

Die Tabelle 2 zeigt Ihnen, welche körperlichen und psychischen Reaktionen charakteristisch sind, wenn der eine oder andere Zweig des autonomen Nervensystems dominant ist.

Sympathikus	Parasympathikus
Aktivität	Ruhe
Wachsamkeit	Schlaf
Verausgabung von Energie	Ansammlung von Energie
Wasserverlust	Wasserspeicherung
Atemfrequenz erhöht	Atemfrequenz niedrig
erhöhter Sauerstoffverbrauch	verringerter Sauerstoffverbrauch
Anspannung	Entspannung
Säurebildung	Basenbildung
Herzfrequenz erhöht	Herzfrequenz niedrig
Blutdruck erhöht	Blutdruck niedrig
Verdauung gehemmt	Verdauung gefördert
Insulinproduktion gehemmt	Insulinproduktion gefördert
Leberfunktion gehemmt	Leberfunktion gefördert
Verärgerung	Furcht
Beleidigtsein	Kummer
Wut	Scham, Schuldgefühle
überschäumende Freude	stille Freude, Liebe
Kampf– oder Fluchtreaktionen	Heilung, Wiederaufbau von Gewebe

Abb. 2 Charakteristik der Zweige des autonomen Nervensystems

Ein ausgeglichenes Verhältnis der Einflüsse von Sympathikus und Parasympathikus ist eine wichtige Voraussetzung für eine gute Gesundheit. Ein Verlust dieses Gleichgewichtes über einen längeren Zeitraum führt zu körperlichen, emotionalen und mentalen Störungen, wobei die Art der Störung vom dominierenden Teil des autonomen Nervensystems abhängt. Zum Beispiel wird aus der Aktivität als Ausprägung des Sympathikus bei dessen langfristiger Dominanz die Hyperaktivität. Pottenger und nun auch Dr. Kelley erkannten, dass die Ernährung einen großen Einfluss auf das harmonische Funktionieren des autonomen Nervensystems hat. Sie stellten fest:

Eiweiß- und fettreiche Nahrungsmittel fördern den Sympathikus.
(Fleisch, Fisch, Eier, Milchprodukte, Nüsse, Samen)

Kohlenhydratreiche Nahrungsmittel stärken den Parasympathikus.
(Getreide, Knollen, Wurzeln, Gemüse, Obst, Kräuter)

Die Nahrungsmittel fördern also einen bestimmten Teil des autonomen Nervensystems und wirken sich somit auf die Körperfunktionen, wie z.B. Blutdruck und Atemfrequenz, aber auch auf die psychische Verfassung und Gefühlslagen aus. Dr. Kelley fand physische und psychische Merkmale, die typisch sind für Menschen, bei denen der eine oder der andere Zweig des autonomen Nervensystems dominanter war. Er leitete daraus die Charakteristik der Grundtypen: **Sympathikustyp, Parasympathikustyp und Balancierter Typ** ab.

Der Sympathikustyp

Schauen wir uns zuerst den **Sympathikustyp** an. Im Folgenden habe ich einige charakteristische Merkmale aufgelistet, die Ihnen einen Eindruck vom ihm vermitteln. Je mehr dieser Merkmale bei einem Menschen vorkommen und je stärker diese ausgeprägt sind, desto extremer tendiert die Stoffwechsellage dieses Menschen in Richtung des Sympathikustyps. Es müssen jedoch keineswegs alle Merkmale bei jedem Sympathikustyp zu finden sein.

Körperliche Merkmale des Sympathikustyps:
- ist eher groß und dünn
- Schultern sind schmaler als die Hüften
- große Knochen
- gut ausgebildete Muskeln, guter Muskeltonus, Muskeln zeichnen sich klar ab
- trockene, fettarme Haut und Haare
- eckiger oder länglicher Schädel und entsprechendes Gesicht
- wacher Gesichtsausdruck
- eher ein blasses oder gar bleiches Gesicht
- große Pupillen
- neigt eher zu Untergewicht

Psychische Merkmale des Sympathikustyps:
- Betonung der Aktivität der linken Gehirnhälfte
- logisch-rationale geistige Einstellung
- gutes Konzentrationsvermögen, schnelles Denken
- erscheint emotional eher kalt
- hat Schwierigkeiten, seine Gefühle adäquat auszudrücken
- regt sich leicht auf, neigt eher zu Zornausbrüchen
- wird leicht nervös, reizbar, ängstlich
- oft eher überaktiv
- sehr motiviert, erfolgs- und zielorientiert
- mag keine Menschenmassen, fühlt sich in Gesellschaft oft unbeholfen
- wirkt distanziert, über den Dingen stehend

Wenn eine Person aufgrund ihrer angeborenen Stoffwechsellage oder ihres Lebensstils, einer Krankheit oder anderer Umwelteinflüsse (z.B. lange anhaltender Stress) zu einer **zu starken** Dominanz des Sympathikus neigt, kann sich das bemerkbar machen durch:

Übersäuerung, trockene Haut, Verstopfung, Verdauungsstörungen, Sodbrennen, Schlaflosigkeit, Reizbarkeit, Nervosität, Bluthochdruck, Herzrasen, hoher Blutzuckerspiegel, Neigung zu Infektionen, Appetitlosigkeit bis Heißhunger auf Süßigkeiten, Stimmungsausbrüche, Kontaktarmut, trockene Augen.

Diese Zustände müssen natürlich nicht alle zugleich auftreten und können in ihrer Ausprägung variieren. Jemand, bei dem nur eine leichte Dominanz des Sympathikus vorliegt, leidet vielleicht nur ab und zu unter Einschlafschwierigkeiten oder einer gelegentlichen Verstopfung. Bei einem zu starken Sympathikus mehren sich die Symptome und auch ihre Heftigkeit. In diesem Zusammenhang ist besonders die allgemeine Übersäuerung des Organismus (Azidose) beachtenswert, die von vielen Naturheilkundlern als eine Hauptursache von Zivilisationskrankheiten angesehen wird, wie z.B. Arthritis, Gicht, Diabetes, Krebs.

Zur Herstellung eines Stoffwechselgleichgewichtes kann mit Hilfe der Ernährung der schwächere Zweig des autonomen Nervensystems gestärkt werden. Dominiert also bei einer Person der Sympathikus (Abb. 4), ist es angezeigt den Parasympathikus zu kräftigen. Das gelingt durch eine kohlenhydratreiche, eiweiß- und fettarme Ernährung (Abb. 5). Zur Veranschaulichung möchte ich wieder das Bild einer Wippe bemühen. Der Apfel soll in der Grafik (Abb. 5) die kohlenhydratreiche, eiweiß- und fettarme Ernährung symbolisieren.

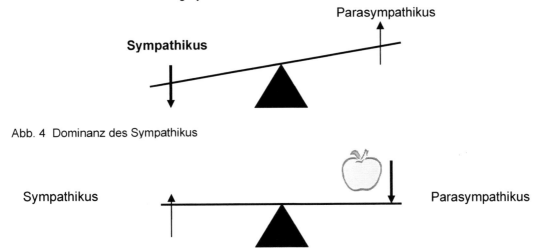

Abb. 4 Dominanz des Sympathikus

Abb. 5 Durch Stärkung des Parasympathikus zum Stoffwechselgleichgewicht

Dr. Kelley und seine Mitarbeiter fanden heraus, dass der Sympathikustyp für die Aufrechterhaltung seines Stoffwechselgleichgewichtes ein ganz bestimmtes Verhältnis der drei großen Nährstoffgruppen benötigt. Der **Energiegehalt** seiner Nahrung sollte sich in die Anteile von Kohlenhydraten, Eiweißen und Fetten ungefähr so aufteilen:

- ca. 60 – 70%   kohlenhydratreiche Nahrungsmittel
- ca. 20 – 25%   eiweißreiche Nahrungsmittel
- ca. 10 – 15%   fettreiche Nahrungsmittel

Damit Sie sich die Proportionen der Nährstoffverteilung auf einem Essteller gut vorstellen können, möchte ich zur Veranschaulichung auch eine Tellergrafik verwenden. (Abb. 6)

Beachten Sie bitte: Die Prozentangaben beziehen sich auf den Energiegehalt (Kalorien) der Nährstoffe. Da eiweiß- und fetthaltige Nahrungsmittel wesentlich mehr Kalorien enthalten als kohlenhydratreiche, sieht die Menge an Eiweiß und Fett für das Auge tatsächlich viel geringer aus, als es die genannten Prozentzahlen vermuten lassen. Der Kohlenhydratanteil nimmt entsprechend zu.

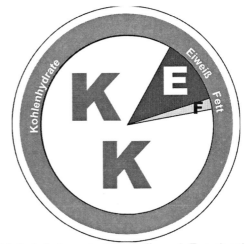

Abb.6 Aufteilung der Nährstoffe nach Energiegehalt

In meinen Vorträgen ist mir aufgefallen, dass einige Zuhörer die Prozentangaben im ersten Moment auf die Masse beziehen. Dann würde die Tellergrafik wie in Abb. 7 aussehen. Sie gibt die Proportionen der Nährstoffe jedoch falsch wieder und ist deshalb durchgestrichen.

Ein Sympathikustyp sollte sich also an der Tellergrafik (Abb.6) orientieren, wenn er seine Mahlzeiten typgerecht gestalten will. Wie Sie sehen, ist er ein Ernährungstyp, der sehr gut mit vegetarischer Ernährung leben kann, sie geradezu fordert.

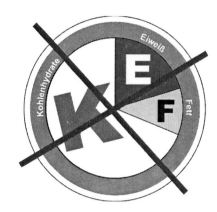

Abb.7 Prozentangaben auf die Masse bezogen

Aus diesen Nahrungsmitteln können Sympathikustypen auswählen, um den parasympathischen Teil Ihres autonomen Nervensystems zu stärken:

Kohlenhydrate:	alle Früchte und deren Säfte
	alle Gemüse und deren Säfte (bes. grüne Blattgemüse)
	alle Vollkorngetreide
Eiweiß:	fettarme, purinarme Fische (z.B. Dorsch, Rotbarsch)
	Huhn, Truthahn, Eier
	fettarme Milchprodukte
	fettarme Nusssorten und Samen (z. B. Cashewkerne, Leinsaat)
Fett:	nur wenig Fett, pflanzliche Öle, Ghee (keine Margarine)

Sympathikustypen meiden besser folgende Nahrungsmittel, weil sie schlecht vertragen werden bzw. den sympathischen Teil des autonomen NS stärken:

- fettreiche, purinreiche Eiweißträger wie rotes Muskelfleisch, Lachs, Räucheraal
- fettreiche Nahrungsmittel wie Frittiertes und fettes Fleisch
- übermäßig Öl, die meisten Nüsse
- Milchprodukte mit hohem Fettgehalt wie diverse Käsesorten, Sahne

Der Parasympathikustyp

Wie sieht es nun beim **Parasympathikustyp** aus? Zunächst wieder die allgemeinen Merkmale (müssen nicht alle bei jedem vorkommen). Auch hier verhält es sich so: Je größer die Anzahl der Merkmale und je stärker diese ausgeprägt sind, desto extremer tendiert die Stoffwechsellage der Person in Richtung des Parasympathikustyps.

Körperliche Merkmale des Parasympathikustyps:
- ist eher kleiner und breiter als der Sympathikustyp
- Schultern sind breiter als die Hüften
- hat viel Muskelmasse und Kraft, Muskeltonus aber schlechter als beim Sympathikustyp, Muskeln nicht klar abgegrenzt
- sehr gutes Durchhaltevermögen, gute Ausdauer
- feuchte, fettige Haut
- runder Schädel und entsprechendes Gesicht
- gut durchblutetes, rosiges Gesicht
- kleine Pupillen

- schläft besser, wenn vor dem Zubettgehen noch etwas gegessen wird
- neigt eher zu Übergewicht, kann nicht leicht abnehmen

Psychische Merkmale des Parasympathikustyps:
- Betonung der Aktivität der rechten Gehirnhälfte
- eher eine gefühlsmäßige, intuitive und kreative geistige Einstellung
- ist eher warmherzig, drückt leicht eigene Gefühle aus
- schließt leicht Freundschaften, ist beliebt, hat viele soziale Kontakte
- regt sich nur selten auf, ist emotional stabil
- ist eher langsam
- handelt wohlüberlegt und vorsichtig
- braucht viel Schlaf

Bei einer **zu starken** Dominanz des Parasympathikus können folgende negativen Erscheinungen verursacht werden:

Alkalose (zu stark basischer Stoffwechsel), fettiges Haar, Durchfall, sehr starker Appetit, Lethargie, Apathie, Motivationsarmut, Zaudern und Zögern, Verlust des sexuellen Interesses, Allergien, Heuschnupfen, niedriger Blutdruck, niedriger Blutzuckerspiegel, Herzrhythmusstörungen, chronische Müdigkeit, Herpes, Asthma, Konzentrationsschwäche, Depressionen

Dem Parasympathikustyp geht es am besten, wenn seine Ernährung relativ viel Eiweiß und Fett und weniger Kohlenhydrate enthält. Er stärkt damit den sympathischen Zweig seines autonomen Nervensystems und hält so seinen Stoffwechsel im Gleichgewicht (Abb. 8 und 9). In der Abb. 9 dienen uns die Eier zur symbolischen Darstellung der eiweißreichen Ernährung.

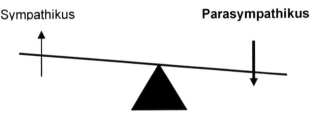

Abb. 8 Dominanz des Parasympathikus

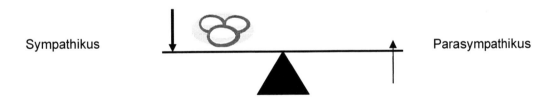

Abb. 9 Durch Stärkung des Sympathikus zum Stoffwechselgleichgewicht

Nun ist mit eiweißreicher Ernährung nicht Eiweißmast gemeint, wie sie weite Teile der Bevölkerung betreibt. Die von Dr. Kelley empfohlene Aufteilung der Nährstoffe sieht für den Parasympathikustyp so aus:

- ca. 30%   kohlenhydratreiche Nahrungsmittel
- ca. 40 – 45%   eiweißreiche Nahrungsmittel
- ca. 25 – 30%   fettreiche Nahrungsmittel

Wie Sie schon wissen, geht es um den **Energiegehalt** der Nährstoffe. In der Abb. 10 sehen Sie deshalb ganz deutlich, dass der Anteil der kohlenhydratreichen Nahrungsmittel mehr als die Hälfte der Mahlzeit eines Parasympathikustyps ausmacht. Um es vorweg zu nehmen: Es gibt **keinen** menschlichen Ernährungstyp der mehr Eiweißträger als kohlenhydratreiche Nahrungsmittel verspeisen sollte.

Würden wir die Prozentangaben irrtümlich auf die Menge der Nährstoffe beziehen, sähe die Tellergrafik wie in Abb. 11 aus. Es handelt sich dabei um eine Ernährungsweise, die ich Ihnen auf gar keinen Fall empfehlen möchte.

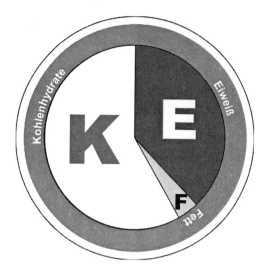

Abb. 10 Aufteilung der Nährstoffe nach Energiegehalt

Beim Vergleich der beiden korrekten Essteller bei Sympathikus- und Parasympathikustyp (Abb. 6 und 10) lassen sich deutlich die unterschiedlichen Mengenverhältnisse der drei Nährstoffe erkennen. Aber auch die Art der Nährstoffe, welche besonders gut vertragen werden, ist bei den beiden Stoffwechseltypen verschieden. Statt der einfacheren Kohlenhydrate, die sich vor allem in Früchten finden lassen und die dem Sympathikustyp sehr gut bekommen, braucht der Parasympathikustyp eher die schwerer aufzuschließenden Kohlenhydrate, wie sie

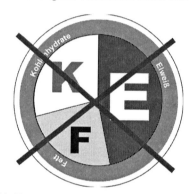

Abb. 11 Prozentangaben auf die Masse bezogen

z.B. in Wurzelgemüse vorliegen. Er verträgt die fettreichen, purinreichen Fleischsorten besser, da sein starkes Verdauungssystem und sein guter Eiweiß- und Fettstoffwechsel dafür bessere Vorrausetzungen bieten als beim Sympathikustyp.

An dieser Stelle möchte ich auf gar keinen Fall den Eindruck erwecken, dass ich den Fleischkonsum propagieren will. Ganz im Gegenteil. In diesem Punkt distanziere ich mich klar von Dr. Kelleys Konzept, welches Fleisch, Fisch, Geflügel und Wild als unabdingbaren Bestandteil der Ernährung **jedes** Stoffwechseltyps, selbst des Sympathikustyps, sieht. Zahlreiche Gründe führen mich zu der Überzeugung, dass es für die meisten Menschen unnötig ist, regelmäßig Fleisch zu essen. Ich sehe aber auch, dass es ausgeprägten Parasympathikustypen sehr schwer fallen muss, ihren Eiweißbedarf ausschließlich mit pflanzlichen Eiweißträgern zu decken. Milchprodukte, Ei, Fisch und auch Fleisch sind für sie typgerechte Nahrungsmittel und von daher für ihr Stoffwechselgleichgewicht förderlich. (Mehr zum Thema vegetarische Lebensweise und „artgerechte" Ernährung finden Sie im Kapitel 3.2.)

Aus diesen Nahrungsmitteln können Parasympathikustypen auswählen, um den sympathischen Teil Ihres autonomen Nervensystems zu stärken:

Kohlenhydrate:	Gemüse, besonders Wurzelgemüse Roggen, Mais gekeimte Getreide
Eiweiß:	alle Sorten Fisch, Geflügel, Fleisch, besonders die fettreichen und purinreichen Sorten (Lachs, rotes Muskelfleisch, Ente) Tofu, Hülsenfrüchte, Eier

Fett: — fettreiche Nusssorten und Samen (Walnüsse, Haselnüsse, Erdnüsse, Sonnenblumenkerne)

Fett: — fettreiche Milchprodukte und Milch, Käse, Sahne, Joghurt, Ghee

Parasympathikustypen meiden besser:

- einfache Kohlenhydrate wie in süßen Früchten, Zucker, Weißmehl
- besonders kohlenhydratreiche Nahrungsmittel (Kartoffel, Weißbrot)
- Getreide oder Brot, es sei denn, das Getreide ist gekeimt oder das Brot mit Sauerteig gebacken, stets mit Butter oder Öl kombinieren, erleichtert die Verdauung (mehr dazu siehe 1.3.2. Das Verbrennungssystem, Der Schnellverbrenner / Glykotyp)

Der Balancierte Ernährungstyp

Sympathikustyp und Parasympathikustyp stellen die beiden entgegen gesetzten Pole einer ganzen Skala von Abstufungen in der Ausprägung des Typs dar. Im mittleren Bereich befindet sich der Balancierte Ernährungstyp.

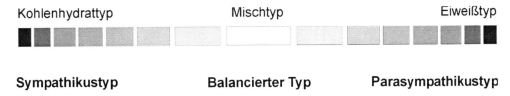

Abb. 12 Ausprägung der Stoffwechseltypen

Die Steuerung der Stoffwechselprozesse des Balancierten Typs hängt vermutlich mit dem intramuralen System als Teil des autonomen Nervensystems zusammen. Es handelt sich dabei um ein Geflecht von Nervenfasern und Ganglien in der Wand von Hohlorganen wie Darm, Magen, Herz, Blase. Im System von Dr. Kelley wird es meiner Kenntnis nach nicht erwähnt, findet jedoch in neueren Forschungen der Neurogastroenterologie immer mehr Beachtung. Auch als enterisches Nervensystem oder volkstümlich „Bauchhirn" bezeichnet, wird es als ein voll funktionsfähiges zweites Gehirn betrachtet. Die eigenständige Funktion als Gehirn ist gesichert, seit man weiß, dass die mehr als 100 Millionen Nervenzellen in den Darmwänden keine Anweisungen vom Gehirn oder vom Rückenmark erhalten und sich autonom verwalten. Umgekehrt steht das intramurale System jedoch mit etwa zweitausend Nervenfasern als Output in Verbindung zum Vagus, dem großen Gehirnnerv des zentralen Nervensystems. Das heißt, von ihm ausgehend gelangen vielfältige Impulse über die Nervenbahnen zum Gehirn.

Was bedeutet dies nun für die Charakteristik des Balancierten Typs? Alle Merkmale, die beim Sympathikus- und Parasympathikustyp aufgelistet wurden, können beim ihm vorkommen. Das kann sich auf zweierlei Art äußern. Die eine Möglichkeit ist, dass jemand sowohl eindeutig sympathische als auch parasympathische Merkmale aufweist, aber kein Zweig die Oberhand gewinnt. Es herrscht ein relatives Gleichgewicht im Stoffwechsel dieses Menschen, weshalb er auch **relativ balancierter Typ** genannt wird. Wirklich in der Balance ist ein Mensch jedoch nur, wenn er bei den meisten Merkmalen die Mitte zwischen denen des Symathikus- und Parasympathikustyps trifft. Das ist die andere Art, wie sich balancierte Typen zeigen können. Sie bezeichnen wir als **absolut balancierte Typen**. Weiter unten mehr dazu.

Die Stoffwechsellage des Balancierten Typs ist von Natur aus im Gleichgewicht bzw. relativ im Gleichgewicht. Er braucht also nur durch eine gemischte Kost für dessen Erhaltung zu sorgen und eine einseitig kohlenhydratreiche oder eiweißreiche Ernährung über einen längeren Zeitraum zu vermeiden.

Die von Dr. Kelley für den Balancierten Typ empfohlene Nährstoffverteilung bezogen auf ihren **Energiegehalt** sieht wie folgt aus:

- ca. 40 – 45%   kohlenhydratreiche Nahrungsmittel
- ca. 30 – 35%   eiweißreiche Nahrungsmittel
- ca. 25%   fettreiche Nahrungsmittel

Wie Sie in der Tellergrafik (Abb. 13) sehen, liegt der Nährstoffbedarf des Balancierten Typs zwischen dem des Sympathikus- und Parasympathikustyps.

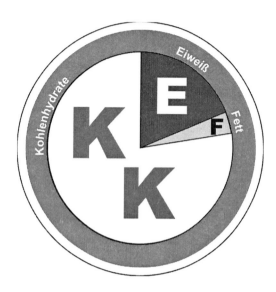
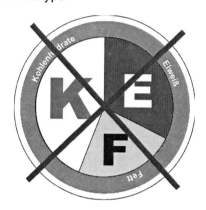

Abb. 13 Aufteilung der Nährstoffe nach Energiegehalt   Abb. 14 Prozentangaben auf die Masse bezogen

Aus diesen Nahrungsmitteln kann der Balancierte Typ optimal auswählen:

Kohlenhydrate: alle Früchte und deren Säfte
    alle Gemüse und deren Säfte
    alle Vollkorngetreide, möglichst gekeimt

Eiweiß: alle Fische, alle Fleisch- und Geflügelsorten, Eier
    alle Milchprodukte
    alle Nusssorten und Samen

Fett: mäßig Fett

Balancierte Typen meiden besser:

- zuckerhaltige Getränke
- Weißmehlprodukte
- weißen raffinierten Zucker

Für den Balancierten Typ sind also die allermeisten Nahrungsmittel gut geeignet. Die wenigen Einschränkungen beziehen sich auf Nahrungsmittel, die aufgrund ihrer mangelnden Qualität für niemanden förderlich sind. Sie gelten somit nicht nur für den Balancierten Typ sondern auch für alle anderen Stoffwechseltypen.

Das individuelle Stoffwechselprofil

Vielleicht stellen Sie schon eine ganze Weile Vergleiche zwischen den Grundtypen an und fragen sich, wo Sie sich dort wieder finden. Dabei wird Ihnen aufgefallen sein, dass Sie sich sowohl in einigen Merkmalen des Sympathikustyps als auch in den Charakteristika des Parasympathikustyps erkennen. Da liegen Sie ganz richtig. Jeder Mensch hat natürlich auf beiden Seiten Anteile. Niemand kann 100%ig nur ein Typ sein, denn dann fehlten ihm notwendige Funktionen des autonomen Nervensystems.

Zur Typbestimmung könnten wir uns also fragen, wie viele Merkmale der Grundtypen jeweils zutreffen und daraus ein prozentuales Gesamtprofil des Stoffwechseltyps ableiten. Die weiter oben aufgelisteten körperlichen und psychischen Merkmale der Grundtypen stellen nur eine kleine Auswahl möglicher Charakteristika dar. Für eine aussagekräftige Bestimmung der Stoffwechsellage müssen viele weitere körperliche Merkmale, auf das Essen bezogene Eigenarten und verschiedene Wesenszüge der Person beachtet werden.

Ein Beispiel für ein Stoffwechselprofil könnte so aussehen:

Sympathikus Typ	Balancierter Typ	Parasympathikus Typ
53%	21%	26%

Diese Person gehört ganz klar der Gruppe der Sympathikustypen an, da mit 53% die allermeisten Merkmale dem Bereich Sympathikustyp zugeordnet sind.

Ein anderer Sympathikustyp könnte folgendes Gesamtprofil haben:

Sympathikus Typ	Balancierter Typ	Parasympathikus Typ
74%	12%	14%

Sie bemerken, Sympathikustyp ist nicht gleich Sympathikustyp. Es gibt Unterschiede in der Ausprägung der Stoffwechsellagen innerhalb eines Typs, die sich dann auch auf den Nahrungsbedarf auswirken. Deshalb sind die Anteile der einzelnen Nährstoffe auch mit circa und einer Spanne von-bis angegeben. Sie erinnern sich: Jeder Mensch ist ein einzigartiger Ernährungstyp!

Ich möchte in diesem Zusammenhang noch einmal auf den Balancierten Typ zurückkommen. Wir unterscheiden zwischen dem **absolut** und dem **relativ** balancierten Typ. Absolut balanciert ist jemand, wenn er von den meisten Merkmalen die Mitte trifft, was sich in einem Profil so darstellen kann:

Sympathikus Typ	Balancierter Typ	Parasympathikus Typ
19%	**58%**	23%

Beim relativ balancierten Typ deuten die Anteile der Merkmale ähnlich stark auf Sympathikus- und Parasympathikustyp. Beispielsweise so:

Sympathikus Typ	Balancierter Typ	Parasympathikus Typ
42%	17%	**41%**

Oder die Merkmale verteilen sich gleichmäßig auf alle drei Grundtypen, etwa so:

Sympathikus Typ	Balancierter Typ	Parasympathikus Typ
33%	**31%**	**36%**

Diese drei Beispiele zeigen sehr deutlich, wie unterschiedlich die Stoffwechsellage sogar im Rahmen eines Grundtyps sein kann. Die Person im dritten Beispiel mit dem absolut balancierten Stoffwechsel (58% der Merkmale beim Balancierten Typ) wird uns als ausgeglichener, freundlicher, ruhiger Mensch erscheinen, der wahrhaft in seiner Mitte ruht und aus ihr heraus kraftvoll agieren kann. Der relativ balancierte Stoffwechsel der Person im vierten Beispiel wird sich in einem unsteten Gemüt zeigen. Dieser Mensch schwankt zwischen den Extremen hin und her (42% der Merkmale beim Sympathikustyp und 41% beim Parasympathikustyp). Beispielsweise steckt er an einem Tag voller Tatendrang, kann sich aber am nächsten Tag kaum motivieren etwas zu tun. Trotzdem haben beide Personen den gleichen Nährstoffbedarf, die erste um ihren Stoffwechsel in der Mitte zu halten, die zweite um dorthin zu finden.

1.3.2. Das Verbrennungssystem

Dr. Kelley hatte nun anhand seiner Forschungen über das autonome Nervensystem ein Konzept verschiedener Stoffwechseltypen und ihrer typgerechten Ernährung entwickelt. Mit Hilfe eines Fragebogens bestimmte er die Stoffwechsellage seiner Patienten und gab ihnen daraufhin entsprechende Empfehlungen für ihre Ernährung und Medikamente. Trotzdem konnte er nicht allen seiner Klienten helfen. Offensichtlich stimmte bei einigen Menschen dieses System nicht und in der Folge führten die Ernährungsempfehlungen, die er gab, nicht zu einer Verbesserung ihres Gesundheitszustandes. Also forschte Dr. Kelley weiter und stieß auf die Arbeiten von Dr. Watson über das Verbrennungssystem. Es spielt für den Nährstoffbedarf neben dem autonomen Nervensystem eine gleichberechtigte Rolle.

Dr. Watson war Psychiater und arbeitete in einer psychiatrischen Klinik. Er beobachtete, dass sich das Verhalten seiner Patienten nach dem Essen manchmal innerhalb kurzer Zeit stark veränderte. Er vermutete, dass diese Veränderungen im Verhalten damit zu tun hatten, was seine Patienten gegessen hatten. Dieses Phänomen beschäftigte ihn sehr und er versuchte es durch klinische Daten messbar zu machen. Zunächst untersuchte er den pH-Wert des venösen Blutes seiner Klienten und stellte fest, dass sie auf Abweichungen vom Idealwert mit Verhaltens- und Befindlichkeitsstörungen reagierten. Anschließend ermittelte er, welche Nahrungsmittel bzw. Nährstoffe die Verschiebungen des pH-Wertes auslösen. Seine Erkenntnis kurz gefasst:

Patienten mit Depressionen, die lethargisch, antriebslos und müde sind, werden aktiver und wacher, wenn sie viele kohlenhydrathaltige Nahrungsmittel zu sich nehmen.
Patienten die unter ständiger Unruhe und Reizbarkeit leiden, werden ruhiger und gelassener, wenn sie viele fettreiche und eiweißreiche Nahrungsmittel essen.

Nun konnte er durch den gezielten Einsatz von bestimmten Nährstoffen auf das Befinden seiner Patienten einwirken. Je mehr sich der pH-Wert ihres venösen Blutes dabei dem Idealwert von 7,46 näherte, desto besser fühlten sie sich. Aber Dr. Watson konnte nicht nur eine Besserung der psychischen Probleme seiner Patienten beobachten, auch ihre körperlichen Symptome wurden allmählich schwächer.

Die Erklärung, die Dr. Watson für diesen Zusammenhang fand, hängt vor allem mit der Energieerzeugung in der Zelle zusammen, eben dem Verbrennungssystem. Der menschliche Organismus gewinnt Energie hauptsächlich aus Kohlenhydraten (in Form von Glukose) und Fetten. Die Energiegewinnung aus Eiweiß macht nur einen geringen Teil der Energieerzeugung aus und kann deshalb bei unseren Betrachtungen vernachlässigt werden. Stark vereinfacht ausgedrückt: In der Zelle wird der Kohlenstoff aus der Nahrung mit Sauerstoff „verbrannt" und dabei Energie und Kohlendioxid erzeugt.

Die Energieerzeugung erfolgt in zwei Schritten:
Im ersten Schritt werden Glukose (Kohlenhydrate) und Fett in zwei getrennten Prozessen, der Glykolyse und der Beta-Oxidation, umgewandelt. Ihre beiden Endprodukte gehen gemeinsam im zweiten Schritt in den Zitronensäurezyklus ein. Bei den Endprodukten des ersten Schrittes handelt es sich um Oxalacetat aus der Glykolyse und Acetyl-Coenzym-A aus der Beta-Oxidation und der

Glykolyse. Damit der anschließende Zitronensäurezyklus optimal ablaufen kann, müssen beide im richtigen Mengenverhältnis zueinander erzeugt werden.

Ähnlich wie bei der Ausprägung von Sympathikus- und Parasympathikustyp haben sich aus entwicklungsgeschichtlichen Gründen (Anpassung an Lebensbedingungen und Nahrungsangebot) verschiedene „Verbrennungstypen" herausgebildet. Sie unterscheiden sich hinsichtlich der Effizienz der Energieerzeugung im Zitronensäurezyklus. Bei manchen Menschen wird sehr schnell viel Oxalacetat und Acetyl-Coenzym-A erzeugt. Dies führt dazu, dass die Energieerzeugung im anschließenden Zitronensäurezyklus zu schnell abläuft. Diesen Stoffwechseltyp nannte Dr. Watson den **Schnellverbrenner**. Heute wird er auch als **Glykotyp** bezeichnet, da bei ihm die Glykolyse als Teil des Zitronensäurezyklus dominiert. Bei anderen Menschen wird sehr schnell Acetyl-Coenzym-A erzeugt. Dies bewirkt, dass die Energieerzeugung im Zitronensäurezyklus zu langsam abläuft. Dr. Watson taufte diesen Verbrennungstyp **Langsamverbrenner**. Die modernere Bezeichnung ist **Betatyp**, weil bei ihm die Beta-Oxidation mehr ins Gewicht fällt. Weder Schnell- noch Langsamverbrenner sind in der Lage, die optimale Menge an Energie aus ihrer Nahrung zu gewinnen. Allein der **Gleichmäßige Verbrenner** verfügt über eine effiziente Energieerzeugung, da Oxalacetat und Acetyl-Coenzym-A im richtigen Mengenverhältnis zueinander erzeugt werden und der Zitronensäurezyklus optimal ablaufen kann.

Diese etwas trockene Darstellung möchte ich mit einem Beispiel illustrieren, welches die Problematik zwar sehr stark vereinfacht, jedoch greifbarer macht. Vielleicht können Sie sich an die Zeit erinnern, als noch Kachelöfen benutzt wurden. Diese Öfen haben zwei separate Türen. Hinter der oberen befindet sich ein eiserner Rost, auf dem die Kohlen aufgeschichtet werden. Die untere Tür verbirgt den Aschekasten. Nachdem die Kohlen angezündet sind, wird die obere Tür geschlossen, die untere jedoch bleibt offen, damit genügend Luft zirkulieren kann. Ohne Sauerstoff kein Feuer. Sind die Kohlen gut durchgebrannt, wird die untere Tür geschlossen. Auf diese Weise entfaltet sich über einen langen Zeitraum hinweg eine angenehme Wärme. Es wird aus den vorhandenen Kohlen die optimale Menge an Wärmeenergie gewonnen. Auf unsere Stoffwechseltypen übertragen, ist diese Art der Energieerzeugung mit der des Gleichmäßigen Verbrenners vergleichbar.

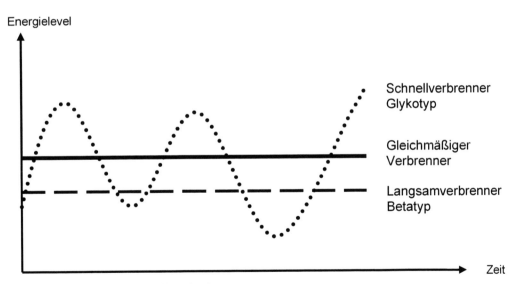

Abb. 15 Energielevel der Stoffwechseltypen

Was passiert jedoch, wenn die untere Tür nicht geschlossen wird? Die Kohlen verbrennen zügig weiter und verfallen schnell zu Asche. Sie geben ihre Energie in Form von Wärme für einen kurzen Zeitraum in voller Intensität ab. Der Ofen wird also sehr schnell heiß, kühlt aber auch schnell wieder ab. Die Energie der Kohlen wird in einem kurzen Strohfeuer verpulvert. Das entspricht der Verbrennungsrate des Schnellverbrenners bzw. Glykotypen.

Wenn die untere Tür zu früh geschlossen wird, ist die Verbrennung der Kohlen unvollständig. Sie schwelen über einen langen Zeitraum dahin und geben eine laue Wärme ab. Dies gleicht der Energieerzeugung des Langsamverbrenners bzw. Betatypen.

Die Grafik (Abb. 15) veranschaulicht noch einmal das Energieniveau der Stoffwechseltypen:

Gleichmäßiger Verbrenner: gleich bleibend viel Energie
Schnellverbrenner/Glykotyp: schwankend zwischen sehr viel Energie und ausgebrannt sein
Langsamverbrenner/Betatyp: gleich bleibend Energie auf niedrigem Niveau

Der Langsamverbrenner/Betatyp

Die entwicklungsgeschichtlichen Gründe für die Ausprägung verschiedener „Verbrennungstypen" beziehen sich im Wesentlichen auf die Art des Nahrungsangebotes. War das Nahrungsangebot einer Menschengruppe reich an Kohlenhydraten und fettarm, so musste der Organismus dieser Menschen die Kohlenhydrate nicht so effizient verwerten, während die geringe Menge an Fett sehr effizient genutzt werden musste. Es bildete sich so der **Langsamverbrenner/ Betatyp** heraus, der nun dadurch gekennzeichnet ist, dass er auf ein großes Kohlenhydratangebot angewiesen ist und nur geringe Mengen an Fett verträgt. Er erzeugt Energie langsamer als es optimal ablaufende Verbrennungsprozesse ermöglichen würden. Dadurch fällt weniger Kohlendioxid an als normal und der pH-Wert seines Blutes erhöht sich leicht, das Blut wird etwas basischer.

Die nicht ideale Verbrennungsrate des Langsamverbrenners/Betatyps drückt sich in körperlichen, psychischen, verhaltens- und ernährungsbezogenen Merkmalen aus. Es sei noch einmal erwähnt: Je mehr dieser Merkmale bei einem Menschen vorkommen und je stärker sie ausgeprägt sind, desto extremer tendiert die Stoffwechsellage dieses Menschen in Richtung des Langsamverbrenners/Betatypen. Sie müssen jedoch keineswegs alle zu finden sein.

Körperliche Merkmale des Langsamverbrenners/Betatyps:
- neigt zur Alkalose (pH-Wert des Blutes zu basisch)
- hat zwar wenig Energie, diese schwankt aber nicht
- Getreide und Kohlenhydrate steigern die Energie
- Muskeltonus ist eher gering
- körperlich eher schwach
- geringe Schweißbildung
- fühlt sich oft kalt, besonders an Händen und Füßen
- hat wenig Appetit, wenn überhaupt, dann auf Süßigkeiten
- Verdauungsprobleme, da zu wenig Magensäure produziert wird
- nimmt durch fettreiche Nahrung zu

Psychische Merkmale des Langsamverbrenners/Betatyps:
- eher passiv, träge, eher hypoaktiv
- entspannt, gelassen
- introvertiert, zurückhaltend, schüchtern
- ist oft geistig abwesend, verträumt
- lebt mehr in der Vergangenheit
- ist häufig müde, apathisch oder lethargisch
- kann sich schlecht konzentrieren, Gedanken schweifen ab
- unterdrückt häufig seine Gefühle, wirkt dadurch unemotional
- gibt leicht auf
- neigt zu Scham- und Schuldgefühlen
- kann zu Depressionen, negativen Gefühlen, z.B. Hoffnungslosigkeit, neigen

Einem Langsamverbrenner/Betatyp hilft eine kohlenhydratreiche und fettarme Ernährung mit fettarmen Eiweißträgern. Besonders kalium- und magnesiumreiche Nahrungsmittel, in Abb. 17 durch den Apfel symbolisiert, helfen ihm die Verbrennungsrate zu erhöhen und so sein Stoffwechselungleichgewicht auszubalancieren. Kalzium und Fett verlangsamen die Verbrennungsprozesse und sollten daher in der Ernährung des Langsamverbrenners/Betatypen nur maßvoll vorkommen.

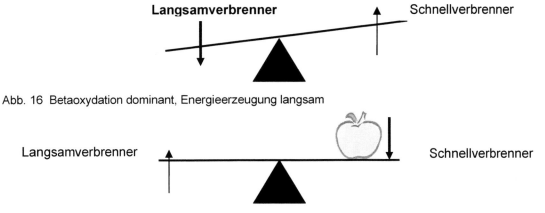

Abb. 16 Betaoxydation dominant, Energieerzeugung langsam

Abb. 17 Erhöhung der Verbrennungsrate schafft Gleichgewicht

Auch der Langsamverbrenner/Betatyp benötigt ein ganz bestimmtes Verhältnis der drei großen Nährstoffgruppen für die Aufrechterhaltung seines Stoffwechselgleichgewichtes. Der **Energiegehalt** der Nährstoffe verteilt sich folgendermaßen:

- ca. 50%   kohlenhydratreiche Nahrungsmittel
- ca. 40 – 45%   eiweißreiche Nahrungsmittel
- ca. 10%   fettreiche Nahrungsmittel

Ich möchte noch einmal darauf hinweisen, dass sich die Prozentangaben auf den Energiegehalt (Kalorien) der Nährstoffe beziehen. Da eiweiß- und fetthaltige Nahrungsmittel wesentlich mehr Kalorien enthalten als kohlenhydratreiche, sieht die Menge an Eiweiß und Fett für das Auge tatsächlich viel geringer aus, als es die genannten Prozentzahlen vermuten lassen. Der Kohlenhydratanteil nimmt entsprechend zu. In der Tellergrafik (Abb. 18) sehen Sie, wie der mit 40 - 45% recht hohe Eiweißanteil für das Auge gewaltig schrumpft. Das liegt vor allem daran, dass die Eiweißträger, welche für den Langsamverbrenner gut geeignet sind, sehr fettarm sein müssen und daher ihr Energiegehalt nicht so hoch ist wie beispielsweise die fettreichen Eiweißträger, die für den Parasympathikustyp geeignet sind.

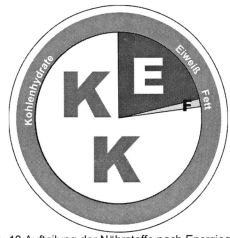

Abb. 18 Aufteilung der Nährstoffe nach Energiegehalt

Würden wir die Prozentangaben auf die Masse beziehen, dann sähe die Tellergrafik wie in Abb. 19 aus. Sie gibt die Proportionen der Nährstoffe jedoch falsch wieder und ist deshalb durchgestrichen.

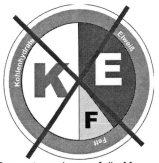

Abb. 19 Prozentangaben auf die Masse bezogen

Aus diesen Nahrungsmitteln können Langsamverbrenner auswählen, um die Verbrennungsrate ihres Stoffwechsels zu erhöhen:

Kohlenhydrate: alle Früchte und deren Säfte
alle Gemüse und deren Säfte (bes. grüne Blattgemüse)
alle Vollkorngetreide

Eiweiß: fettarme, purinarme Fische (z.B. Dorsch, Rotbarsch)
Huhn, Truthahn, Eier
nur wenig fettarme Milchprodukte
fettarme Nusssorten (z.B. Cashewnüsse)

Fett: sehr wenig Fett
wenn, dann pflanzliche Öle (keine Margarine)

Langsamverbrenner meiden besser:

- fettreiche, purinreiche Eiweißträger wie rotes Muskelfleisch, Lachs
- fettreiche Nahrungsmittel wie fettes Fleisch, übermäßig Öl, die meisten Nüsse
- Milchprodukte mit hohem Fettgehalt, wie diverse Käsesorten

Der Langsamverbrenner kann also uneingeschränkt aus kohlenhydratreichen Nahrungsmitteln auswählen. Problematisch sind für ihn Milch, Milchprodukte und Käse, die reichlich Kalzium und Fett enthalten, da beide die Verbrennungsprozesse verlangsamen.

Der Schnellverbrenner/Glykotyp

Der Gegenpol zum Langsamverbrenner ist der **Schnellverbrenner/Glykotyp**. Er hatte aus entwicklungsgeschichtlicher Sicht ein großes Angebot an Fett sowie Eiweiß und nur eingeschränkt Kohlenhydrate zu seiner Verfügung. Dies führte dazu, dass er die geringen Mengen an Kohlenhydraten sehr effizient nutzen musste. Die Fette musste er dagegen nicht so effizient verwerten. Den Schnellverbrenner kennzeichnet nun, dass er auf ein relativ großes Fettangebot angewiesen ist und nur geringe Mengen an Kohlenhydraten verträgt. Er erzeugt sehr schnell Energie. Dadurch fällt mehr Kohlendioxid an als normal und der pH-Wert des Blutes wird leicht verringert.

Obwohl der Schnellverbrenner Energie sehr schnell erzeugen kann, darf man diese Tatsache nicht mit „schneller Verstoffwechselung" und daher mit Schlankheit gleichsetzen. Deshalb wird auch der Begriff Glykotyp benutzt, um zu betonen, dass bei diesem Stoffwechseltyp lediglich die Glykolyse als Teil der Energieerzeugung stärker ausgeprägt ist und deshalb der Zitronensäurezyklus nicht optimal abläuft.

Auch beim Schnellverbrenner/Glykotyp sorgt die angepasste Verbrennungsrate für typische Merkmale, die jedoch nicht immer alle vorkommen müssen:

Körperliche Merkmale des Schnellverbrenner/Glykotyps:
- neigt zur Azidose (pH-Wert des Blutes zu niedrig)
- hat viel Energie, diese unterliegt großen Schwankungen
- fett- und eiweißreiche Nahrung steigert Energie
- starker Appetit, ist meist hungrig, muss essen, um sich gut zu fühlen
- kohlenhydratreiches Frühstück kann zu Müdigkeit, Denkschwierigkeiten, Hunger schon nach einer Stunde und sogar Depressionen führen
- nimmt durch kohlenhydratreiche Nahrung zu

Psychische Merkmale des Schnellverbrenner/Glykotyps:
- eher überdreht, hyperaktiv, nervös
- fühlt sich zwar oft aufgedreht, ist aber unterschwellig müde und ausgebrannt

- ist sehr wettbewerbsorientiert
- lebt in der Zukunft
- kann gut organisieren, aber nichts zu Ende führen
- kann sich schlecht konzentrieren, Gedanken springen
- kann seine Gefühle nicht kontrollieren, ist impulsiv,
- neigt zu Stimmungsschwankungen
- hat geringe Stresstoleranz, neigt zu Wutausbrüchen, reizbar
- macht sich viel Sorgen, kann paranoid sein
- kann zu manisch-depressiven Phasen neigen

Der Schnellverbrenner braucht zur Herstellung seines Stoffwechselgleichgewichtes gewissermaßen eine Bremse für die zu schnell ablaufenden Verbrennungsprozesse. Diese bietet sich ihm in Form einer eiweiß- und fettreichen sowie relativ kohlenhydratarmen Ernährung, die in Abb. 21 durch die Eier symbolisiert wird.

Langsamverbrenner   **Schnellverbrenner**

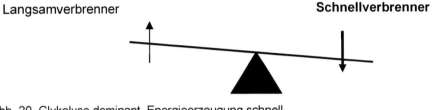

Abb. 20 Glykolyse dominant, Energieerzeugung schnell

Langsamverbrenner   Schnellverbrenner

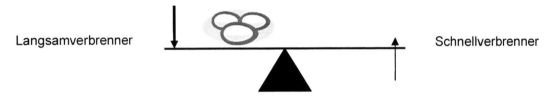

Abb. 21 Drosselung der Verbrennungsrate schafft Gleichgewicht

Der Schnellverbrenner/Glykotyp ähnelt in seinem Nahrungsbedarf dem Parasympathikustyp und so sind die Anteile der Nährstoffe gleich verteilt:

- ca.   30%   kohlenhydratreiche Nahrungsmittel
- ca. 40 – 45% eiweißreiche Nahrungsmittel
- ca. 25 – 30% fettreiche Nahrungsmittel

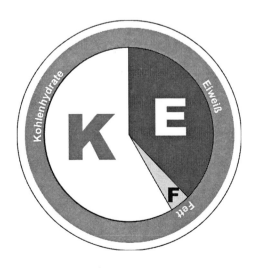

In der Tellergrafik (Abb. 22) sehen Sie die korrekte Verteilung der Nährstoffe nach ihrem Energiegehalt. Dazu im Vergleich die irrtümliche Aufteilung (Abb. 23), wenn die Prozentangaben auf die Masse bezogen werden.

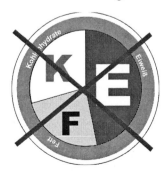

Abb. 22 Aufteilung der Nährstoffe nach Energiegehalt   Abb. 23 Prozentangaben auf die Masse bezogen

Aus diesen Nahrungsmitteln können Schnellverbrenner auswählen, um die Verbrennungsrate ihres Stoffwechsels zu verlangsamen:

Kohlenhydrate:	Gemüse, besonders Wurzelgemüse, Roggen, Mais gekeimte Getreide
Eiweiß:	alle Sorten Fisch, Geflügel, Fleisch, besonders die fettreichen und purinreichen Sorten (Lachs, rotes Muskelfleisch, Ente) Hülsenfrüchte, Eier fettreiche Nusssorten und Samen (Walnüsse, Haselnüsse, Erdnüsse, Sonnenblumenkerne)
Fett:	fettreiche Milchprodukte und Milch, Käse, Sahne, Joghurt

Schnellverbrenner meiden besser:

- einfache Kohlenhydrate wie in süßen Früchten, Zucker, Weißmehl
- besonders kohlenhydratreiche Nahrungsmittel (Kartoffel, Weißbrot)
- Getreide oder Brot, es sei denn, das Getreide ist gekeimt oder das Brot mit Sauerteig gebacken, stets mit Butter oder Öl kombinieren
- Nahrungsmittel, die den Blutzuckerspiegel schnell anheben z.B. Kartoffeln, gegarte Karotten, Rote Bete, Weizen, Reis, Hirse (siehe Tabelle: Glykämische Last und glykämischer Wert ausgewählter Nahrungsmittel, Kapitel 3.1.)

Der Schnellverbrenner verträgt also gut fettreiche Eiweißträger, muss aber bei den Kohlenhydraten aufpassen. Alle kohlenhydratreichen Nahrungsmittel, die den Blutzuckerspiegel schnell und stark anheben, sollte er nur in geringen Mengen zu sich nehmen. Probleme hat er auch mit Getreide, Brot, Flocken ... Getreide enthält normalerweise viel Phytinsäure, die Kalzium an sich bindet und so die Zunahme von Kalzium im Körper behindert. Da Kalzium (und Fett) die Verbrennungsprozesse verlangsamt, ist es für den Schnellverbrenner aber besonders wichtig. Daher sollte er nur wenig Getreide essen oder es speziell verarbeitet genießen. Die Phytinsäure wird zerstört, wenn das Getreide zu keimen beginnt bzw. wenn Mehl mit Sauerteig verarbeiten wird. Diese beiden Zubereitungsarten von Getreide bzw. Mehl sind nicht nur für den Schnellverbrenner förderlich, sondern sorgen allgemein für eine bessere Verträglichkeit. Glykotypen tun gut daran, Getreide bzw. Brot immer in Kombination mit Fett, z.B. Öl oder Butter, zu essen. Das erleichtert ihnen die Verdauung.

Wie beim autonomen Nervensystem gibt es auch beim Verbrennungssystem den mittleren Typ, den **Gleichmäßigen Verbrenner**. Er ist in der Lage, die optimale Menge an Energie aus der Nahrung zu gewinnen, da bei ihm der Zitronensäurezyklus harmonisch abläuft. Sein Energieniveau ist also gleich bleibend hoch und nicht wie beim Schnellverbrenner schwankend bzw. beim Langsamverbrenner dauerhaft niedrig. Alle aufgelisteten Merkmale für Schnell- und Langsamverbrenner können vorkommen, doch wird sich der Gleichmäßige Verbrenner oft in der Mitte zwischen den Extremen wieder finden. Sein Nährstoffbedarf entspricht dem des Balancierten Typs und soll deshalb hier nicht noch einmal dargestellt werden.

1.3.3. Eine Frage der Dominanz

Dr. Watson hatte sich anhand seiner Forschungen dieses Konzept der Verbrennungstypen erarbeitet und therapierte damit recht erfolgreich seine Patienten. Aber wie auch Dr. Kelley machte er die Erfahrung, dass es nicht bei allen funktionierte. Sie haben vielleicht bemerkt, dass es so aussieht, als ob sich beide Systeme völlig widersprechen. Dr. Kelley würde beispielsweise einem hyperaktiven, reizbaren Menschen eine vegetarische Kost empfehlen, weil er in ihm einen Sympathikustyp erkennt. Ganz anders Dr. Watson. Er würde derselben Person zu einer eiweiß- und fettreichen Ernährung raten. In der Tat scheint das zunächst ein Widerspruch zu sein, erklärt sich aber, wenn wir beide Systeme miteinander verknüpfen und ein **Dominanzprinzip** festlegen:

Das Körpersystem (autonomes Nervensystem oder Verbrennungssystem), welches den stärksten Einfluss auf den Stoffwechsel hat, legt den Nährstoffbedarf fest.

William Wolcott, ein Schüler von Dr. Kelley und heute die führende Autorität in Bezug auf „Metabolic Typing", definierte dieses Dominanzprinzip zur Grundlage der Bestimmung des Stoffwechseltyps. Zuerst muss herausgefunden werden, welches der beiden großen Körpersysteme das Stoffwechselgeschehen am stärksten beeinflusst. Dann kann innerhalb des dominanten Systems nach dem individuellen Stoffwechseltyp gesucht und typgerechte Nahrung empfohlen werden.

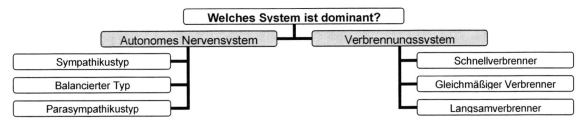

Abb. 24 Dominanzprinzip

Ich möchte die Zusammenhänge noch ein wenig genauer untersuchen. Orientieren wir uns an den psychischen Merkmalen der verschiedenen Ernährungstypen, erkennen wir, dass sich Sympathikustyp und Schnellverbrenner gleichen, sie sind aktive Menschen und tendieren zur Hyperaktivität. Ebenso bilden Parasympathikustyp und Langsamverbrenner ein Paar, sie haben ein eher passives Naturell und neigen zur Hypoaktivität. Die gleichen Paarungen ergeben sich, wenn wir die Neigung zu Azidose bzw. Alkalose als grundlegendes körperliches Merkmal betrachten (Abb. 25).

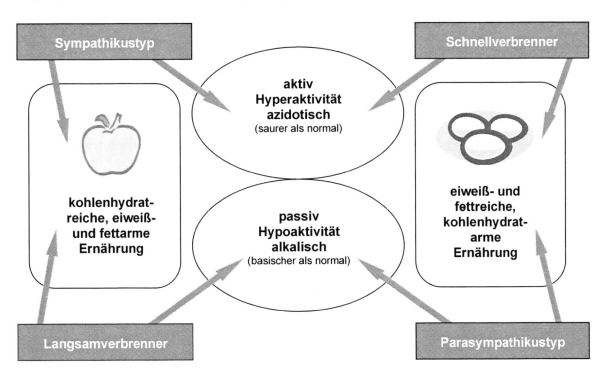

Abb. 25 Grundtypen bilden unterschiedliche Paarungen

Völlig gegenteilige Paare erhalten wir, wenn wir uns den Nährstoffbedarf der vier Grundtypen vor Augen halten. Hier gleichen sich Sympathikustyp und Langsamverbrenner mit ihrer kohlenhydratreichen Kost und Parasympathikustyp und Schnellverbrenner mit der eiweiß- und fettreichen Ernährung. Das scheint zunächst recht absurd, macht aber Sinn, wenn wir berücksichtigen, wie die einzelnen Nährstoffe im Stoffwechsel der verschiedenen Typen verarbeitet werden, d.h. ob sie säureüberschüssig oder basenüberschüssig verstoffwechselt werden. Gehen wir sie der Reihe nach durch:

Der Sympathikustyp neigt zur Übersäuerung. Er braucht viele Kohlenhydrate, die er basenüberschüssig verstoffwechselt. So schafft er einen Ausgleich zu seiner Neigung zur Azidose.

Der Parasympathikustyp neigt zu Alkalose. Er braucht viel Eiweiß und Fett, die er säureüberschüssig verstoffwechselt. So schafft er einen Ausgleich zu seiner Neigung zur Alkalose.

Bei den Ernährungstypen aus dem Verbrennungssystem funktionieren diese Zusammenhänge offenbar genau umgekehrt.

Der Schnellverbrenner neigt zur Übersäuerung. Er braucht viel Eiweiß und Fett, die er **basenüberschüssig** verstoffwechselt. So schafft er einen Ausgleich zu seiner Neigung zur Azidose.

Der Langsamverbrenner neigt zu Alkalose. Er braucht viele Kohlenhydrate, die er **säureüberschüssig** verstoffwechselt. So schafft er einen Ausgleich zu seiner Neigung zur Alkalose.

Hier liegt die Erklärung dafür, warum sowohl das Konzept von Dr. Kelley als auch das von Dr. Watson funktionierte.

**Je nachdem, welches der beiden Körpersysteme,
also autonomes Nervensystem oder Verbrennungssystem,
die stärkere Wirkung auf den Stoffwechsel ausübt,
wirkt sich ein und derselbe Nährstoff verschieden aus.**

Es ist also nicht der Nährstoff selbst, der darüber entscheidet, ob ein Säure- oder Basenüberschuss entsteht. Es ist also nicht der Nährstoff selbst, der darüber entscheidet, ob er anregend oder beruhigend auf den Organismus wirkt. Sondern maßgeblich ist die Auswirkung des Nährstoffs auf das dominante System.

Dazu ein Beispiel: Wenn jemand, dessen Stoffwechsel vom autonomen Nervensystem dominiert wird, ein kaliumreiches Nahrungsmittel, z.B. getrocknete Datteln, isst, wird er träger werden, denn Kalium regt den Parasympathikus an. Wenn der Parasympathikus stärker als der Sympathikus wird, verschiebt sich die Körperchemie in Richtung alkalisch (basisch) und die Person wird eher hypoaktiv. Sympathikustypen kommt dieser Sachverhalt entgegen, denn sie können dadurch ihre Neigung zur Hyperaktivität ausgleichen und etwas ruhiger werden. Parasympathikustypen hingegen laufen Gefahr noch träger zu werden.

Wird das gleiche kaliumreiche Trockenobst von jemandem gegessen, dessen Stoffwechsel vom Verbrennungssystem dominiert wird, geschieht genau das Gegenteil. Das Kalium steigert die Rate der Verbrennung, sorgt so für einen Energieschub und lässt den Stoffwechsel saurer werden. Davon profitiert ein Langsamverbrenner. Er fühlt sich nach einigen getrockneten Datteln angenehm angeregt, während ein Schnellverbrenner sich eher überdreht fühlt und schon nach kurzer Zeit Hunger bekommt.

ⓘ Diese Erkenntnisse von Dr. Kelley und William Wolcott lassen uns verstehen, warum so viele Forschungsergebnisse auf dem Gebiet der Ernährung zu scheinbar widersprüchlichen Aussagen kommen. Jegliche Untersuchungen über die Wirkung von Nährstoffen und damit verbundene Ernährungsempfehlungen müssen zu unterschiedlichen Ergebnissen kommen, je nachdem, mit welchen Stoffwechseltypen diese Forschungen vorgenommen werden. Diese Resultate haben **alle** ihre Berechtigung. Ein Irrtum ist es nur, zu glauben, dass sie sich immer auf **alle** Menschen gleichermaßen anwenden lassen.

1.3.4. Das Drüsensystem

Nun hatte sich das Konzept von Dr. Kelley zu einem komplexen System entwickelt. Zu seinem Katalog an Merkmalen gesellten sich nun diejenigen hinzu, die die Verbrennungstypen charakterisieren. Jetzt war es möglich, für jeden Menschen eine Art grundlegenden Stoffwechseltyp festzulegen. Doch es gibt noch weitere Differenzierungen. Wenn es nämlich um die Entstehung bzw. Verhinderung von Übergewicht geht, spielt zwar auch der grundlegende Ernährungstyp eine zentrale Rolle, aber genauere Erklärungen finden wir, indem wir das Drüsensystem betrachten.

Die Entdeckung dieser Zusammenhänge geht auf Henry Bieler zurück, der in den 50er Jahren des 20. Jh. feststellte, dass einzelne Drüsen beim Verzehr von bestimmten Nahrungsmitteln stärker durchblutet werden und sich parallel dazu das Energieniveau des Menschen für eine Weile deutlich steigerte. Es wurden bisher vier Drüsen gefunden, für die dies zutrifft und danach die Drüsentypen benannt. Das sind der Hypophysentyp, der Schilddrüsentyp, der Nebennierentyp und, nur bei den Frauen, der Ovarientyp.

Schauen wir uns die Abläufe genauer an. Es ist bisher noch nicht geklärt, ob jeder Mensch ein bestimmter Drüsentyp sein muss. Die meisten Menschen scheinen jedoch für einen dieser Drüsentypen prädestiniert zu sein. Durch den Verzehr von bestimmten Nahrungsmitteln stimulieren wir diese spezielle Drüse in unserem Körper. Das wirkt sich auf uns angenehm aus, da unser gesamtes Energieniveau durch die gesteigerte Leistung der betreffenden Drüse angehoben wird. Wir fühlen uns energiegeladen, fit, einfach gut und entwickeln eine Vorliebe für diese Nahrungsmittel. Da wir Menschen uns immer wohl fühlen wollen, nehmen wir sie häufiger zu uns. Dies geschieht eher intuitiv. Kaum jemandem ist zum Beispiel bewusst, dass er mit einem Stück Kuchen mit Schlagsahne seine Hypophyse anregt.

So gut sich der Zusammenhang bis hierher anhört, für die betreffende Drüse bedeutet die ständige Stimulation über die Nahrungsmittel eine permanente Überforderung. Mit der Zeit, das können Jahre oder auch Jahrzehnte sein, lässt deshalb ihre Reaktionsfähigkeit langsam nach. Die begehrten Speisen wirken nicht mehr so energiesteigernd wir früher. Wir kompensieren dies, indem wir nach und nach immer mehr von den bevorzugten Nahrungsmitteln essen. Ein Teufelskreis entsteht, der dazu führt, dass die Funktion der Drüse immer weiter geschwächt wird. Dadurch verringert sich die Stoffwechselrate, es wird noch weniger Energie erzeugt. Gleichzeitig wird aber immer mehr gegessen. Die überschüssigen Nährstoffe werden in Fett umgewandelt, das sich an den für jeden Drüsentyp charakteristischen Körperstellen anlagert. Dieser Prozess läuft bei dem einen relativ schnell ab, bei dem anderen dauert es länger. Aber alle Drüsentypen nehmen mit der Zeit zu, wenn sie **zu viel** von ihrer „Lieblingsnahrung" verspeisen.

Wer sein Übergewicht dauerhaft abbauen möchte, sollte sich zunächst Kenntnis über seinen individuellen Drüsentyp verschaffen. Die nachfolgende Übersicht kann dazu wertvolle Hinweise geben. Dann muss dafür gesorgt werden, dass die Hauptdrüse nicht weiterhin überstrapaziert wird. Das geschieht, indem man die reizvollen Nahrungsmittel auf ein verträgliches Maß reduziert bzw. sie für eine Zeit konsequent meidet. Die geschwächte Drüse kann sich durch diese Entlastung regenerieren. Daraufhin normalisiert sich die Stoffwechselrate und die Fettpolster bauen sich wieder ab. Dieser Prozess braucht Zeit, die natürlich individuell verschieden ist. Geduld und Durchhaltevermögen sind gefragt sowie die Fähigkeit und der Wille alte Gewohnheiten loszulassen.

Wie Sie in der Tabelle 3 sehen, ist es ganz unterschiedlich, von welchen Nahrungsmitteln die Menschen übergewichtig werden, beziehungsweise wodurch sie ihr Übergewicht reduzieren können. Daraus erklärt sich, warum ein und dieselbe Diät bei verschiedenen Menschen entgegen gesetzte Resultate haben kann. Wer seinen Drüsentypen kennt, kann gezielt vorgehen und muss nicht hoffen, zufällig die richtige Diät erwischt zu haben. Aber natürlich geht es hier nicht nur um das Übergewicht. Die Funktionsfähigkeit der verschiedenen Drüsen ist eine Grundvoraussetzung für eine gute Gesundheit. Die Drüsen wirken entscheidend an den vielfältigen Stoffwechselprozessen mit. Ist ihre Funktion gestört, hat dies natürlich Auswirkungen auf das Stoffwechselgleichgewicht und damit auf den Gesundheitszustand.

Drüsentyp	Hypophysentyp	Nebennierentyp
körperliche Merkmale bei Normalgewicht	rundlicher, weicher Körperbau, dabei durchaus schlank rundes, „kindliches" Gesicht	kräftiger Körperbau, breite Schultern und Hüften, rundes oder quadratisches Gesicht
Problemzonen bei Übergewicht	Übergewicht gleichmäßig verteilt, „Babyspeck", rundlicher, relativ hoch sitzender Bauch	Übergewicht gleichmäßig verteilt, „Babyspeck", runder, relativ tief sitzender Bauch, großer Busen
Gewichtszunahme durch	**zu viel**<ul><li>Milchprodukte</li><li>raffinierte Kohlenhydrate</li><li>Koffeinhaltiges</li><li>Alkohol</li></ul>	**zu viel**<ul><li>eiweißreiche Nahrung</li><li>rotes Fleisch</li><li>herzhafte Gerichte</li></ul>
Gewichtsabnahme durch	<ul><li>Milchprodukte meiden</li><li>Kohlenhydrate einschränken</li><li>mehr Eiweiß</li><li>kein Koffein</li><li>kein Alkohol</li></ul>	<ul><li>Fleisch meiden</li></ul>
Drüsentyp	Schilddrüsentyp	Ovarientyp
körperliche Merkmale bei Normalgewicht	schlanker Körperbau, Schultern schmal, Taille schlank, eher untergewichtig	eher kleiner Körperbau, runde Formen, betontes Gesäß
Problemzonen bei Übergewicht	zuerst und vor allem um die Hüfte „Rettungsring", Oberschenkel	Gesäß und Oberschenkel mit Zellulitis
Gewichtszunahme durch	**zu viel**<ul><li>raffinierte Kohlenhydrate</li><li>Koffeinhaltiges</li><li>Alkohol</li><li>süßes Obst, Obstsäfte und Honig</li></ul>	**zu viel**<ul><li>fettreiche Milchprodukte</li><li>scharfe Gewürze</li><li>rotes Fleisch</li></ul>
Gewichtsabnahme durch	<ul><li>Kohlenhydrate einschränken</li><li>mehr Eiweiß</li><li>kein Koffein</li><li>kein Alkohol</li><li>Obst und Honig einschränken</li></ul>	<ul><li>fettreiche Milchprodukte meiden</li><li>scharfe Gewürze meiden</li><li>Fleisch meiden</li></ul>

Tab. 3 Charakteristik der Drüsentypen

1.3.5. Die Blutgruppe

Außer den drei bereits besprochenen Körpersystemen kann uns auch die Blutgruppe bei der Feststellung des Ernährungsbedarfs helfen. Die Blutgruppen (0, A, B, AB) spielen bei der Bestimmung des Ernährungstyps zwar eher eine untergeordnete Rolle, wenn es jedoch um die Verträglichkeit von einigen Nahrungsmitteln geht, sollten sie nach Möglichkeit beachtet werden.

Je nachdem, welche Blutgruppe Sie haben, sollten Sie unterschiedliche Nahrungsmittel meiden, weil sie schlecht vertragen werden und so die Verdauung, den Stoffwechsel und letztendlich die Gesundheit belasten. Selbst wenn diese Nahrungsmittel für Ihren Ernährungstyp an sich geeignet wären, ist es ratsam sie aus dem Speiseplan auszuschließen.

Dr. Peter J. D`Adamo veröffentlichte auf Grundlage der Arbeit seines Vaters ein umfassendes Konzept der Ernährung nach den vier Blutgruppen und stellte damit ein umfangreiches Erfahrungswissen aus jahrzehntelanger Praxisarbeit zu Verfügung. In detaillierten Tabellen werden alle Nahrungsmittel in den Kategorien: hervorragend geeignet, neutral und nicht geeignet aufgeführt. Dass einige Nahrungsmittel nicht vertragen werden, erklärt er mit der Wirkung von Lektinen (kleinsten Eiweißbestandteilen in der Nahrung) auf Darm, Immunsystem und Blut. Lektine werden beim Kochen bzw. während des Verdauungsprozesses zerstört, nur ca. 5% widerstehen dem Zerfall. Diese unverdauten Nahrungsbestandteile können die Darmschleimhaut reizen und in der Folge Entzündungen verursachen. Durch die entzündete Darmschleimhaut gelangen die Lektine ins Blut und werden dort wie Fremdkörper behandelt, d.h. es erfolgt eine Immunreaktion, die den gesamten Körper belastet. Darüber hinaus heften sich die Lektine an die roten Blutkörperchen (Erythrozyten) und zerstören diese oder provozieren die so genannte Geldrollenbildung. Dabei kleben mehrere Erythrozyten wie Geldstücke in einer Rolle aneinander. Die Folge sind Durchblutungsstörungen, da die „Geldrollen" die feinen Kapillaren nicht passieren können. Werden die Erythrozyten zerstört, hat dies schwere Folgen für den gesamten Organismus, da die roten Blutkörper den Sauerstoff zu den Zellen transportieren, der Grundlage zahlreicher Stoffwechselprozesse ist.

Die unterschiedlichsten Beschwerden können durch oben beschriebene Prozesse begünstigt werden: **Darmentzündungen, Blähungen, Durchfall, Nährstoffmangel (entzündliche Schleimhaut erschwert die Nährstoffaufnahme), Nahrungsmittelunverträglichkeiten, Allergien, Anämie, Gelenkschmerzen, rheumatische Erkrankungen, Diabetes, Psoriasis, Reizbarkeit.**

Viele Menschen haben Heilung oder Erleichterung ihrer Beschwerden durch das Konzept von Dr. Peter J. D`Adamo erfahren, indem sie die für ihre Blutgruppe ungeeigneten Nahrungsmittel wegließen. Es ist jedoch nicht zwingend, dass jemand mit den für seine Blutgruppe als nicht geeignet ermittelten Nahrungsmitteln Probleme bekommt. Ein Beispiel: Für Menschen mit der Blutgruppe 0 fand Dr. D`Adamo heraus, dass sie Weizen schlecht vertragen. Die Erfahrung hat jedoch gezeigt, dass keineswegs für **alle** Menschen mit der Blutgruppe 0 Weizen unverträglich ist. Es ist also eher so, dass es bei Menschen mit der Blutgruppe 0 häufiger vorkommt als bei Menschen mit anderen Blutgruppen, dass Weizen für sie problematisch ist.

Wenn Sie sich zum Thema „Blutgruppen" umfassend informieren wollen, rate ich zu diesem Buch: „4 Blutgruppen, Vier Strategien für ein gesundes Leben" von Dr. Peter J. D`Adamo. ISBN 3-492-04118-3

❖ **Zusammenfassung zum Thema Stoffwechselindividualität**

Der individuelle Ernährungstyp lässt sich aus dem Zusammenwirken der Körpersysteme: Autonomes Nervensystem, Verbrennungssystem, Drüsensystem und Blutgruppe ableiten. Den größten Einfluss hat das dominante System, entweder Autonomes Nervensystem oder Verbrennungssystem, und nachfolgend der stärkere Zweig innerhalb dieses Systems. Durch die Bestimmung des Drüsentyps können Aussagen zur Entstehung von Übergewicht bzw. zur Gewichtsabnahme gemacht werden. Die Blutgruppe lässt Aussagen zur Verträglichkeit von Nahrungsmitteln zu.

1.4. Nahrungsmittelunverträglichkeiten

Was sind Nahrungsmittelunverträglichkeiten?

Das Thema Nahrungsmittelunverträglichkeiten gehört zwar nicht direkt in das System zur Bestimmung des Ernährungstyps, aber wie im Absatz über die Blutgruppen angesprochen, hat es seine Bedeutung bei der Ermittlung des Nahrungsbedarfs. Denn was nützt Ihnen eine noch so gut abgestimmte typgerechte Ernährung, wenn sie Nahrungsmittel beinhaltet, gegen die Sie eine Unverträglichkeit entwickelt haben? Da sich Nahrungsmittelunverträglichkeiten immer mehr häufen, sollten sie meiner Meinung nach immer bei einer Ernährungsberatung berücksichtigt werden. Oft ist das gar nicht so leicht, da die Betroffenen durchaus nicht immer merken, dass sie auf bestimmte Nahrungsmittel mit einer Unverträglichkeit reagieren. Hier sind geeignete Tests nötig. Doch dazu später mehr.

Zunächst heißt es eine Nahrungsmittelunverträglichkeit klar von den bekannten Allergien z.B. Steinobst-, oder Haselnussallergie abzugrenzen. Eine Nahrungsmittelunverträglichkeit verursacht zwar ähnliche Beschwerden wie eine Allergie, doch ihre Mechanismen sehen anders aus. Bei einer Allergie schlägt das Immunsystem unnötig Alarm, unabhängig von der Menge des Allergens. Das kann sogar soweit gehen, dass nur das Bild der Allergie auslösenden Substanz die entsprechenden Reaktionen hervorruft. Dagegen trägt die Unverträglichkeit eher Züge einer inneren Reizung. Sie tritt umso heftiger auf, je mehr von der entsprechenden Substanz der Magen-Darm-Trakt zu bewältigen hat. Das heißt, mitunter können geringe Mengen des Nahrungsmittels durchaus toleriert werden.

Viele Menschen reagieren auf ausgewählte Nahrungsmittel mit einer Unverträglichkeit, die in aller Regel nicht bemerkt wird, weil sie meist nur unspezifische Symptome wie Blähungen, Müdigkeit, Völlegefühl oder leichtes Unwohlsein hervorrufen. Oft treten die Symptome auch zeitlich versetzt zum Verzehr auf, so dass sie nicht mit den ursächlichen Nahrungsmitteln in Verbindung gebracht werden. Diese Unverträglichkeit stört jedoch die Darmfunktion. Die Darmschleimhaut wird gereizt, entzündet sich, und es gelangen nicht vollständig verdaute Nahrungsbestandteile durch die Darmwand ins Blut. Diese werden vom Immunsystem als Fremdkörper bekämpft, wodurch der gesamte Organismus deutlich belastet wird.

Folgen der Unverträglichkeitsreaktionen sind neben der gestörten Verdauung Veränderungen im Zellstoffwechsel sowie der verstärkte Aufbau von Fettdepots (Übergewicht). Darüber hinaus wird das Entstehen von chronischen Entzündungsherden begünstigt. Da der Organismus ständig Energie für die Immunreaktion bereitstellen muss, fehlt sie ihm letztlich bei der Heilung von Entzündungen. Grundsätzlich können Nahrungsmittelunverträglichkeiten alle Organe beeinträchtigen, beispielsweise:

- Haut: Neurodermitis, Akne, Psoriasis
- Darm: alle Arten von Darmbeschwerden, Morbus Crohn, Sprue/Zöliakie, Reizdarm-Syndrom, Durchfall im Wechsel mit Verstopfung
- Gelenke: chronische Entzündungen der Gelenke, Gelenkschmerzen
- Nervensystem: Migräne, Schwindel, chron. Kopfschmerzen, Gereiztheit, Hyperaktivität
- Lunge: Asthma, Bronchitis, Husten
- Schilddrüsenerkrankungen
- Adipositas
- chronisches Müdigkeitssyndrom....

Die maskierte Nahrungsmittelunverträglichkeit

Ich möchte nun noch auf eine spezielle Form der Unverträglichkeiten aufmerksam machen. Der Begriff maskierte Nahrungsmittelunverträglichkeit versucht eine Problematik zu beschreiben, die sich im Bereich zwischen einer Unverträglichkeit und einer Sucht auf ein Nahrungsmittel bewegt.

Typisch sind hier Nahrungsmittel, die sehr häufig – bewusst oder unbewusst – gegessen werden und von denen Sie kaum sagen würden: Ich bin süchtig danach. So essen Sie z.B. Eier nicht nur bewusst als Frühstücksei, sie nehmen Eier auch unbewusst in Nudeln, im Kuchen, in Soßen, im Nachtisch u.a.m. zu sich, ohne es zu bemerken.

Offenbar versucht unser Körper auf seine Art mit Belastungen durch unverträgliche Nahrungsmittel fertig zu werden, er passt sich den gegebenen Bedingungen an. Dies gelingt ihm für eine gewisse Zeit, dann bricht sein Anpassungsmechanismus zusammen. Schon in der Zeit, in der sich der Organismus angepasst hat, entstehen Symptome, denn durch die Anpassung wird er abhängig von der Substanz. Es ist, als ob der Körper damit rechnet, dass ihm diese Substanz immer wieder zugeführt wird und als ob er sich darauf einstellt, d.h. seinen Stoffwechsel darauf ausrichtet. Wenn nun dieser Stoff nicht zugeführt wird, so reagiert er darauf mit Entzugserscheinungen, wie bei jeder Sucht. Hier liegt auch die Erklärung, warum die Nahrungsmittelunverträglichkeit „maskiert" ist. Solange der Stoff dem Körper zugeführt wird, geht es der Person gut, d.h. sie hat dass subjektive Gefühl, dieses Nahrungsmittel würde ihr gut bekommen.

Die Anpassungsversuche des Körpers lassen sich in drei Stadien unterteilen:
1. Stadium: Hat jemand z.B. durch häufigen und reichlichen Genuss eines bestimmten Nahrungsmittels eine Unverträglichkeit entwickelt, kommt es in dieser Phase zu stark ausgeprägten, unmittelbaren, unangenehmen Reaktionen, sobald das Nahrungsmittel gegessen wird. Wer beispielsweise überempfindlich auf Kohlenhydrate reagiert, bekommt Blähungen oder wird müde, kurz nachdem er Brot gegessen hat.

Dieses Stadium dauert oft nicht lange. Da die Symptome unspezifisch sind, werden sie meist übergangen. Wenn die Substanz häufig, dass heißt mindestens einmal täglich, aufgenommen wird, fällt der Körper in das zweite Stadium, das Stadium der Anpassung.

2. Stadium: In diesem Stadium braucht der Körper die Substanz und erzeugt Entzugserscheinungen, wenn er sie nicht bekommt. Wird aber das Nahrungsmittel gegessen, verschwinden die Symptome und man fühlt sich gut. Dies ist das Stadium, in dem die Nahrungsmittelunverträglichkeit maskiert wird.

Der Mensch pendelt ständig zwischen Tiefphasen, in denen Entzugserscheinungen auftauchen und Hochphasen, wenn er das Nahrungsmittel zu sich nimmt. Typischerweise beginnt die Anpassung damit, dass man sich über einen langen Zeitraum in einer leichten Hochphase befindet, sich in diesem Zustand sehr wohl fühlt und angeregt ist. Es reicht aus, sich die Substanz alle paar Stunden zuzuführen und es kommt nur zu Entzugserscheinungen, wenn sie lange fehlt. Ein Beispiel: Jemand, der alle zwei bis drei Stunden eine Tasse Kaffee trinkt, fühlt sich damit den ganzen Tag wohl und ist aktiv (leichte Hochphase). Nur wenn er morgens aufwacht, ist er müde und zerschlagen (Tiefphase mit Entzugserscheinungen). Es geht ihm erst wieder gut, wenn er seine erste Tasse Kaffee getrunken hat. Er holt sich damit aus seiner Tiefphase heraus und das Spiel beginnt von vorn.

Irgendwann erschöpfen sich die Anpassungsfähigkeiten des Körpers und es folgt das
3. Stadium: Im Laufe der Zeit wird die Dosis, die zur Aufrechterhaltung des Wohlgefühls nötig ist, immer größer. Der Kaffeetrinker trinkt nicht mehr nur drei Tassen am Tag, er braucht erst vier, dann fünf und dann Jahr für Jahr immer mehr, um sich in eine Hochphase zu bringen.

Aber nicht nur die benötigte Dosis wird immer größer, auch die Phasen werden immer intensiver. Statt zwischen leichten Hochs und Tiefs pendelt der Mensch jetzt zwischen ausgeprägten Hoch- und Tiefphasen. Die Symptome der Tiefphasen sind deutlicher und unangenehmer geworden. Aber auch während der Hochphasen treten nun Symptome auf. Beim Kaffeetrinker könnten das Kopfschmerzen und Schwindelgefühle sein. Irgendwann in dieser Zeit wird der Arzt aufgesucht. Da dieser aber in der Regel nicht über diese Zusammenhänge informiert ist, also auch keine maskierte Nahrungsmittel-unverträglichkeit vermutet, wird er nur die Symptome behandeln, sprich einen zu hohen Blutdruck feststellen und entsprechende Tabletten verordnen.

Die Schwierigkeit bei der Diagnose einer maskierten Nahrungsmittelunverträglichkeit besteht darin, dass die Unverträglichkeit als Reaktion auf gewohnheitsmäßig verzehrte Speisen entsteht. Der Nahrungsmittelsüchtige ist sich seiner Sucht und dem Objekt seiner Begierde nicht immer bewusst. Insofern ist das Beispiel des Kaffeetrinkers nicht typisch, denn er weiß meist sehr wohl um seine Abhängigkeit. Bei einer maskierten Nahrungsmittelunverträglichkeit hat der Betroffene in der Regel gar kein konkretes Verlangen nach dem bestimmten Nahrungsmittel, sondern stellt unbewusst seinen Speiseplan so zusammen, dass dieser immer wieder die begehrte Substanz enthält.

Beispielsweise kann jemand, der „milchsüchtig" ist, sein Bedürfnis nach Milch dadurch decken, dass er Milchschokolade, Käse, Joghurt, Quark, diverse Desserts isst oder einen Milchkaffee, Kakao, Kefir oder Lassi trinkt. Hübsch über den Tag verteilt erhält er so stets seine Dosis, um sich wohl zu fühlen. Dass eine Sucht dahinter steckt und er auf die Milch eigentlich unverträglich reagiert, ist ihm überhaupt nicht bewusst, es geht ihm ja gut. Erst wenn das 3. Stadium der Anpassung erreicht ist, treten auch während der Hochphasen Symptome auf. Hier könnten es unerklärliche Durchfälle sein, vielleicht gepaart mit anschließender Verstopfung. In dieser Situation ist es natürlich von Vorteil über diese Zusammenhänge Bescheid zu wissen und entsprechend reagieren zu können.

Ursachen für Unverträglichkeiten gegenüber Nahrungsmitteln

Warum Unverträglichkeiten entstehen, ist wissenschaftlich noch nicht vollständig geklärt. Aber es gibt einige Möglichkeiten der Entwicklung dieser Unverträglichkeiten, die ich recht schlüssig finde. Ich möchte sie in neun Thesen ausdrücken, die durchaus in verschiedener Kombination miteinander wirksam werden können.

1. These:
Unverträglichkeiten können sich entwickeln, wenn Nahrungsmittel gegessen werden, die für die Blutgruppe ungeeignet sind.

Alle Informationen zu dieser These finden Sie im Kapitel 1.3.5. „Die Blutgruppe".

2. These:
Unverträglichkeiten können sich entwickeln, wenn ein und dasselbe Nahrungsmittel täglich oder gar mehrmals täglich über einen langen Zeitraum hinweg gegessen wird.

In unserer modernen zivilisierten Welt stehen uns die allermeisten Nahrungsmittel jeden Tag des Jahres zur Verfügung. Das entspricht **nicht** den natürlichen Gegebenheiten. Gemüse und Obst ist, wenn es gemäß der jahreszeitlichen Fruchtfolge gegessen wird, eben nicht jederzeit verfügbar. Es ergibt sich folgerichtig eine Zeit der Abstinenz, die Unverträglichkeitsreaktionen vorbeugt bzw. bereits entstandene auf natürliche Weise auskuriert. Auch bei Nahrungsmitteln wie Getreide oder Wurzelgemüse, das sich gut lagern lässt, waren saisonale Engpässe normal. Unsere Vorfahren hatten am Ende des Winters ihre Vorräte verbraucht. Bis zur neuen Ernte gab es dann zum Beispiel keine Kartoffeln. So entstand auf natürliche Weise ein Zeitraum, indem diese Nahrungsmittel nicht auf dem Speiseplan standen. Darüber hinaus waren traditionelle Fastenzeiten nicht nur religiöse Übungen sondern auch die ideale Reinigungs- und Regenerationskur für den physischen Körper.

Dies passierte einer Bekannten von mir: Bei einem Bioresonanztest auf Nahrungsmittelunverträglichkeiten ergab sich bei ihr unter anderem eine Unverträglichkeit gegenüber Stachelbeeren. Nun war gerade Stachelbeerzeit und meine Bekannte liebte diese Früchte, weshalb sie auch seit einigen Wochen täglich reichlich davon aß. Die Stachelbeerzeit ging zu Ende, und wie der Kontrolltest wenige Wochen später zeigte, hatte sich die Unverträglichkeit behoben, allein dadurch, dass sie keine Stachelbeeren mehr aß. Solch eine „saisonbedingte" Unverträglichkeit verliert sich also ganz von allein, wenn wir dem natürlichen Lauf der Dinge folgen. Was aber geschieht, wenn die Saison auf künstliche Weise auf das ganze Jahr ausgedehnt wird?

3.These:
Unverträglichkeiten können sich entwickeln, wenn die Nahrungsmittel denaturiert bzw. stark verarbeitet, oder als isolierte Bestandteile verzehrt werden.

In jedem lebenden Organismus ist der Mechanismus zur **Autolyse**, d.h. zur **Selbstverdauung** vorhanden. Die Kartoffelknolle beispielsweise enthält fast reine Stärke. Aber unter der oberen Schicht der Schale befinden sich Stärke umwandelnde Enzyme. Das Gleiche gilt für Getreidekörner und im übertragenen Sinne für alle Nahrungsmittel. Immer trägt ein Organismus die Enzyme in sich, die es ihm gestatten sich selbst zu verdauen.

Warum gibt es diesen Mechanismus? Zunächst einmal sichert er dem Keimling die notwendige Versorgung mit den Stoffen und der Energie, die er für seine Entfaltung braucht. Wird ein Weizenkorn ausgesät und erhält es die notwendige Feuchtigkeit und Temperatur, beginnen die Enzyme unter der Schale die Stärke in ihre einzelnen Bestandteile aufzuspalten. Diese werden zur Bildung der verschiedenen Pflanzenteile benutzt, Wurzel, Stängel, Blätter. Mit der freigesetzten Energie realisiert der Keimling das in ihm vorhandene Entwicklungsprogramm.

Wird besagtes Weizenkorn von uns gegessen, läuft eben dieser Mechanismus in Ansätzen in unserem Magen-Darm-Trakt ab und erleichtert uns die Verdauung und Aufnahme der Nährstoffe. Das Weizenkorn übernimmt also selbst einen Teil der Verdauungsarbeit. Einfach großartig, nicht wahr! Dies gelingt ihm jedoch nur, wenn es noch „Vollkorn" ist, also nicht seiner Stärke spaltenden Enzyme und seiner Vitalstoffe beraubt wurde.

Wenn Nahrungsmittel stark erhitzt, chemisch behandelt, in isolierte Bestandteile zerlegt, raffiniert, konserviert... werden, hat dies zur Folge, dass der Mechanismus der Selbstverdauung zerstört wird. Je stärker ein Nahrungsmittel industriell verarbeitet wurde, wir könnten auch sagen, bis zur Unkenntlichkeit verstümmelt wurde, desto mehr belastet es unseren Organismus, weil es von unserem Körper als Fremdstoff bzw. Giftstoff klassifiziert wird. In der Natur gibt es so etwas Künstliches wie Margarine, raffinierten Zucker oder industrielles Kochsalz nicht.

4. These:
Unverträglichkeiten können sich entwickeln, wenn die Funktionen der Darmschleimhaut gestört sind.

Bei vielen, wenn nicht sogar den meisten Menschen ist die Schleimhaut von Dünn- und Dickdarm verklebt mit einer Schicht aus verhärtetem Schleim. Diese Schicht bildet sich nach und nach durch den Verzehr von „Industrienahrung". Alles was unser Körper als fremd und gefährlich erkennt, umhüllt er mit einer Schicht aus Schleim. So versucht er sich vor diesen Substanzen zu schützen. Wenn oft Schleimbildner, sprich unnatürliche Nahrung, gegessen wird, hat das folgende Konsequenzen:

- ➡ der Darm wird mit Schleim und unverdauten Nahrungsbestandteilen verunreinigt, die sich Schicht für Schicht an der Darmschleimhaut ablagern und mit der Zeit regelrechte Verkrustungen bilden
- ➡ die Verdauung der Nahrung wird behindert
- ➡ die Aufnahme von Nährstoffen wird behindert
- ➡ diese verhärteten Schleimschichten sind der ideale Lebensraum für Bakterien, Pilze und Darmparasiten
- ➡ Parasiten, Pilze, Bakterien hinterlassen giftige Stoffwechselprodukte
- ➡ die Darmschleimhaut reagiert gereizt und entzündet sich

Eine verschlackte, entzündete Darmschleimhaut ist empfindlich. Sie lässt Substanzen passieren, die normalerweise nicht ins Blut gelangen. Der Körper reagiert mit Unverträglichkeiten auf bestimmte Nahrungsmittel.

5. These:
Unverträglichkeiten können sich entwickeln, wenn geistig-seelische Probleme nicht bearbeitet, sprich nicht verdaut werden, und als verdrängtes Konfliktpotential aufgestaut werden.

Unser Magen-Darm-Trakt spielt als Kontaktorgan zu unserer Umwelt eine große Rolle für die körperliche und seelische Gesundheit. Er analysiert, bearbeitet und assimiliert die Nahrung und sorgt so dafür, dass alles, was für uns wertvoll ist, in den Körper gelangt. Alles Unbrauchbare scheidet er aus.

Im übertragenen Sinne passiert auf der geistig-seelischen Ebene unserer Existenz genau das Gleiche, wenn wir uns mit unserer Umwelt auseinandersetzen. Besonderes Augenmerk sollten wir darauf legen, wie wir mit Konflikten umgehen. Im besten Falle analysieren wir ein Problem, bearbeiten es, lösen es, d.h. der Probleminhalt wird entweder integriert und stellt somit kein Problem mehr dar, oder der Konflikt wird aufgelöst. Neigen wir jedoch dazu, Konflikte unbearbeitet zu lassen, sie zu verdrängen, belasten wir damit nicht nur unsere Psyche, sondern auch unsere körperliche Verfassung. Es ist eben genau der Darm, der als Sammelbecken für unbearbeitete, sprich unverdaute, Konfliktenergien fungiert und dadurch in seiner Funktion gestört wird. Sie haben sicher schon am eigenen Leibe gespürt, wie empfindlich Magen und Darm auf Ärger, Angst, Hektik und Leistungsdruck reagieren. Die Psychotherapeuten und die psychosomatische Medizin sind sich dieser Zusammenhänge bewusst und therapieren Patienten mit z.B. Colitis ulcerosa oder Morbus Crohn, indem sie ihnen helfen, ihre verdrängten Probleme aufzuarbeiten.

Eine Nahrungsmittelunverträglichkeit könnte somit ein Hinweis darauf sein, dass innerhalb eines bestimmten Lebensbereiches Problematiken bestehen, die noch ungelöst sind, sich aufgestaut haben und nun zur Auseinandersetzung und Lösung drängen.

6. These:
Unverträglichkeiten können sich entwickeln, wenn die Entwicklung einer gesunden Darmfunktion und Darmflora bei Säuglingen gestört wurde.

Im Darm eines Neugeborenen haben sich noch nicht die Bakterien angesiedelt, die das Kind später für eine optimale Darmfunktion benötigt. Um eine Darmflora aufzubauen, die eine harmonische Symbiose mit dem menschlichen Körper bildet, braucht der Säugling die Milch seiner Mutter. Werden Kinder nicht oder zu kurz gestillt und stattdessen mit künstlichem Ersatz gefüttert, kann sich in ihren Därmen keine gesunde Darmflora ansiedeln. Eine gestörte Darmfunktion ist somit schon vorprogrammiert und nur schwer zu beheben, denn haben sich erst einmal Stämme der „falschen" Bakterien eingenistet, sind sie nicht so leicht zu vertreiben.

Problematisch ist heutzutage, dass oft bereits junge Frauen derart übersäuert, verschlackt und verpilzt sind, dass die Qualität ihrer Milch leidet. Diese Frauen reichen die gesundheitlichen Folgen ihrer fehlerhaften Ernährung und Lebensweise an ihr Kind weiter. Deshalb kann allen zukünftigen Müttern nur heiß empfohlen sein, **vor** ihrer Schwangerschaft Reinigungskuren für Darm, Nieren und Leber durchzuführen, die Parasiten und Toxine zu beseitigen und ihren körpereigenen Vitalstoffvorrat aufzufüllen.

7. These
Unverträglichkeiten können sich entwickeln, wenn die natürliche Darmflora zerstört wurde.

Durch die Einnahme von Antibiotika werden nicht nur die Krankheitserreger bekämpft, sondern auch die nützlichen Mikroorganismen im Darm abgetötet. Werden sie nicht durch geeignete Nahrungsmittel wie milchsauer vergorenes Gemüse, wilde Beeren, rohes Sauerkraut, Naturjoghurt, selbst gemachter Kefir oder entsprechende Präparate dem Körper wieder zugeführt, siedeln sich an ihrer Stelle Mikroorganismen an, die den pH-Wert des Darms aus dem Gleichgewicht bringen.

Auch Belastungen mit Schwermetallen, insbesondere mit Quecksilber (Amalgam), und Mykosen (Candida) beeinflussen die natürliche Darmflora äußerst negativ. Ein solcherart gestörter Darm kann weiteren Belastungen z.B. durch einseitige, denaturierte Nahrung nicht gut standhalten. Die Folge könnte unter anderem auch eine Nahrungsmittelunverträglichkeit sein.

8. These
Unverträglichkeiten können sich entwickeln, wenn die Funktionen der Niere und der Leber beeinträchtigt sind.

Unser Stoffwechsel hinterlässt nach getaner Arbeit Abfallprodukte, genannt Stoffwechselschlacken. Diese Schlacken muss der Körper ausscheiden, um sich nicht selbst zu vergiften. Die Nieren und die Leber sind neben Lunge und Haut maßgeblich an dieser Entgiftungsarbeit beteiligt. Wenn nun aber die Funktion beider Organe beeinträchtigt ist, kann der Organismus nicht nur unzureichend von den anfallenden Giftstoffen gereinigt werden, sondern es ist auch die Kapazität zur Bereinigung von Schadstoffen aus Unverträglichkeitsreaktionen eingeschränkt. Mit anderen Worten, konnten kleinere Mengen eines problematischen Nahrungsmittels ohne spürbare Reaktionen toleriert werden, sinkt diese Toleranz mit der Verschlechterung des Zustandes von Nieren und Leber.

9. These
Unverträglichkeiten können sich entwickeln, wenn Nahrungsmittel gegessen werden, die nicht zum Stoffwechseltyp passen.

Für jeden Stoffwechseltyp sind andere Nahrungsmittel ideal beziehungsweise ungeeignet. Wer sich häufig mit Nahrungsmitteln ernährt, die unpassend für seinen Stoffwechseltyp sind, schwächt auf der einen Seite seine Darmfunktionen und bringt zusätzlich seinen Stoffwechsel aus dem Gleichgewicht. Beides trägt dazu bei, dass sich Unverträglichkeiten leichter entwickeln können.

Was können Sie tun, um einer Nahrungsmittelunverträglichkeit vorzubeugen bzw. sie zu kurieren?

Alle Maßnahmen, die ich empfehlen kann, leiten sich aus den aufgezeigten Thesen ab. Haben sich bei Ihnen schon Unverträglichkeiten eingestellt, sollten Sie **die betreffenden Nahrungsmittel konsequent meiden.** In vielen Fällen ist nach ca. 6 Monaten feststellbar, dass der Körper nicht mehr empfindlich reagiert. Manchmal dauert dies aber auch Jahre. Sicher, es ist nicht immer leicht, auf bestimmte Nahrungsmittel zu verzichten, aber Ihr Körper dankt es Ihnen. Er erhält so die Chance, die gereizte Darmschleimhaut zu heilen, den Zellstoffwechsel zu regenerieren, chronische Beschwerden zu bessern und Fettdepots abzubauen.

Dieser Regenerationsprozess lässt sich unter anderen gut mit **Reinigungskuren für den Darm sowie die Leber** und den Methoden der **Körblerschen Homöopathie** einleiten und beschleunigen. Bei der Auflösung der Unverträglichkeit kann sich ebenso eine **psychotherapeutische Begleitung** als sehr hilfreich erweisen. Wie oben erwähnt sind es oft verdrängte Problematiken, die sich auf diese Weise bemerkbar machen. Nicht selten haben Betroffene den Konfliktinhalt so weit in ihr Unbewusstes oder in ihren Körper verschoben, dass sie professionelle Hilfe benötigen, um ihn wieder „auszugraben". Neben Psychotherapeuten gibt es auch eine Reihe von Heilpraktikern oder Lebensberatern, die mit den unterschiedlichsten Methoden wie **Hypnotherapie, Energiebehandlungen, Bewusstseinsreisen oder Gesprächen** behilflich sein können.

Zur **Vorbeugung** von Unverträglichkeiten empfehle ich:

Gestalten Sie Ihren **Speiseplan abwechslungsreich** und **gemäß der jahreszeitlichen Fruchtfolge!**

Fasten Sie regelmäßig! *

Bevorzugen Sie **Nahrungsmittel**, die **frisch, vollwertig** und so wenig wie möglich **verarbeitet** sind!

Stellen Sie sich mutig Ihren **Problemen** und **lösen** Sie diese, wenn möglich, sofort.

Reinigen Sie Ihren **Darm*** und **pflegen** Sie Ihre **Darmbakterien!** *

Muttis, stillt Eure Kinder!

Vermeiden Sie Antibiotika!*

Reinigen Sie von Zeit zu Zeit Ihre **Nieren und die Leber!** *

1.5. Wie finde ich meinen eigenen Ernährungstyp?

Sie fragen sich vielleicht schon seit einer ganze Weile: „Wie erfahre ich nun meinen individuellen Ernährungstyp?" Es gibt verschiedene Möglichkeiten. Sie könnten einen Selbsttest machen, indem Sie drei Wochen lang ganz bewusst eiweiß- und fettreich essen. Danach ernähren Sie sich drei Wochen lang kohlenhydratreich. Als Orientierung können Ihnen die Nahrungsempfehlungen für Sympathikus- und Parasympathikustyp dienen (siehe Kapitel 1.3.1.) Während dieser Zeit beobachten Sie sich genau und stellen fest, mit welcher Ernährungsform Sie sich wohler, kraftvoller und energiegeladener fühlen. Diese Methode kann Ihnen allerdings nur Aufschluss über die grobe Richtung geben.

Etwas genauer ist der bereits erwähnte Test mit 60 Fragen, den Sie in dem Buch „Essen, was mein Körper braucht" von William Wolcott finden. Aber auch er unterscheidet nur zwischen Kohlenhydrat-, Eiweiß- und Mischtyp. Sie finden jedoch wertvolle Hinweise zu Nahrungsmitteln, die für diese Grundtypen geeignet sind. Einen Test, der mit 200 Fragen arbeitet, finden Sie unter www.ernaehrungstyp.com. Er gibt Ihnen genauer Auskunft über Ihren Stoffwechseltyp. Die Testauswertung ist kostenpflichtig (Stand 2009, 197 €).

Es gibt auch immer mehr Heilpraktiker, die sich mit der Austestung von Ernährungstypen beschäftigen. Dafür benutzen sie unterschiedliche Techniken unter anderem auch die Bioresonanzdiagnostik. Für genauere Informationen stehe ich Ihnen gern persönlich zur Verfügung. Meine Kontaktdaten finden Sie im Anhang dieses Buches.

Und hier ist noch einmal kurz zusammengestellt, welche Möglichkeiten Ihnen eine individuelle, typgerechte Ernährung bietet:

- ➢ Steigern Sie Ihre körperliche **Energie** und Ihre geistige **Klarheit**.
- ➢ Verlieren Sie natürlich Ihr **Übergewicht** und gewinnen Ihr **Idealgewicht**.
- ➢ Stärken Sie Ihr **Immunsystem**.
- ➢ Verhindern oder behandeln Sie **chronische Erkrankungen**.
- ➢ Steigern Sie **Kraft** und **Ausdauer**.
- ➢ Befreien Sie sich von **Stimmungsschwankungen**.
- ➢ Finden Sie Ihre **Mitte**, Ihr **Gleichgewicht**, Ihre **Stärke**.

* Zu den verschiedenen Möglichkeiten von Darmsanierung und Reinigungskuren sowie zum Fasten und über Alternativen zu Antibiotika berate ich Sie gern in meiner Praxis.

2. Kapitel

Klasse statt Masse

2.1. Über die Qualität unserer Nahrung

Noch zum Beginn des vorigen Jahrhunderts hatten die Menschen in unseren Breiten das Problem, zeitweise einfach nicht genug zum Essen zu haben. Mancher litt Hunger und wurde krank durch Mangelernährung. Uns stehen heute eine große Vielfalt und ausreichende Mengen von Nahrungsmitteln zur Verfügung. Und doch erkranken jährlich Tausende an den Folgen von Fehl- und Mangelernährung. Mangel mitten im Überfluss? Wie ist das möglich? Ganz offensichtlich geht es bei der Ernährung nicht nur um die Frage der Quantität, sondern in erster Linie um die Qualität dessen, was wir unserem Körper als Nahrung anbieten.

Angenommen Sie ernähren sich typgerecht. Was wird es Ihnen nützen, solange nicht auch Ihre Lebensmittel wirklich Klasse sind? In diesem Kapitel habe ich einige Informationen über die Beschaffenheit gesunder Nahrung zusammengetragen und mit praktischen Hinweisen ergänzt. Vieles wird Ihnen bekannt, einiges vielleicht neu sein. Wie auch immer, ich hoffe, Sie zu einer bewussteren Auswahl Ihrer Lebensmittel anzuregen.

Die Tabellen 4a und 4b auf den nächsten Seiten sollen Sie zuallererst auf folgendes aufmerksam machen:

Der Wert eines Nahrungsmittels sinkt mit dem Grad seiner Verarbeitung.

Durch Prozesse wie Raffinieren, Konservieren, chemische Behandlungen, Trocknen, Gefrieren, Isolieren, Synthetisieren, Bestrahlen, Begasen und Erhitzen können Nahrungsmittel zwar länger haltbar gemacht werden, für Sie als Konsumenten werden sie aber mit jedem Verarbeitungsschritt wertloser bis unbrauchbar. Warum? Die Nahrungsmittel haben durch die starke Verarbeitung ihre Fähigkeit zur **Autolyse/Selbstverdauung** (siehe Kapitel 1.4.) verloren, sind der Mehrzahl ihrer **Vitalstoffe** beraubt worden und ihr **Redoxpotential**, ihre Fähigkeit zur Elektronenspende hat gravierend nachgelassen.

Sie fragen sich vielleicht gerade, wenn es denn die Nahrungsmittel in ihrem Wert so sehr mindert, warum denn nun Mehl, Öl, Salz und Zucker raffiniert werden, Obst und Gemüse konserviert, Fertigprodukte chemisch behandelt und Milch pasteurisiert sein muss. Ganz klar, für die Nahrungsmittel-Industrie ist es ein entscheidender Vorteil, wenn sich ihre Produkte länger halten, dadurch besser lagern und transportieren lassen. Verabschieden Sie sich bitte, wenn Sie es nicht längst getan haben, von der Vorstellung, die Nahrungsmittel-Industrie wäre händeringend an der Gesundheit der Verbraucher interessiert. Auch wenn in der Werbung anderes verkündet wird und es ein besonderes Qualitätsmerkmal sein soll, dass z.B. im Apfelsaft aus Konzentrat zusätzlich Ascorbinsäure schwimmt oder im Probiotik-Drink ein paar müde Bakterien ums Überleben kämpfen. Letztendlich geht es fast immer um den Absatz der Ware und damit ums Geld. Profitdenken paart sich nur schwer mit Menschenfreundlichkeit. Das Resultat von Industrienahrung sehen Sie jeden Tag auf der Straße: kranke, übergewichtige, energielose, müde Menschen.

Ich möchte den „Schwarzen Peter" aber nicht nur der Lebensmittel-Industrie zuschieben. Auch wir Konsumenten tragen Verantwortung für das Ausmaß der Verarbeitung und Konservierung unserer Nahrung. Wenn Sie die Wahl haben zwischen H-Milch und (pasteurisierter) Frischmilch, wie entscheiden Sie sich? Ist Ihnen die lange Haltbarkeit der H-Milch nicht sehr willkommen? Wenn Sie nach einem langen Arbeitstag wählen sollen zwischen der selbst zubereiteten Gemüsepfanne und der Tiefkühlpizza, wonach ist Ihnen dann eher zu Mute? Ist es nicht viel einfacher und bequemer die Pizza in den Ofen zu schieben und während sie backt die Beine hochzulegen? Sparen Sie nicht viel Zeit, wenn Sie andere Arbeiten im Haushalt parallel zur Backzeit der Pizza erledigen können? So etwa muss der ganze Wahnsinn angefangen haben. Praktisches für die Hausfrau: fertige Backmischungen, Tüten-Suppen, sterile Milch, Gemüse-Konserven, Tiefkühlkost,

Einteilung der Lebensmittel nach ihrem Wert für Ihre Gesundheit

	sehr empfehlenswert	empfehlenswert
	Mehr als die Hälfte der Nahrung sollte aus diesen Lebensmitteln bestehen.	Weniger als die Hälfte der Nahrung sollte aus diesen Lebensmitteln bestehen.
	nicht erhitzte Lebensmittel	**erhitzte Lebensmittel**
Getreide	gekeimtes Getreide, rohes Vollkornschrot	Vollkornprodukte (z.B. Vollkornbrot, -gebäck), gegartes Getreide
Obst Gemüse	rohes oder milchsauer vergorenes Gemüse, rohes, reif geerntetes Obst, gekeimte Hülsenfrüchte	erhitzte Gemüse, Gemüse- und Obstsäfte, erhitzte Hülsenfrüchte
Nüsse Samen Fett	Nüsse, Samen, kalt gepresste, unraffinierte Öle	ungehärtete Pflanzenfette wie z.B. Kokosfett, Ghee
Milch	Vorzugsmilch, Rohmilchprodukte	Butter
Fleisch Fisch		frischer Fisch, frische Eier, Fleisch aus artgerechter, biolog. Tierhaltung
Getränke	Quellwasser, natürliches, strukturiertes, stilles Wasser aus Glasflaschen	Leitungswasser Kräuter-, Grüner- Früchtetee, Malz- oder Getreidekaffee
Salz Würzmittel	frische Kräuter und Samen, Kristallsalz, unraffiniertes Meersalz	getrocknete oder erhitzte Kräuter und Samen, unraffinierte Steinsalze
Süße	rohes, süßes Obst, ungeschwefeltes Trockenobst	nicht erhitzter, kalt geschleuderter Honig

Tab. 4a Empfehlenswerte Nahrungsmittel

Einteilung der Lebensmittel nach ihrem Wert für Ihre Gesundheit

	nicht empfehlenswert	unbrauchbar
	Auf keinen Fall täglich verzehren!	Meiden!
	stark verarbeitete Nahrungsmittel	**isolierte Bestandteile von Nahrungsmitteln**
Getreide	Produkte aus Auszugsmehl (z.B. Weißbrot, Mischbrot, weißer Reis, Nudeln)	Stärke, isolierte Ballaststoffe
Obst Gemüse	Gemüse- und Obstkonserven, Fruchtnektar, Kartoffelprodukte, Fertiggerichte	synthetische Vitamine (siehe Kap. 3.5.), anorganische Mineralien (siehe Kap. 3.4.)
Nüsse Samen Fett	extrahierte, raffinierte Fette und Öle	gehärtete Fette (siehe Kap. 3.3.)
Milch	pasteurisierte Milch und Milchprodukte	H-Milch, Milchpulver Sterilmilch
Fleisch Fisch	Fleisch-, Wurstwaren aus konventioneller Tierhaltung, Fleischkonserven	Eiweißpulver, Innereien, Schweineschmalz
Getränke	Schwarzer Tee, Kaffee, Kakao, Bier, Wein	Limonaden, Cola, Fruchtsaftgetränke, Instant-Getränke, Spirituosen, Softdrinks
Salz Würzmittel	Gewürzextrakte	Aromastoffe, Kochsalz, Tafelsalz, Pökelsalze, Geschmacksverstärker
Süße	Zuckerrübensirup, Dicksäfte, Vollrohrzucker	raffinierter Zucker, Rohrzucker, Süßstoffe, Süßigkeiten (siehe 3.1.)

Tab. 4b Nicht empfehlenswerte Nahrungsmittel

Fertigmenüs... Alles so praktisch, zeitsparend, leicht handhabbar – einfach so unendlich bequem und so minderwertig. Die Industrie bedient also die bequemen Bedürfnisse vieler Menschen. In den Regalen der Supermärkte steht das, wonach die Mehrzahl der Konsumenten verlangt. Was sagt das über den modernen Verbraucher aus?

Vielleicht hat die Nahrungsmittel-Industrie das Bedürfnis nach bequemen, zeitsparenden, einfach zuzubereitenden Produkten auch geweckt, zumindest jedoch gefördert. Manchmal durch jahrelange intensive Werbung. Deshalb möchte ich Ihnen ans Herz legen:

Essen Sie auf keinen Fall etwas, für das vehement Werbung gemacht wird!

Zu krass? Vielleicht, aber ein markiger Spruch. Fast wie aus der Werbung! ☺
Was meinen Sie? Braucht ein Nahrungsmittel, welches von Natur aus gut ist, wirklich zusätzliche Werbung? Natürlich nicht. Am Beispiel Margarine wird deutlich, wie es der Industrie mit Hilfe von millionenschweren Werbefeldzügen gelingt, uns Kunden ein synthetisiertes Schmierfett als Gesundheitsprodukt zu verkaufen. Ausführliche Informationen finden Sie dazu im Kap. 3.3. Fette.

Wie es kommt, dass sich hinter der werbestrategisch gestylten Verpackung vieler Nahrungsmittel echte Gesundheitskiller verbergen, können Sie in dem Buch von **Hans-Ulrich Grimm: „Aus Teufels Topf – Die neuen Risiken beim Essen"**, Knaur, ISBN 3-426-77541-7 erfahren. Grimm beleuchtet anschaulich den Zusammenhang von industrieller Ernährung und bislang unterschätzten Gesundheitsrisiken.

Die Verarbeitung der Nahrungsmittel durch die Industrie mindert de facto ihre Qualität, aber auch die einfache thermische Behandlung beim Kochen am heimischen Herd beeinträchtigt den Vitalstoffgehalt. Es wird Ihnen deshalb sehr nützlich sein, wenn Sie auf einen möglichst großen Anteil roher, naturbelassener Lebensmittel achten, wie es in der Tabelle 4a empfohlen wird, bzw. so schonend wie möglich garen. Bereits Temperaturen über 40°C zerstören die Enzyme in den Lebensmitteln, ab 50°C gehen vermehrt Vitamine verloren. In ultrahocherhitzten Nahrungsmitteln denaturieren auch Mineralverbindungen und Eiweiße, so dass sie für den menschlichen Körper unverwertbar sind bzw. belastend wirken.

☺ *Tipp*: Benutzen Sie zum Garen von Kartoffeln und verschiedenem Gemüse wie Blumenkohl, Brokkoli, Spargel, Möhren, Bohnen, Rote Beete u.a. einen handelsüblichen Dämpfer (keinen Dampfkochtopf, da zu hoher Druck) oder einfach einen normalen Kochtopf mit einem Siebeinsatz. Das Gemüse wird so bei Temperaturen um die 80 °C im Wasserdampf gedämpft. Dadurch bleiben mehr Vitamine erhalten und die Mineralstoffe werden nicht ins Kochwasser abgegeben. Das Gemüse schmeckt dann auch viel besser und bleibt knackiger. Dünsten ist ebenfalls günstiger als das Kochen von Gemüse, wie die folgende Tabelle am **Vitaminverlust** je nach Zubereitungsart zeigt:

	Kochen	Dünsten	Dämpfen
Vitamin A	40%	-	-
Vitamin B1	80%	15-50%	5-40%
Vitamin B2	75%	10-70%	5-30%
Vitamin B3	70%	30-40%	-
Vitamin B5	50%	30%	-
Vitamin B6	50%	40%	-
Vitamin B9	100%	20-50%	-
Vitamin C	100%	10-75%	20-50%

Tab. 5 Vitaminverluste, nach Souci, Fachmann, Kraut „Lebensmitteltabelle für die Praxis"

Die Qualität unserer Nahrung wird maßgeblich geprägt durch ihren Gehalt an Vitalstoffen.

Gemeint sind damit all die Mineralien, Spurenelemente, Vitamine, Fette, Proteine, Enzyme, Coenzyme und sekundären Pflanzenstoffe, die unser Organismus zum Leben braucht. Zahlreiche Studien halten uns vor Augen, dass der Mineralstoffgehalt unserer Nahrung, besonders der von Obst und Gemüse, rapide abnimmt. Die durch die moderne Landwirtschaft ausgeraubten Böden können einfach nicht mehr genügend Mineralien und Spurenelemente geben. Auch der Vitamingehalt von Industrieobst und -gemüse ist rückläufig. Dies alles ist sehr bedenklich und für viele auch beängstigend. Nun aber dem Trend zu folgen und die Defizite der Lebensmittel durch Nahrungsergänzungen in Pillen- oder Pulverform ausgleichen zu wollen, ist meiner Meinung nach eine kurzsichtige Schlussfolgerung. Da gilt es zunächst zu bedenken, dass uns momentan noch gar nicht alle Vitalstoffe bekannt sind, geschweige denn alle ihre Funktionen und Wechselwirkungen untereinander. Es wirkt deshalb vermessen zu glauben, wir könnten einzelne Vitalstoffe in Nahrungsergänzungsmitteln so zusammenstellen, dass eine ähnliche Wirkung wie durch vollwertige Lebensmittel erreicht wird. Was erreicht wird, ist eine gewisse Sorglosigkeit, die Gemüter werden beruhigt. Wir unternehmen schließlich etwas für unsere Gesundheit. Und es wird eine Menge Geld verdient.

Ich möchte hier nicht alle Nahrungsergänzungen pauschal negieren oder als überflüssig darstellen. In Fällen von Krankheit oder besonderen Belastungen ist es sicherlich von Vorteil, bestimmte Vitamin-, Mineral- oder Enzympräparate zu sich zu nehmen, am besten in natürlicher Form z. B. Mikroalgen. Der pauschale Konsum von Nahrungsergänzungen unterstützt jedoch meiner Ansicht nach eine unkritische Haltung gegenüber der Qualität der täglichen Nahrung. Nicht wenige Menschen glauben, sich durch Multi-Vitamin-Mineral-Enzym-Präparate alle Vitalstoffe zuzuführen, die ihr Körper benötigt. Das ist eine sehr bedenkliche Entwicklung, die ich nicht unterstützen möchte, indem ich Nahrungsergänzungsmittel anpreise.

Dabei ist die ganz Situation reichlich absurd. Zuerst werden aus Profitgier minderwertige Produkte erzeugt, die zusätzlich noch mehr im Wert verlieren durch die industrielle Verarbeitung. Anschließend sollen für teures Geld vermeintlich notwendige Vitamine und Mineralstoffe wieder hinzugefügt werden. Die Verbraucher, also Sie, werden somit doppelt zur Kasse gebeten, einmal für ein minderwertiges Produkt und ein zweites Mal für ein fragwürdiges Nahrungsergänzungsmittel. Es sei denn, Sie machen da nicht mit und wählen den, meiner Meinung nach, einzig sinnvollen Weg:

Greifen Sie zu vollwertigen, sprich biologisch erzeugten Produkten!

Biologisch orientierte Landwirtschaft betreibt keinen Raubbau an den Böden. Sie gibt dem Ackerboden auf natürliche Art Nährstoffe zurück und vor allem Zeit zur Regeneration. Die in gesunden Böden lebenden Mikroorganismen bereiten die Vitalstoffe derart vor, dass sie von den Pflanzen aufgenommen werden können. So wachsen vollwertige Früchte heran, in denen alles enthalten ist, was die Natur vorgesehen hat.

Ein **besonderes Qualitätsmerkmal** biologischer Erzeugnisse ist ihre **Reinheit von Pestiziden, Herbiziden, Fungiziden, Antibiotika, Medikamenten, Hormonen...**, die in den konventionell erzeugten Produkten oftmals in großen Mengen enthalten sind. Alles in allem ist biologische Landwirtschaft ein Konzept, welches **mit** der Natur arbeitet, langfristig denkt und deshalb unsere Unterstützung verdient.

☺ „Bio kann ich mir nicht leisten", sagen Sie? „Zu teuer!" Wenn Sie alle Folgeschäden aus der Industriekost (Umweltschäden, Krankheitskosten, Arbeitsausfall...) zusammenrechnen, wird Ihnen schnell klar, dass **Bio die bei weitem preisgünstigere Alternative** ist.

Achtung: Bio ist nicht gleich Bio!

Die Supermarktketten haben den Trend erkannt und Bio-Ecken eingerichtet. Schön und gut. Bio-Supermärkte schießen wie Pilze aus dem Boden. Erfreulich! Aber es gibt riesige Qualitätsunterschiede zwischen den verschiedenen Bio-Produkten, die Sie kennen sollten.

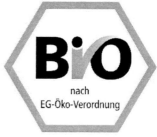

Abb. 26 EG-Bio-Siegel

Der Aufdruck „**aus ökologischem Landbau**" verrät Ihnen, dass diese Produkte nach der EG-Öko-Verordnung erzeugt wurden. Diese EG-Normen (regeln z.B. den Einsatz von künstlichen Düngemittel, Schädlingsbekämpfungsmitteln usw.) liegen **weit** unterhalb der Normen, die sich die Biobauern schon vor Jahrzehnten selbst auferlegt haben. Leider hat die EG-Verordnung die Bio-Norm total verwässert und dafür gesorgt, dass die Qualität biologischer Erzeugnisse insgesamt nachgelassen hat. Ich finde das sehr schade.

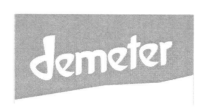 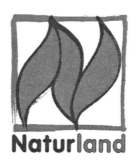 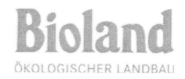

Abb. 27 Logos von Bio-Fachverbänden

Das Gütesiegel „**aus kontrolliert biologischem Anbau**" oder Markennamen wie **Demeter, Bioland, Naturland** sprechen für hochwertigere Produkte, die weiterhin nach viel strengeren Regeln erzeugt werden. Dafür sind sie auch teurer. Diese Produkte finden Sie meist nur im Bio-Fachhandel bzw. in Reformhäusern und selten in den Supermarkt Bio-Ecken. Dort gibt es je nach Supermarktkette Produkte von Firmen wie BioBio, Grünes Land, Naturkind u.Ä. Das sind für mich „Pseudo-Bio-Produkte". Ich will das kurz erklären.

Wenn sich ein Bauer vor 30 Jahren überlegt hat, seinen Hof kontrolliert biologisch zu betreiben, Mitglied wurde in einem Fachverband (z.B. Naturland), die Regelungen des Verbandes freiwillig als seine eigenen akzeptierte und sie nach bestem Gewissen umsetzte, dann tat das dieser Bauer aus der Überzeugung heraus, wertvolle Lebensmittel erzeugen zu wollen, im Einklang mit der Natur zu agieren, ökologisch vertretbar zu sein. Es stand und steht auch heute noch eine Philosophie, eine Bewusstseinshaltung hinter der Bio-Bewegung.

Welches Bewusstsein hat der Vertragsbauer einer Supermarktkette entwickelt, der die Auflage erhält, einen Teil seiner Produkte in Bioqualität zu liefern, andernfalls könne der Vertrag mit ihm nicht weitergeführt werden? Er fühlt sich gezwungen, erfüllt das Bio-Reglement mit knirschenden Zähnen und wird vielleicht sogar Lücken suchen, um es zu hintergehen. Da haben wir dann die Missetäter, die den bösen Zungen Argumente liefern, warum das mit dem „BIO" sowieso bloß Schwindel und Abzocke ist. Nun, so einfach sollten wir es uns nicht machen. Aber etwas genauer hinschauen, kann auf keinen Fall schaden.

 Das Bio-Siegel auf einem Produkt liefert keine Gesundheitsgarantie. Glauben Sie bitte nicht, in den Bio-Regalen würden nur wirklich gesundheitsfördernde Erzeugnisse liegen. Auch im Bio-Handel gibt es beispielsweise Produkte aus Auszugsmehlen zu kaufen, die ich nicht empfehlen möchte. Es ist unglaublich, wie auch hier vollwertigen Lebensmitteln künstliche und/oder sogar bedenkliche Zusatzstoffe (z.B. Zitronensäure) beigemengt werden. Ich kann mich des Eindrucks nicht erwehren, dass auch bei dieser Thematik die Bio-Produkte der Supermarktketten 2. Wahl sind. Ein Blick auf die Zutatenliste ist da hilfreich.

Trotz allem sind Bio-Produkte, ob nun aus Fachhandel oder Supermarkt, qualitativ hochwertiger als konventionell erzeugte Produkte, da sie mehr Vitalstoffe enthalten, weniger mit Pestiziden u.Ä. belastet sind, umweltfreundlicher erzeugt und schonender verarbeitet werden. Was wählen Sie? Klasse oder Masse?

Über alle Einkaufsmöglichkeiten rund um „BIO" in Berlin-Brandenburg berät Sie **„Der Bio-Einkaufsführer"**. Herausgeber ist die Fördergemeinschaft Ökologischer Landbau Berlin-Brandenburg e.V., Telefon 030 – 28 48 24- 40, www.bio-berlin-brandenburg.de.

Eine hohe Lichtspeicherqualität und eine starke Vitalstrahlung kennzeichnen erstklassige Lebensmittel.

Die rein chemische Analyse der Inhaltsstoffe von Nahrungsmitteln brachte in der Vergangenheit immer wieder Diskussionen über die Sinnhaftigkeit biologisch erzeugter Produkte in Gang. Denn werden lediglich mengenmäßig Kohlenhydrat-, Eiweiß-, Fett-, Vitamin-, Mineral- und Ballaststoffgehalt untersucht, ergeben sich nur geringfügig bessere Ergebnisse bei den Bio-Produkten. Doch kann die chemische Analyse alle gesundheitsrelevanten Merkmale eines Lebensmittels erfassen? Ist diese rein stoffliche Beurteilung ausreichend? Sie ahnen die Antwort.

Den wissenschaftlichen Beweis dafür, dass rein stoffliche Untersuchungen zur Qualitätsbestimmung von Lebensmitteln unzureichend sind, erbrachte der Physiker Fritz-Albert Popp mit seiner Forschung über Biophotonen. Jede lebende Substanz, jede organische Zelle von Pflanzen, Menschen, Tieren strahlt ein äußerst schwaches, aber kohärentes, d.h. geordnetes, laserartiges Licht ab. Ein Licht, das sich wie Laserstrahlen hervorragend zur Signalübertragung innerhalb eines lebenden Organismus eignet. 1975 konnte diese Strahlung erstmals von einer Gruppe deutscher Biophysiker unter der Leitung von Professor Fritz-Albert Popp zweifelsfrei nachgewiesen werden. Die Existenz dieser Biophotonen-Strahlung ist mittlerweile international anerkannt und wird an vielen Hochschulen erforscht

Interessant für unser Thema ist die praktische Umsetzung der Forschung von Professor Popp für die Lebensmittelanalyse. Sein Ansatz: Mit der Nahrung nehmen wir gespeichertes Licht auf, das unsere Zellen brauchen, um sich mit Lichtquanten (Photonen) Signale zufunken zu können. Diese zellulare und interzelluläre Kommunikation hat Popp im Labor nachgewiesen. Die Lebensmittelqualität wird also vom Licht bestimmt, das Pflanzen oder Tiere in Form von Sonnenlicht speichern konnten. Ein hochwertiges Nahrungsmittel zeichnet sich demnach durch eine hohe Lichtspeicherfähigkeit und dem daraus resultierenden Rückstrahlwert aus. Sowohl die Intensität der Lichtemissionen als auch das Nachleuchtverhalten geben Auskunft über den Qualitätsgrad. So lieferten die ersten Biophotonen-Messungen eindeutige Ergebnisse:

Biologisch erzeugte Lebensmittel wiesen eine deutlich höhere Biophotonen-Strahlung auf als Treibhausware.

Dass sich auf diese Weise Unterschiede in der Erzeugungsqualität von Lebensmitteln feststellen lassen, zeigten u.a. Untersuchungen an Hühnereiern. Eier aus ökologischer Hühnerhaltung zeichneten sich durch signifikant höhere Biophotonenwerte aus, als sie bei Eiern aus konventioneller Produktion gemessen werden konnten. In Haltungsversuchen unter kontrollierten Bedingungen wurde herausgefunden, dass die Lichtspeicherfähigkeit von Eidottern stark von Sonnenlicht, Stallbeleuchtung und Futterzusammensetzung abhängt und mit der Gesundheit der Tiere positiv im Zusammenhang steht.

Wir haben hier also erstmals eine zuverlässige Methode zur Qualitätsüberprüfung von Lebensmitteln in den Händen, die dem Etikettenschwindel mit "Bio" ein Ende bereiten kann. Wünschenswert ist, dass die Biophotonen-Messung alsbald zum Prüfstandart für Lebensmittel erhoben wird.

Aber auch andere Forscher beschäftigten sich mit der Qualität von Lebensmitteln auf feinstofflichen Ebenen. Eine höchst interessante Bewertung der Nahrungsmittel liefert uns Simoneton*, der ihre Vitalstrahlung untersuchte. Auch er ging davon aus, dass alles was lebt, Strahlung abgibt. Jedes menschliche Wesen, das gesund ist, sendet Strahlen zwischen 6200 und 7100 Ångström* aus. Aber unser Körper sendet nicht nur Strahlen aus, er empfängt auch welche z. B. Erdstrahlen, kosmische Strahlen, Röntgenstrahlen, Strahlen der Sonne und auch die Strahlungen der Lebensmittel. Simoneton teilt die Lebensmittel je nach Intensität ihrer Vitalstrahlung in vier Kategorien ein. Lebensmittel mit einem Wert über 6500 Å führen dem menschlichen Organismus Energie zu und werden deshalb als aufbauend bewertet. Lebensmittel mit Werten von 6000 - 3000 Å wirken unterstützend, sie verbessern das Energieniveau nicht, nehmen aber auch nichts. Nahrungsmittel mit einem Wert unter 3000 Å entziehen dem Körper Energie und solche mit keiner eigenen Strahlung gelten als „tot" und besonders energiezehrend.

Eine kritische Anmerkung zu dieser Einteilung: Der Wert von 3000 Å für ein unterstützendes Nahrungsmittel erscheint mir etwas gering. 4000 Å halte ich für angemessener.

Bewertung der Lebensmittel* nach Simoneton

1. Kategorie: Die hochwertigen Lebensmittel (10 000 bis 6500 Å)

- Fruchtfleisch und Fruchtsäfte (frischgepresst)
- biologisches Vollkornbrot
- Körner
- Ölfrüchte und ihre Öle
- fast alle rohen und gedämpften Gemüse
- geräucherter Schinken (ohne Konservierungsmittel)
- frischer, roher Fisch und Meeresfrüchte
- sehr frische Butter, Sahne und nicht fermentierter Käse
- Eier vom gleichen Tag

2. Kategorie: Unterstützende Lebensmittel (6500 bis 3000 Å)

- frische unerhitzte Milch (Roh- bzw. Vorzugsmilch)
- normale Butter (ca. 10 Tage alt)
- frische Eier (ca. 1 Woche alt)
- Honig
- in Wasser gekochtes Gemüse
- gekochte Seefische

3. Kategorie: Minderwertige Lebensmittel (weniger als 3000 Å)

- gekochtes Fleisch und Innereien
- Wurst
- Eier nach zwei Wochen
- erhitzte Milch
- Kaffee
- Schokolade
- Marmelade
- fermentierter Käse
- Weißbrot

4. Kategorie: Tote Lebensmittel (keine Strahlung messbar)

- Konserven
- Margarine
- Alkohol, Schnaps, Liköre
- raffinierter Zucker
- Nudeln, Teigwaren

* Simoneton: französischer Ingenieur, ergänzte die Arbeit des französischen Physikers Bovis, heute werden Messungen zur Vitalstrahlung von z.B. Nahrungsmitteln, Orten, Musikstücken mit Boviseinheiten (BEH) angegeben, Ångström und Boviseinheit werden dabei oft synonym verwendet
* Ångström: Die Wellenlänge einer Strahlung wird in der Einheit Ångström (Å) angegeben.
* Bewertung der Lebensmittel nach Simoneton: aus Rina Nissim „Naturheilkunde in der Gynäkologie", Orlanda Frauenverlag, 1984, von der Verfasserin leicht bearbeitet

Auch in dieser Einteilung wird deutlich: Je stärker ein Nahrungsmittel verarbeitet wird, desto minderwertiger ist es. Aber wir erkennen noch einen weiteren Faktor für Qualität, die Frische.

Der Grad der Frische der Lebensmittel trägt entscheidend zu ihrer Qualität bei.

Je näher die Nahrungsmittel dem Zeitpunkt ihrer Ernte bzw. Produktion sind – sowohl zeitlich als auch räumlich - desto höher ihr Energiegehalt, desto gehaltvoller an Nährstoffen, desto wertvoller sind sie für die menschliche Ernährung. Deshalb haben Möhren, Kartoffeln oder Schnittlauch, die gerade aus dem eigenen Garten kommen, eine bessere Qualität als vergleichbares Gemüse, dass von weit her transportiert wird. Diese Fakten sind Ihnen bekannt. Handeln Sie auch danach? Nicht jeder hat einen eigenen Garten, um sein Gemüse selbst zu ziehen. Das ist wahr. Aber jeder kann wählen zwischen frischen Produkten aus seiner Region oder Produkten, die um die halbe Welt gereist und grün, sprich unreif, geerntet worden sind.

Bevorzugen Sie Regionales!

Vielleicht wenden Sie jetzt ein: „Ich würde gern regionale Produkte kaufen, nur gibt es sie in meinem Supermarkt kaum." Da haben Sie möglicherweise Recht. Sie könnten den Supermarkt wechseln, mit wahrscheinlich geringem Erfolg. Auch andern Ortes sieht die Situation nicht viel besser aus. Sie könnten aber auch Ihre Macht, die Sie als Käufer besitzen, gebrauchen und immer wieder nach regionalen Produkten fragen. Mag sein, Sie allein bewegen nicht viel. Aber Sie und hundert andere schon. **Die Nachfrage regelt das Angebot!** Ganz nebenbei fördern Sie mit dem Kauf regionaler Ware auch noch die heimische Landwirtschaft. Ein gutes Gefühl!

Zwei weitere Gründe bewegen mich, Ihnen zu regionalen Produkten zu raten. Der eine ist, nicht wenige Experten in Sachen Ernährung und Kräuterkunde gehen davon aus, dass die jeweils **heimischen Pflanzen mit ihrer Signatur optimal auf die Bedürfnisse der ansässigen Menschen und Tiere angepasst** sind. Also die heimischen Obst- und Gemüsesorten oder das Wildkraut vor der Haustür sind diejenigen Pflanzen, aus denen unser Organismus in perfekter Weise alle für ihn wichtigen Substanzen schöpfen kann. Wir brauchen definitiv nicht die Papaya, Mango oder Ananas aus tropischen Regionen der Erde. Diese Früchte sind optimal für die Bewohner dieser Klimazonen geeignet, was nicht heißen soll, dass wir sie nicht essen können oder sie schädlich für uns wären. Nur auf sie angewiesen sind wir auf keinen Fall.

Der zweite Grund, warum ich regionale Produkte empfehle, bezieht sich auf ihre **Ökobilanz**. Gemeint ist die Gesamtheit aller Umweltwirkungen eines Produktes vom Energieaufwand bei seiner Herstellung über Transport, Nutzung und Aufwand für die Entsorgung u.a. Bei einem Vergleich der Ökobilanzen schneidet ein regionales Produkt wie der Apfel vom heimischen Bio-Bauer klar besser ab als eine eingeflogene Ananas. Wenn Sie sich für das ökologische Gleichgewicht oder den Klimaschutz engagieren wollen, ist dies eine Stelle, an der Sie ganz persönlich aktiv werden können, indem Sie sich für regionale Produkte entscheiden.

Die bereits angesprochene Reinheit der Nahrungsmittel von Schadstoffen als Qualitätskriterium lässt sich noch erweitern:

Wirkliche Lebensmittel sind frei von schädlichen Zusatzstoffen und Genmanipulation!

E-Nummern auf Etiketten von Lebensmitteln verraten uns, welche Zusatzstoffe enthalten sind. Die Nummern unterteilen die Zusatzstoffe nach einer internationalen Norm in natürliche oder synthetische Substanzen mit oder ohne Nährwert. Diese Substanzen werden den Lebensmitteln vorwiegend aus technologischen Gründen zugesetzt als Konservierungsmittel, Antioxidantien, Stabilisatoren, Emulgatoren, Oberflächenbehandlungsmittel, Rieselstoffe, Enzyme oder aus sensorischen Gründen als Farbstoffe, Geliermittel, Aromen, Geschmacksverstärker oder Süßstoffe. Manche sind harmlos, viele bedenklich und einige gefährlich.

„Ein ungemein informatives und spannendes Buch über den ganz normalen Wahnsinn der Lebensmittelchemie" (Covertext), welches ich Ihnen empfehlen kann, ist **Hans-Ulrich Grimms „Die Suppe lügt"**, ISBN 3-426-77402-X.

Bedauerlicherweise gibt es nicht genügend aussagekräftige Untersuchungen über die Wirkungen der E-Zusätze auf den menschlichen Organismus. Die Unbedenklichkeit eines Stoffes muss lediglich im Tierversuch nachgewiesen werden, was eine sehr fragwürdige Praktik ist. Jedem ist bekannt, dass Tiere oft resistent gegenüber Substanzen sind, welche den Menschen vergiften. Aber selbst wenn hohe Dosen eines Zusatzstoffes krebserregend auf Tiere wirken, werden kleine Dosen beim Menschen als unbedenklich angesehen. So genannte Unbedenklichkeitsgrenzen legen die akzeptable tägliche Dosis der Zusätze fest. Allerdings ist es sehr leicht, diese Grenzwerte zu überschreiten, da sich viele kleine Dosen aus verschiedenen Produkten im Körper summieren können. Vor allen anderen sind Kinder gefährdet, die verträgliche Tagesdosis zu überschreiten, da in Süßigkeiten, Limonaden und bei Kindern beliebten Produkten E-Zusätze besonders reichlich enthalten sind. Ebenfall unerforscht sind die Wechselwirkungen (Synergieeffekt) der Substanzen unter- bzw. miteinander.

Es ist also durchaus **nicht** so, dass eine Substanz erst langfristig und gründlich getestet wird, bevor sie unseren Lebensmitteln beigemengt wird. Oft finden genauere Prüfungen erst statt, wenn gesundheitliche Probleme auftauchen oder eine Verbraucherinitiative enormen Druck macht. Aber selbst bei erwiesener Gefahr für die Gesundheit bedeutet dies noch lange kein Verbot der betreffenden Substanzen. Begründet wird dann meist so: Die Grenzwerte des Zusatzstoffes für dieses Produkt werden eingehalten, es ist somit unbedenklich. Oder die noch schrägere Argumentation: Der Verbraucher werde auf dem Etikett über die Inhaltsstoffe informiert und habe daher die freie Wahl, dieses Produkt samt Zusatzstoffen zu konsumieren oder nicht. Das Wissen darüber, welche Zusatzstoffe gefährlich sind, muss sich der Kunde allerdings andern Ortes beschaffen.

Um Ihnen einen Überblick zu geben, habe ich alle mir bekannten E-Zusätze aufgelistet, die gesundheitsschädlich oder zumindest bedenklich sind. Diese Liste finden Sie im Anhang dieses Buches. Sie informiert Sie über die Verwendung und Herstellung der Zusatzstoffe sowie über ihre Gefährlichkeit.

Meine Informationen stammen aus dem Büchlein **„E-Nummern" von Heinz Knieriemen,** AT Verlag, ISBN 3-85502-670-X, dem Dr. Watson-Handbuch **„Echt künstlich" von Hans-Ulrich Grimm** sowie den Internetseiten www.zusatzstoffe.de und www.oekotest.de.

Ich lege Ihnen nahe, E-Zusätze, insbesondere die als gefährlich eingestuften, zu meiden und deshalb Produkte, in denen sie enthalten sind, nicht zu kaufen.

Nur ein Boykott der Produkte mit gefährlichen E-Zusätzen durch uns Konsumenten wird die Industrie zum Umdenken bewegen.

Exemplarisch für den Unsinn, der mit unseren Nahrungsmitteln betrieben wird, widme ich mich kurz dem Thema:

Aromastoffe.

Aromastoffe werden nicht mit speziellen E-Nummern, sondern als Sammelbegriff wie Aroma, naturidentisches Aroma oder natürliches Aroma deklariert. Kaum mehr finden wir den Begriff künstliches Aroma, der noch vor einigen Jahren benutzt wurde. Sehr schnell hatte die Industrie bemerkt, dass der Ausdruck „künstlich" bei den Verbrauchern schlecht ankam. Heute dürfen sich synthetisch hergestellte Aromen naturidentisch oder auch natürlich nennen, da es irgendwo in der Natur ein Vorbild für diese Substanzen gibt oder weil sie aus einem in der Natur vorkommenden Stoff synthetisiert werden. Dazu zwei Beispiele:

Beispiel 1: Vanille bzw. Vanillin

Vanillin, welches sich naturidentisch nennen darf, ist mit dem aus der Vanilleschote hergestelltem Vanillin zwar chemisch identisch, wurde jedoch synthetisiert und zwar aus den Abwässern der Papierindustrie. Ursprünglich wurden natürliche Substanzen wie Guajacol oder Eugenol zur Synthetisierung verwendet, aber das Verfahren mit dem Klärschlamm hat sich als viel billiger herausgestellt. Dabei wird aus Sulfitablaugen das im Holz enthaltene Lignin in mehreren Stufen umgewandelt. Wenn die Lösungsmittel Butanol und **Toluol** abgetrennt sind, bleibt schließlich Vanillin zurück. Reines Vanillin, versteht sich. Naturidentisch!

ⓘ **Toluol** wird von Frau Dr. Hulda Clark im Zusammenhang mit der Entstehung von Multipler Sklerose, Muskeldystrohpien, Alzheimer und Egelkrankheiten genannt.

Da kann der Verbraucher nur hoffen, dass das Vanillin auch wirklich rein ist oder er verweigert den fragwürdigen Genuss. Das ist allerdings gar nicht so leicht, ist doch Vanillin in fast jedem konventionellen Schokoladenerzeugnis enthalten. Ein Hinweis dafür, dass es sich tatsächlich um ein synthetisches Aroma handelt, dürfte seine Position an hinterer Stelle in der Zutatenliste sein. Dort stehen die Substanzen, die in den geringsten Mengen verwendet werden. Echte, natürliche Vanille müsste viel weiter vorn stehen, da sie nicht so intensiv im Geschmack ist wie ihre künstliche Variante und daher in größeren Mengen enthalten sein muss.

Beispiel 2: Erdbeeraroma

Wer schon einmal einen Fruchtjoghurt mit Erdbeeren selbst angerührt hat weiß, dass es einer ganzen Menge an Erdbeeren bedarf, damit der Joghurt auch wirklich nach Erdbeere schmeckt. Wie viele Erdbeeren sind nun aber in einem normalen Becher Joghurt (150 g) aus dem Supermarkt enthalten. Eine? Eine halbe Erdbeere? Zwei? Auf jeden Fall zu wenig, um dem Joghurt Erdbeergeschmack zu verleihen.

Die Zutatenliste informiert uns über Aroma oder natürliches Erdbeeraroma. Wer jetzt denkt, dieses Aroma wurde aus wirklichen Erdbeeren extrahiert, liegt völlig falsch. Nein, nicht Erdbeeren sondern Sägespäne einer australischen Baumart sind die Grundlage des Erdbeergeschmacks. Man füge ihnen etwas Alkohol und Wasser hinzu, dazu noch einige geheime Zutaten, rühre alles zu einem Brei, koche ihn ein wenig und schon haben wir ein schönes, natürliches Aroma von Erdbeeren. Mit leicht modifiziertem Rezept ließe sich auch Himbeere, Kakao, Schokolade oder Vanille zaubern. Ganz natürlich! Oder ist ein Baum aus Australien etwa nicht Bestandteil der Natur?

Mittlerweile gibt es mehr als 6000 verschiedene Aromen, die allerlei Geschmackserlebnisse vermitteln sollen. Für jede Nuance der Sinnestäuschung findet sich etwas. Dabei ist es doch genau unser Geruchs- und Geschmackssinn, der neben dem sinnlichen Aspekt zuallererst eine Warnfunktion vor Ungenießbarem oder Verdorbenem ausüben sollte. Durch die Zugabe von Aromen können wir derart getäuscht werden, dass wir glauben, ein Nahrungsmittel tut uns gut, obwohl das Gegenteil der Fall ist. Dazu ein Beispiel aus der Tierhaltung: Die Schweine verweigern regelmäßig auf Grund ihres sensiblen Geruch- und Geschmackssinn das Futter, wenn es mit Medikamenten, Hormonen usw. versetzt ist. Ein Schuss Himbeeraroma ändert die Situation völlig. Schweine lieben Himbeeraroma. Ihr natürlicher Warnmechanismus wird durch das Aroma außer Kraft gesetzt und sie fressen mit Begeisterung den ganzen Chemie-Cocktail.

Für die Geschmacksmanipulation genügen oft unvorstellbar kleine Mengen chemischer Substanzen. Von dem Stoff Filberton*, beispielsweise, der Joghurt nach Haselnüssen schmecken lässt, genügen winzige 5 Milligramm, um eine Million Liter Wasser zu aromatisieren. Und Menthenthiol* löst mit nur 0,2 Milliardstel (0,000 000 000 2) Gramm pro Liter den Geschmackseindruck von frischem Grapefruitsaft aus. Dennoch werden von den ultrawirksamen Substanzen erstaunliche Mengen verkauft: allein in Deutschland jährlich über 15000 Tonnen, davon 5100 an süßen und

* aus Hans-Ulrich Grimm „Die Suppe lügt", Knaur, 1999

5500 Tonnen an fruchtigen Aromen. Das reicht für 15 Millionen Tonnen Lebensmittel. Diese Zahlen stammen aus Hans-Ulrich Grimms Buch „Die Suppe lügt" von 1999. Heute (2009) werden sie vermutlich um einiges höher liegen.

Alarmierend ist, dass die Wirkungen der industriellen Geschmacksverbesserer auf den menschlichen Körper kaum bzw. gar nicht untersucht sind. Keiner weiß wirklich, was sie langfristig für unsere Gesundheit bedeuten. Hier findet im Grunde ein riesiger Feldversuch statt. Ausgang ungewiss! Probanden sind alle Menschen: Kinder, Alte, Jugendliche, Erwachsene, Kranke und Gesunde, die Nahrungsmittel mit Aromastoffen zu sich nehmen. Bisher waren Sie vielleicht, ohne es zu ahnen, Teilnehmer dieses Experimentes. Unfreiwillig! Nun haben Sie die Wahl!

2.2. Einkaufsführer: Zusatzstoffe

Die Unmenge an E-Nummern kann sich kaum jemand merken. Damit Sie auch beim Einkaufen den Überblick behalten, habe ich die wichtigsten in einer kleinen Tabelle für Ihr Portemonnaie zusammengefasst. Einfach kopieren oder die Seite heraustrennen, ausschneiden und auf die passende Größe zusammenfalten, schon ist er fertig, Ihr neuer Einkaufsführer.

■ = sehr riskant
▨ = gefährlich
☐ = bedenklich

A = kann Allergien, Asthma auslösen
M = kann Migräne, Kopfschmerz auslösen
T = kann tierischen Ursprungs sein
K = krebserregend (im Tierversuch)
Gen = kann gentechnisch hergestellt sein

Legende für den Einkaufsführer: Zusatzstoffe

ⓘ Im Anhang finden Sie ausführliche Listen mit allen mir bekannten Zusatzstoffen, die bedenklich bis riskant sind. In den Listen finden Sie Informationen darüber, was sich hinter den E-Nummern verbirgt, welche Wirkungsweisen bekannt sind und welchen Nahrungsmitteln sie zugesetzt werden.

Code	Name	Kennz.
E 101a	Riboflavin-5-phosphat	
E 102	**Tartrazin**	**A**
E 104	Chinolingelb	A
E 110	Gelb-orange S, Sunset-gelb FCF	A
E 120	Echtes Karmin (Cochenille), Karminsäure	T
E 122	**Azorubin**	**A**
E 123	**Amaranth**	**A K**
E 124	Cochenillerot A, Ponceau 4R	A
E 127	**Erythrosin**	**A**
E 128	Rot 2G	A
E 129	Allurarot AC	A
E 131	**Patentblau V**	**K**
E 132	Indigotin	A
E 133	Brillantblau FCF	A
E142	**Grün S, Brillantsäure Grün**	**A K**
E 150b	Sulfitcouluer	Gen
E 150c	Ammoniakcouleur	Gen
E 150d	Ammoniaksulfitcouleur	Gen
E 151	Brillantschwarz BN	A
E 154	Braun FK	A
E 155	Braun HT	A
E 160a	Carotine, Beta-Carotin	Gen
E 160b	Bixin, Annato, Carotinoid	Gen
E 161g	Canthaxanthin	
E 171	Titanoxid	
E172	Eisenoxide, Eisenhydroxide	
E 173	Aluminium	A
E 174	Silber	A
E 175	Gold	A
E 180	Rubinpigment, Litolrubin BK	
E 200	Sorbinsäure	
E 201	Natriumsorbat	
E 202	Kaliumsorbat	
E 203	Calciumsorbat	
E 210	**Benzoesäure**	**A K**
E 211	**Natriumbenzoat**	A
E 212	**Kaliumbenzoat**	K
E 213	**Calciumbenzoat**	
E 214	**p-Hydroxibenzoe-säureethylester, PHB-Ester**	**A K**
E 215	**PHB-Ester-Natriumethyl-Verbg.**	
E 216	**PHB- -n-**	
E 217	**PHB-n-Propylester-Natriumpropyl-Verbindung**	A K
E 218	**PHB-Methylester**	
E 219	**PHB-Natriummethylester**	
E 220	**Schwefeldioxid**	**A M**
E 221	**Natriumsulfit**	
E 222	**Natriumhydrogensulfit**	
E 223	**Natriumdisulfit, Natriummetabisulfit**	A M
E 224	**Kaliumdisulfit, Kaliummetabisulfit**	
E 226	**Calciumsulfit**	
E 227	**Calciumhydrogensulfit, Calciumbisulfit**	
E 228	**Kaliumhydrogensulfit,**	
E 230	Biphenyl, Diphenyl	
E 231	Orthophenylphenol	A
E 232	Natriumorthophenylphenol,	
E 233	Thiabendazol	
E 234	**Nisin**	**A M**
E 235	**Natamycin**	**A M Gen**
E 239	**Hexamethylentetramin Urotropin**	**A**
E 242	**Dimethyldicarbonat**	**A**
E 249	**Kaliumnitrit**	A
E 250	**Natriumnitrit**	M
E 251	**Natriumnitrat**	K
E 252	**Kaliumnitrat**	
E 280	Propionsäure	A Gen
E 281	**Natriumpropionat**	A
E 282	**Calciumpropionat**	Gen
E 283	**Kaliumpropionat**	
E 270	Milchsäure	Gen
E 284	**Borsäure**	**A**
E 285	**Natriumtetraborat, Borax**	
E 296	Äpfelsäure, DL-Äpfelsäure	Gen
E 297	Fumarsäure	Gen
E 300	Ascorbinsäure, L-Ascorbinsäure(Vit C)	Gen
E 301	Natrium-L-Ascorbat, Natrium-Ascorbat	Gen
E 302	Calcium-L-Ascorbat, Calcium-Ascorbat	Gen
E 304	6-Palmitoyl-l-ascorbinsäure, Ascorbylpalmitat, Ascorbylstearat	Gen T
E 306	Tocopherole (Vitamin E)	
E 307	synthetisches Alpha-Tocopherol	
E 308	synthetisches Gamma-Tocopherol	
E 309	synthetisches Delta-Tocopherol	
E 310	Propylgallat, Gallate	A
E 311	Octylgallat	A
E 312	Dodecylgallat	
E 315	Isoascorbinsäure	A
E 316	Natriumisoascorbat	
E 320	**Butylhydroxyanisol (BHA)**	**A**
E 321	**Butylhydroxytoluol (BHT)**	**A**
E 322	Lecithin	A M Gen
E 325	Natriumlactat	
E 326	Kaliumlactat	Gen
E 327	Calciumlactat	
E 329	Magnesiumlactat	
E 330	**Citronensäure, Zitronensäure**	**A Gen**
E 331	**Natriumcitrate**	A Gen
E 332	**Kaliumcitrate**	
E 333	**Calciumcitrate**	
E 334	L(+)Weinsäure, Weinsäure	Gen
E 335	Natriumtartrate	Gen
E 336	Kaliumtartrate	
E 337	Natriumkaliumtartrate	
E 338	**Phosphorsäure**	**A**
E 339	**Natriumorthophosphate**	A
E 340	**Kaliumorthophosphate**	
E 341	**Calciumorthophosphate**	
E 343	**Magnesiumorthophosphat**	
E 353	Metaweinsäure	Gen
E 354	Calciumtartrat	Gen
E 385	Calciumdinatriumethylen-diamintetraacetat, (EDTA)	A
E 400	Alginsäure	Gen
E 401	Natriumalginat	
E 402	Kaliumalginat	Gen
E 403	Ammoniumalginat	
E 404	Calciumalginat	
E 405	Propylenglykolalginat	
E 406	Agar-Agar	
E 407	**Carrageen**	**A K**
E 410	Johannisbrotkernmehl (Carob)	
E 412	Guarkernmehl	A
E 414	Arabisches Gummi, Gummi arabicum	
E 415	Xanthan, Xanthangum	Gen
E 416	Karayagummi	
E 417	Tarakernmehl	
E 420	Sorbit	Gen
E 421	Mannit	Gen
E 422	Glycerin, Glycerol	T
E 431	Polyoxyethylen-(40)-stearat	A
E 432	Polyoxyethylen-sorbitan-monolaurat	
E 433	Polyoxyethylen-sorbitan-monooleat	
E 434	Polyoxyethylen-sorbitan-monopalmitat	A
E 435	Polyoxyethylen-sorbitan-monostearat	
E 436	Polyoxyethylen-sorbitan-tristearat	
E 440b	Amidiertes Pektin	
E 442	Ammoniumphosphatide, Ammoniumsalze von Phosphatidsäuren	A

E-Nr.	Bezeichnung	
E 444	Saccharoseacetatisobutyrat	
E 445	Glycerinester aus Wurzelharz	T Gen
E 450	**Diphosphate**	
E 451	**Triphosphate**	**A**
E 452	**Polyphosphate**	
E 461	Methylcellulose	
E 466	Carboxymethylcellulose	
E 470a	Speisefettsäuren	T
E 470b	Speisefettsäuren	Gen
E 471	Speisefettsäuren	
E 472a	Essigsäureester	T
E 472b	Milchsäureester	Gen
E 472c	Citronensäureester	
E 472d	Weinsäureester	T
E 472e	Acetylweinsäureester	Gen
E 472f	Essig- und Weinsäureester	
E 473	Zuckerester von Speisefettsäuren	T Gen
E 474	Zuckerglyceride	
E 475	Polyglycerinester von Speisefettsäuren	T Gen
E 476	Polyglycerin-Polyricinoleat	Gen
E 477	Propylenglycolester von Speisefettsäuren	Gen
E 479b	Thermooxidiertes Sojaöl mit Mono- und Diglyceriden von Speisefettsäuren	T Gen
E 481	Natriumstearoyl-2-lactylat	
E 482	Calciumstearoyl-2-lactylat	
E 483	Stearoyltartrat	
E 491	Sorbitanmonostearat	A Gen
E 492	Sorbitantristearat	
E 493	Sorbitanmonolaurat	A
E 494	Sorbitanmonooleat	Gen
E 495	Sorbitanmonopalmitat	
E 510	Ammoniumchlorid	
E 513	Schwefelsäure	
E 514	Natriumsulfate, Natriumhydrogensulfat	
E 515	Kaliumsulfate, Kaliumhydrogensulfat, Kaliumsulfat	
E 516	Calciumsulfat	
E 517	Ammoniumsulfate	
E 520	Aluminiumsulfat	A
E 521	Aluminiumnatriumsulfat	
E 522	Aluminiumkaliumsulfat	A
E 523	Aluminiumammoniumsulfat	
E 541	Saures Natriumaluminiumphosphat	A
E 543	Calciumnatriumpolyphosphat	
E 544	Calciumpolyphosphate	
E 570	Stearinsäure	T Gen
E 574	Gluconsäure	Gen
E 575	Glucono-delta-lacton	
E 576	Natriumgluconat	
E 577	Kaliumgluconat	Gen
E 578	Calciumgluconat	
E 579	Eisengluconat	Gen
E 580	Magnesiumgluconat	Gen
E 585	Eisen-II-Lactat	T
E 620	**Glutaminsäure, Glutamat**	A M T Gen
E 621	**Natriumglutamat**	A M
E 622	**Kaliumglutamat**	T
E 623	**Calciumglutamat**	Gen
E 624	**Monoammoniumglutamat**	
E 625	**Magnesiumdiglutamat**	
E 626	Guanylsäure	A
E 627	Natriumguanylat	
E 628	Dikaliumguanylat	A
E 629	Calciumguanylat	
E 630	Inosinsäure, Inosinat	A
E 631	Dinatriuminosinat	
E 632	Dikaliuminosinat	A
E 633	Calciuminosinat	
E 634	Calcium-5´-ribonucleotid	A
E 635	Dinatrium-5´-ribonucleotid	A
E 636	Maltol	
E 637	Ethylmaltol	
E 904	Schellack	
E 905	Mikrokristallines Wachs	
E 906	Benzoeharz	
E 912	Montansäureester	A
E 920	L-Cystein	Gen
E 921	L-Cystin	
E 925	Chlor	
E 926	Chlordioxid	
E 950	Acesulfam	
E 951	**Aspartam**	A M Gen K
E 952	**Cyclamat**	A K
E 953	**Isomalt**	A Gen
E 954	**Saccharin**	A K
E 957	Thaumatin	Gen
E 959	Neohesperidin	
E 965	Maltit	
E 966	Lactit	
E 967	Xylit	
E 999	Quillajaextrakt	A
E 1100	**Amylasen**	A Gen
E 1101	**Proteasen**	A Gen
E 1102	**Glucoseoxidase**	A Gen
E 1103	**Invertase**	Gen
E 1105	**Lysozym**	A T Gen
E 1200	Polydextrose	
E 1201	Polyvinylpyrrolidon	
E 1202	Polyvinylpolypyrrolidon	
E 1401	Säurebehandelte Stärke	Gen
E 1403	Gebleichte Stärke	
E 1404	Oxidativ abgebaute Stärke	Gen
E 1410	Monostärkephosphat	
E 1411	Distärkephosphat (NMP)	Gen
E 1412	Distärkephosphat (POC)	
E 1413	Phosphatiertes Distärkephosphat	
E 1414	Acetyliertes Distärkephosphat	
E 1420	Stärkeacetat	Gen
E 1422	Acetyliertes Distärkeadipat	
E 1440	Hydroxypropylstärke	Gen
E 1442	Hydroxypropyl-Distärkephosphat	Gen
E 1450	Stärkenatrium-Octenyl-Succinat	Gen
E 1505	Triethylcitrat	
E 1518	Glycerintriacetat	T Gen
Aroma, naturidentisch, natürlich, künstlich		

3. Kapitel

Essen, was wir wirklich brauchen

In diesem Kapitel werde ich die einzelnen Bestandteile unserer Nahrung, also die Kohlenhydrate, Eiweiße, Fette, Vitamine, Mineralstoffe, Enzyme und sekundären Pflanzenstoffe genauer beschreiben, Probleme aufzeigen und praktische Tipps geben. Mein Hauptanliegen dabei ist es, Ihnen zu vermitteln, wie wichtig es ist, unterscheiden zu können zwischen den verschiedenen Arten oder Formen dieser Nahrungsbestandteile. Beispielsweise macht es einen riesigen Unterschied für Stoffwechselprozesse und Gesundheit, ob Sie Kohlenhydrate in einfacher oder in komplexer Form verzehren oder ob Sie organische oder anorganische Mineralstoffe zu sich nehmen.

Ich möchte Ihnen ein Wissen über unsere Nahrungsmittel zur Verfügung stellen, das meiner Meinung nach in jeder Schule gelehrt werden sollte. Leider hat der Lehrplan an dieser Stelle kaum Praxisbezug und so lernen unsere Kinder vielleicht chemische Formeln und abstrakte Begriffe, aber über gesunde, menschengerechte Ernährung nicht allzu viel. Ich selbst war, nachdem ich mich ausführlich mit Ernährung und Gesundheit auseinandergesetzt hatte, sehr frustriert darüber, dass mir dieses Wissen vorenthalten wurde. Und glauben Sie mir, es lag mit Sicherheit nicht daran, dass ich im Unterricht geschlafen hätte. So habe auch ich Jahrzehnte meines Lebens von minderwertiger Kost gelebt. Ich wusste es eben nicht besser.

Es ist mein Wunsch, Sie über Zusammenhänge aufzuklären, die Ihre Gesundheit entscheidend verbessern können. Vielleicht geht es Ihnen nach dieser Lektüre wie mir. Als ich endlich über entsprechende Kenntnisse verfügte, habe ich mich bewusst dafür entschieden, zu essen, was mein Körper wirklich braucht.

3.1. Kohlenhydrate

Kohlenhydrate (synonym auch Zucker) werden in den Pflanzen durch die Synthese von Kohlendioxid und Wasser unter Verbrauch von Sonnenenergie gebildet. Besonders kohlenhydratreich sind alle Getreidesorten, Reis, Kartoffeln, Zuckerrüben, Zuckerrohr u.a.m. und natürlich alle Produkte wie Brot, Nudeln, Kartoffel- und Mehlspeisen, Gebäck, Zucker, Schokolade, die aus ihnen hergestellt werden. Aber auch in Gemüse aller Art und Obst finden sich viele Kohlenhydrate. Sie werden klassifiziert in: **kurzkettige und langkettige Zucker**, verwendet werden auch die Begriffe **einfache und komplexe Kohlenhydrate** oder **Einfach- und Mehrfachzucker**.

Unser Körper benötigt Kohlenhydrate im Wesentlichen zur Energieerzeugung in den Zellen (siehe Kapitel 1.3.2.). Die gewonnene Energie wird für vielfältige Stoffwechselprozesse, die Aufrechterhaltung der Körpertemperatur, die Muskeltätigkeit und die Gehirnfunktionen eingesetzt. Schauen wir uns den **Kohlenhydrat- bzw. Zuckerstoffwechsel** der Reihe nach an. Es geht hierbei um die Verarbeitung eines natürlichen Zuckers wie beispielsweise aus einem Apfel oder einem Vollkornbrot. Wie künstlicher bzw. raffinierter Zucker z.B. aus Süßigkeiten oder Weißmehlprodukten verstoffwechselt wird, erfahren Sie weiter unten.

1. Station: **Der Mund**
Sobald Sie in einen Apfel beißen und zu kauen beginnen, startet die im Speichel enthaltene Alphaamylase (Ptyalin) die Kohlenhydratverdauung, d.h. die komplexen Zuckermoleküle werden zerlegt. Je gründlicher Sie kauen und der Apfel eingespeichelt wird, desto gründlicher gelingt die Zuckerspaltung.

2. Station: **Der Dünndarm**
Nachdem der Kohlenhydratabbau im Magen unterbrochen war, weil die Alphaamylase im sauren Milieu nicht wirken kann, setzt er sich im Dünndarm mit Hilfe der Pankreasamylase fort. Die von

der Darmschleimhaut abgesonderte Disaccharidase vollendet die Aufspaltung. Das Endprodukt ist Glukose, ein Einfachzucker, der nun durch die Dünndarmzotten aufgenommen und in Ihr Blut abgegeben wird.

3. Station: **Das Blut**

Ihr Blutzuckerspiegel befand sich bevor Sie den Apfel aßen auf einem Grundwert von etwa 80 bis 100 mg pro 100 ml Blut. Nun steigt er innerhalb von 1 bis 2 Stunden **langsam** auf etwa 120 bis 150 mg/100 ml an (siehe Abb. 28, Idealzustand). Gleichzeitig erhält Ihre Bauchspeicheldrüse das Signal, das Hormon Insulin zu produzieren. Das Insulin soll dafür sorgen, dass sich Ihr Blutzuckerspiegel - wiederum langsam und innerhalb von etwa 2 Stunden – auf seinen ursprünglichen Normalwert einpendelt. Dazu hat es mehrere Möglichkeiten (Stationen 4, 5 und 6).

4. Station: **Organ-, Muskel- und Nervenzellen**

Das Insulin nimmt die Glukose huckepack und sorgt dafür, dass sie in Ihre Gewebezellen eintritt. Hier wird aus ihr Energie gewonnen, die die Zellen für ihre täglichen Aufgaben benutzen. Sind alle Zellen ausreichend versorgt, sind Sie leistungsfähig, gut konzentriert und fühlen sich fit.

5. Station: **Die Leber**

Ist mehr Glukose im Blut, als momentan von Ihren Körperzellen benötigt wird, sorgt das Insulin dafür, dass sie in der Leber gespeichert wird. Die Glukose gelangt mit dem Blutstrom über das Pfortadersystem zur Leber, welche sie in Glykogen - den Speicherzucker – umwandelt und einlagert. Dieser Speicherzucker dient als Vorrat für magere Zeiten oder Situationen mit hohem Energiebedarf.

6. Station: **Fettzellen**

Ist die Kapazität Ihrer Leber zur Glykogenspeicherung ausgelastet und der Blutzucker immer noch auf zu hohem Niveau, regt das Insulin die Umwandlung der überschüssigen Glukose in Fett an und deponiert es in den Fettzellen. Es entstehen die so genannten „Problemzonen", die je nach Drüsentyp (siehe Kapitel 1.3.4.) bei jedem Menschen andere Körperregionen betreffen.

7. Station: **Abbau des Speicherzuckers**

Nehmen wir an, nach dem Verzehr des Apfels essen Sie lange nichts. Ihr Blutzuckerspiegel beginnt nun langsam aber sicher zu sinken, denn alle Organe, Ihr Gehirn, Ihre Muskeln rufen ja unentwegt Glukose aus dem Blut ab. Jetzt erhält Ihre Bauchspeicheldrüse das Signal das Gegenspielerhormon des Insulins, nämlich Glukagon zu produzieren. Das Glukagon sorgt dafür, dass der gespeicherte Zucker in Ihrer Leber wieder in einfache Glukose zerlegt und diese in Ihr Blut abgegeben wird. Auf diese Weise reguliert Glukagon Ihren Blutzuckerspiegel auf einem relativ konstanten Grundwert. Selbst während längerer Fastenzeiten sorgt dieser Mechanismus für einen zuverlässigen Nachschub an Glukose.

Für Zeiten höchster Anstrengung (der Sprint zum Bus) oder Aufregung (Streit mit dem Chef) ist Glukagon einfach zu langsam. Hier springt das Hormon Adrenalin ein, welches in der Nebennierenrinde produziert wird und Ihren Körper zu unglaublichen Leistungen anspornt. In Höchstgeschwindigkeit wird unter seinem Einfluss Glukose freigesetzt. Ihr Gehirn, Ihre Muskeln, Herz, Lunge und alle anderen beteiligten Organe sind in kürzester Zeit optimal mit Energie versorgt. Sie erreichen den Bus noch rechtzeitig und in der Auseinandersetzung mit Ihrem Chef fallen Ihnen unschlagbare Argumente ein. Später beruhigen Sie sich wieder, essen eine Kleinigkeit, Ihr Blutzucker steigt und die Leber kann wieder neu Reserven anlegen.

Soweit der normale Ablauf innerhalb des Körpers, wenn er Kohlenhydrate verarbeitet. Nur gibt es, wie bereits erwähnt, verschiedene Formen von Kohlenhydraten: die Einfachzucker wie Glukose oder Fruktose und die Mehrfachzucker wie Maltose, Saccharose, Glykogen und Stärke. Je einfacher, sprich kurzkettiger die Zuckermoleküle vorliegen, wie z.B. in getrockneten Datteln, desto rascher können sie ins Blut übertreten und in den Zellen verstoffwechselt werden und um so schneller steht dem Körper die erzeugte Energie zur Verfügung. Aber der Energiepegel sinkt auch relativ schnell wieder ab. Zur Aufschließung langkettiger Mehrfachzucker, wie etwa in Brokkoli, braucht unser Organismus länger. Dem entsprechend wird Energie langsamer, dafür aber nachhaltiger erzeugt.

Hier sind wir schon beim ersten Problem angelangt. So gut sich „schnelle Energielieferung" zunächst anhört, einfache Kohlenhydrate bergen, im Übermaß versteht sich, enorme gesundheitliche Gefahren. Kurzkettige Kohlenhydrate lassen durch ihre schnelle Verfügbarkeit den Blutzuckerspiegel extrem stark und schnell ansteigen. Diese einfachen, kurzkettigen Zucker sind z.B. enthalten in raffiniertem Getreide, weißem Reis, getrockneten Früchten (Datteln, Feige, Rosinen), Cola-Getränken, allen Süßigkeiten, Kuchen und auch Gemüse wie Kürbis oder Pastinake.

Die Zuckerwelle

Mahlzeiten, die **zu einseitig** aus einfachen Kohlenhydraten bestehen, auch wenn es sich um gesunde Nahrungsmittel handelt wie beispielsweise Rosinen, irritieren den Körper durch den schnellen und gefährlich hohen Anstieg des Blutzuckerspiegels.

Noch dramatischer wird die Situation, wenn Sie Ihren Körper mit Kunstprodukten, beispielsweise einem Brötchen aus Weizenauszugsmehl mit Marmelade, die vorschiftsmäßig 50% Industriezucker enthält, konfrontieren. Der menschliche Körper kann zwar vorübergehend mit allen möglichen extremen Situationen umgehen, aber auf die Verarbeitung von weißem raffinierten Zucker, raffiniertem Mehl, modifizierter Stärke u.ä., die in der Natur definitiv nicht vorkommen, ist er einfach nicht eingestellt. Warum ist das so? Die isolierten Kohlenhydrate, Weißmehl und Fabrikzucker, sind nichts als komprimierte Glukose. Es fehlen ihnen die Vitalstoffe! Keine Vitamine, keine Mineralstoffe, keine Ballaststoffe! (siehe weiter unten: Zur Vollwertigkeit von Kohlenhydraten) Genau diese sollten aber wie „Bremsklötze" an den Glukoseteilchen hängen und für ihren langsamen und geregelten Übergang in den Blutstrom sorgen. Stattdessen schwappt die Glukose ungebremst in Ihr Blut und löst dort einen regelrechten Zuckerschock aus. Eine Zuckerwelle von gigantischem Ausmaß überflutet nun Ihre Leber und sorgt im Körper für den absoluten Ausnahmezustand. Und das alles wegen eines scheinbar harmlosen Marmeladenbrotes! Ihr Blutzuckerspiegel wird nun **rasch**, innerhalb einer halben Stunde, einen Spitzenwert von 150 bis 180 mg/100ml erreichen (siehe Abb. 28, Überzuckerung). Das ist der so genannte Zuckerschub. Sie fühlen sich aufgeputscht, vielleicht auch überdreht.

Ein zu hoher Blutzuckerspiegel ist für Ihren Körper gleichbedeutend mit akuter Lebensgefahr. Ihre Bauchspeicheldrüse schüttet deshalb auf Notruf der Leber und in hektischer Eile riesige Mengen an Insulin aus. Auf den Zuckerschock folgt nun der Insulinschock. Das heißt, die drei Möglichkeiten des Insulins, den Blutzucker zu senken, nämlich

- der Einbau der Glukose in Muskel- und Fettzellen,
- die Speicherung von Kohlenhydraten in Form von Glykogen in der Leber,
- die Umwandlung von überschüssiger Glukose in Fett und die Fettspeicherung,

laufen nun ebenfalls im rasanten Tempo ab. Ihr Blutzuckerwert stürzt, genauso schnell wie er gestiegen ist, wieder ab. Er rauscht am Normalwert vorbei und landet bei einem Rekordtief von etwa 50 mg/100ml. Seit den Essen Ihres Marmeladenbrötchens sind ca. 2 Stunden vergangen und Sie haben gerade den „Sugar Blues" oder wissenschaftlich ausgedrückt, Sie sind unterzuckert. Sie fühlen sich schlapp und würden sich gern eine Weile hinlegen. Später bekommen Sie Hunger, von Konzentrationsvermögen und körperlicher Leistungsfähigkeit kann gar keine Rede mehr sein.

Sie wollen sich aus dem unangenehmen Zustand der Unterzuckerung befreien und beschließen, etwas zu essen. Gut! Vernünftig wäre jetzt eine Mahlzeit aus Nahrungsmitteln mit vielen komplexen Kohlenhydraten. Ihr Körper sollte daraufhin in der Lage sein, durch Selbstregulation sein Gleichgewicht wieder zu finden. Bevorzugen Sie jetzt wiederum Lebensmittel mit vielen Einfachzuckern, weil diese den unerfreulichen Zustand der Unterzuckerung schneller beenden und das Energieniveau zügig erhöhen, begeben Sie sich in den Teufelskreis aus einem steten

Wechsel von Über- und Unterzuckerung. So schaffen Sie sich die besten Voraussetzungen für die Entwicklung von Krankheiten und Übergewicht.

Schreitet die **Unterzuckerung** voran, kommt es zu Unruhe, Zittern, kaltem Schweiß, Bewusstseinsverlust und dieser Zustand kann auch im Koma enden. Hier ist es natürlich angebracht, einfache, schnell verfügbare Kohlenhydrate zu sich zu nehmen, beispielsweise süßes Obst oder Traubenzucker, sozusagen als Notfallmaßnahme.

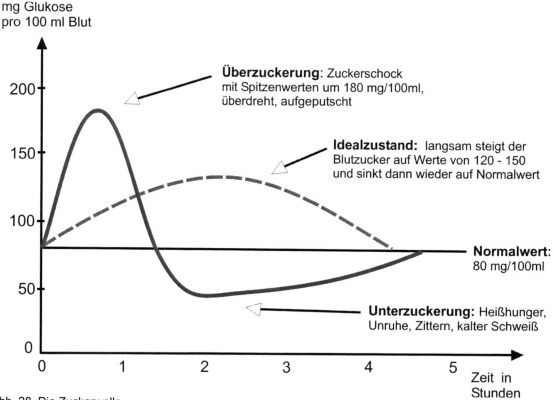

Abb. 28 Die Zuckerwelle

Auf Dauer bringt dieses ständige Schwanken zwischen den Extremen Ihren Stoffwechsel aus dem Gleichgewicht. Ihre Bauchspeicheldrüse ist permanent überfordert und büßt nach und nach ihre Leistungsfähigkeit ein, was bis zum manifesten Diabetes mellitus führen kann. Und nicht zuletzt sammeln sich jede Menge überflüssige Pfunde an.

Die Grafik (Abb. 28) zeigt, wie sehr unser Körper vom Idealzustand abweichen muss, wenn er mit zu vielen einfachen und/oder raffinierten Kohlenhydraten konfrontiert wird. Natürlich reagiert hier jeder Mensch ein wenig anders. Gerade der Glykotyp und auch der Parasympathikustyp neigen jedoch zu besonders rasanten Blutzuckeranstiegen mit anschließender Unterzuckerung. Idealerweise sollte der Blutzuckerspiegel nur sanft auf Werte um 120mg/100ml ansteigen und sich dann genauso allmählich auf den Normalwert zurückbewegen. Das gelingt allen Stoffwechseltypen mit einem für sie ausgewogenen Verhältnis von einfachen und komplexen Kohlenhydraten, wobei **immer** die komplexen Kohlenhydrate den überwiegenden Anteil ausmachen sollten.

❖ **Zusammenfassung:**

Bei einer gesunden und vollwertigen Ernährung wäre ein Anteil von max. 10 Prozent (Mittelwert) an kurzkettigen, einfachen Zuckern vertretbar, der überwiegende Teil sollte aus langkettigen, komplexen Kohlenhydraten bestehen, wie sie in Vollkornprodukten, Samen, Keimen und vielen Gemüsearten zu finden sind.

Was ist der Glykämische Wert?

Bekannt geworden ist die oben beschriebene Problematik in letzter Zeit unter den Begriffen „Glykämischer Wert", „Glykämischer Index", „Glykämische Last" oder „Glyxdiät". Der Glykämische Wert (GW) klassifiziert kohlenhydrathaltige Lebensmittel nach ihrem Einfluss auf den Blutzuckerspiegel. Bereits seit Anfang der 80er Jahre des 20. Jahrhunderts ist bekannt, dass unterschiedliche Nahrungsmittel bei gleicher Kohlenhydratmenge zu verschieden schnellen und hohen Blutzuckeranstiegen führen. Diese Blutzuckerwirkung wird „glykämischer Wert" genannt. Zu seiner Ermittlung werden Dauer und Höhe des Blutzuckeranstieges nach Verzehr von 50 Gramm Kohlenhydraten aus einem Lebensmittel gemessen. Als Referenzwert gilt der Blutzuckeranstieg nach Aufnahme von 50 Gramm Glukose, der gleich 100 gesetzt wird. Das bedeutet: Kohlenhydrathaltige Lebensmittel, die einen schnellen und/oder hohen Blutzuckeranstieg auslösen, haben einen hohen glykämischen Wert (mehr als 50); Nahrungsmittel, nach deren Verzehr sich der Blutzuckerspiegel geringfügig bzw. langsam erhöht, haben einen niedrigen glykämischen Wert (weniger als 50). Als besonders ungünstig werden Nahrungsmittel mit einem Wert ab 70 aufwärts beurteilt.

Die glykämischen Werte sind zwar in Studien unter Standardbedingungen ermittelt worden, können aber immer nur Näherungswerte sein, da die Regulation des Blutzuckerspiegels von Mensch zu Mensch individuellen Schwankungen unterliegt (individueller Stoffwechseltyp). Die Bandbreite der ermittelten Werte ist oft groß, da sie von verschiedenen Eigenschaften der getesteten Nahrungsmittel abhängen, z.B. von Erntezeit, Sorte, Lagerung und Wachstumsbedingungen. Sie gelten nur für das einzelne Nahrungsmittel und nicht für Nahrungsmittelkombinationen wie z. B. Brot mit Butter und Honig oder für komplette Mahlzeiten mit unterschiedlichen Nährstoffen. Auch macht es einen Unterschied, ob bestimmte Nahrungsmittel roh oder gekocht verzehrt werden, z.B. Möhren: roh = niedriger GW, gekocht = hoher GW. Der Grad der Verarbeitung spielt ebenfalls eine Rolle. Generell gilt: Je umfangreicher verarbeitet (z.B. stark zerkleinert, lange gekocht), desto höher der glykämische Wert des Nahrungsmittels.

Besondere Kritik am glykämischen Index ergibt sich daraus, dass der glykämische Wert anhand der Menge der Kohlenhydrate aus einem Nahrungsmittel bestimmt wird und die Menge des Lebensmittels, die dazu erforderlich ist, nicht berücksichtigt. Dazu ein Beispiel: Der GW von Kürbis liegt bei 75. Da der Kürbis verhältnismäßig kohlenhydratarm ist (6g KH/100g), müssten Sie ca. 830g Kürbis essen, um 50g Kohlenhydrate aufzunehmen. Weißbrot/Baguette hat einen vergleichbar hohen GW von 70. Sein Kohlenhydratgehalt ist jedoch wesentlich höher (55,4g KH/100g). Sie müssten also nur ca. 90g Weißbrot verzehren, um sich 50 g Kohlenhydrate zuzuführen. Der glykämische Wert der beiden Nahrungsmittel sagt also aus, 90 g Baguette beeinflussen Ihren Blutzuckerspiegel genauso stark wie 830g Kürbis. Diese Aussage hat für Ihre tägliche Ernährungsplanung so gut wie keine Relevanz.

Um dieses Dilemma zu beheben, wurde der Begriff „Glykämische Last" (GL) entwickelt. Der Wert für die glykämische Last berücksichtigt sowohl den GW als auch die Menge des Nahrungsmittels bezogen auf den Gehalt an Kohlenhydraten. Die Formel für die GL lautet: GL = GW/100 x KH-Menge je 100 g Nahrungsmittel. Je niedriger die glykämische Last eines Lebensmittels ist, desto geringer ist sein Einfluss auf den Blutzuckerspiegel. Werte unter 10 gelten als „gut", von 10 bis 20 als „mittelmäßig" und alles über 20 wird als „schlecht" angesehen.

Für unser obiges Beispiel bedeutet das:

Weißbrot/Baguette	GL = 70/100 x 55,4 = **38,8**	sehr hohe GL
Kürbis	GL = 75/100 x 6 = **4,5**	sehr niedrige GL

Das bedeutet: 100g Weißbrot lassen den Blutzuckerspiegel trotz vergleichbarem GW mehr als 8-mal so stark ansteigen wie 100g Kürbis. Der Kürbis zählt somit zu den gesunden Nahrungsmitteln, während vom Weißbrot abzuraten ist. Durch den Wert der glykämischen Last kann der Einfluss einer bestimmten Lebensmittelmenge auf den Blutzuckerspiegel sinnvoll darstellt und verglichen werden.

Ergänzend soll gesagt sein, dass Lebensmittel mit hohem GW/GL nicht in jedem Fall ungesund sind, vor allem wenn sie viele Vitalstoffe enthalten, wie z.B. Roggenvollkornbrot, Hirse oder Naturreis. Umgekehrt können Lebensmittel mit niedrigem GW/GL ungünstige Eigenschaften besitzen, wenn sie beispielsweise einen hohen Fettanteil aufweisen, wie es bei Erdnüssen der Fall ist. Letzten Endes kommt es immer auf ein ausgewogenes Mengenverhältnis von Lebensmitteln mit hohem und niedrigem GW/GL innerhalb der gesamten Mahlzeit an.

☺ **Tipp**: Wenn Sie beispielsweise Kartoffelgerichte (sehr hoher GW, mittlere GL) lieben, können Sie diese mit einer ausreichenden Menge an Gemüse mit niedrigem GW/GL kombinieren, so dass sich der glykämische Wert der gesamten Mahlzeit auf ein mittleres Maß einpendelt. In ähnlicher Weise funktioniert es auch mit dem Vollkornbrot und einer frischen Gurke, Salatblättern, Tomate u.ä.; zu Trockenobst kombinieren Sie Nüsse, zum Naturreis verschiedene Gemüse mit niedriger GL u.s.w. Einen Indikator dafür, dass Ihnen eine ausgewogene Kombination gelungen ist, stellt Ihr nachhaltiges Sättigungsgefühl dar. Wie anhaltend gesättigt Sie sind, hängt zwar auch von der typgerechten Zusammenstellung von Kohlenhydraten, Eiweißen und Fetten ab, mit einem niedrigen oder mittleren GW/GL des Kohlenhydratanteils unterstützen Sie dies jedoch noch zusätzlich.

☺ **Tipp**: Wer bereits Probleme mit dem Stoffwechsel, der Schilddrüse oder der Bauchspeicheldrüse hat, verzehre vorwiegend Nahrungsmittel mit niedriger glykämischer Last. Das hält den Blutzuckerspiegel im Normalbereich und entlastet so die Bauchspeicheldrüse. Wenn Sie **Übergewicht** abbauen möchten, verzichten Sie für eine gewisse Zeit auf Nahrungsmittel mit hohem GW/GL und/oder reduziert deren Menge.

Die nachfolgende Tabelle soll Ihnen Anhaltspunkte zum glykämischen Wert und der glykämischen Last einiger Nahrungsmittel geben.

= niedrige glykämische Last	>	Werte unter 10
= mittlere glykämische Last	>	Werte zwischen 10 und 20
= sehr hohe glykämische Last	>	Werte ab 20 aufwärts

= niedriger glykämischer Wert	>	Werte unter 50
= hoher glykämischer Wert	>	Werte zwischen 50 und 70
= sehr hoher glykämischer Wert	>	Werte ab 70 aufwärts

Legende für Tabelle 6

Glykämische Last und glykämischer Wert ausgewählter Nahrungsmittel

Nahrungsmittel	GL	GW	KH/100g
A			
Acerolakirsche	1,5	20	7,7
Adzuki-Bohnen	16,8	35	48,0
Agavensirup	11,6	15	77,0
Ahornsirup	43,6	65	67,0
Amarant	23,2	35	66,2
Amarant, gepufft	39,8	70	56,8
Ananas (Dose)	9,8	65	15,0
Ananas (frische Frucht)	5,9	45	13,0
Ananassaft, ungezuckert	6,5	50	13,0
Apfel, frisch	4,0	35	11,4
Apfel, getrocknet	25,9	35	74,0
Apfelmus, Apfelkompott	8,8	35	25,0
Apfelsaft, ungezuckert	6,5	50	13,0
Apfelsine/Orange	4,0	45	9,2
Apfelwein, trocken	2,9	40	7,3
Aprikosen (Dose, mit Zucker)	42,6	60	71,0
Aprikosen, frisch	2,6	30	8,5
Aprikosen, getrocknet	19,2	40	47,9
Artischocke	2,2	20	11,0
Aubergine	0,5	20	2,5
B			
Bagels	35,7	70	51,0
Baguette, Weißbrot	38,8	70	55,4
Bambussprossen	0,2	15	1,0
Banane	11,8	55	21,4
Banane, leicht grün	9,6	45	21,4
Banane, reif	12,8	60	21,4
Basmatireis, Langkorn	38,7	50	77,3
Bier	4,4	110	4,0
Bierhefe	10,9	35	31,0
Birne	4,7	38	12,4
Birne, frisch	4,8	30	16,0
Biskuit	57,4	70	82,0
Bleichsellerie	0,3	14	2,2
Blumenkohl	0,8	15	5,0
Bohnen, grün	1,5	30	5,1
Bohnen, rot	5,6	35	16,0
Bohnen, rot (Dose)	6,4	40	16,0
Brokkoli	0,9	15	6,0
Brombeeren	1,6	25	6,2
Brot und Brötchen			
Dinkelbrot	19,0	50	38,0
Graubrot (mit Hefe)	28,8	65	44,3
Hamburgerbrötchen	46,8	85	55,0
Mehrkornbrot	32,5	65	50,0
Pumpernickel	15,0	40	37,4
Reisbrot	32,9	70	47
Roggenbrot (30 % Roggen)	29,3	65	45,0
Roggenvollkornbrot (100 %)	20,3	45	45,0
Vollkornbrot (100 %) mit Hefe/Sauerteig	18,0	40	45,0
Vollkorntoast	18,5	45	41,0
Weißbrot, Baguette	38,8	70	55,4
Weißbrot ohne Gluten	45,0	90	50,0
Weißes Toastbrot	42,5	85	50,0
Brotfrucht	16,5	65	25,3
Buchweizen, Vollkorn	28,0	40	70,0
Bulgur (gekocht)	38,0	55	69,0
Bulgur, Vollkorn, (gekocht)	31,0	45	68,9
Buttermilch	1,4	36	4,0
C			
Cashewkerne	4,4	15	29,0
Cerealien, raffiniert, gezuckert	56,0	70	80,0
Cerealien, Vollkorn, ohne Zucker	33,8	45	75,0
Champignons, Pilze	0,1	15	0,6
Chicoree	0,3	15	2,0
Chinakohl	0,1	12	1,2
Chips	28,4	70	40,5
Clementinen	3,2	36	9,0
Cola, Limonaden	7,7	70	11,0
Cornflakes/Maisflocken	72,3	85	85,0
Couscous	45,5	65	70,0
Couscous, Vollkorn	31,5	45	70,0
Croissant	31,5	70	45,0
D			
Datteln	22,4	70	32,0
Datteln getrocknet	66,1	100	66,1
Dicke Bohnen gekocht	8,8	80	11,0
Dinkel (Vollkorn)	25,6	40	64,0
Donuts, Berliner	30,0	75	40,0

Nahrungsmittel	GL	GW	KH/100g	Nahrungsmittel	GL	GW	KH/100g
E				Haselnuss	1,7	15	11,0
Eiscreme, gezuckert	16,8	60	28,0	Haselnussmus, ungezuckert	2,8	25	11,0
Endivien	0,1	15	0,3	Hefe	2,5	35	7,0
Energieriegel, ungezuckert	21,0	50	42,0	Heidelbeeren	1,5	25	6,1
Erbsen (Dose)	4,7	45	10,4	Himbeere, frisch	2,0	25	8,0
Erbsen (getrocknet)	12,6	30	42,0	Hirse	48,3	70	69,0
Erbsen, frisch	4,6	35	13,0	Holunderbeeren	2,8	38	7,4
Erdbeeren, frisch	1,3	25	5,5	Honig	49,2	60	82,0
Erdnussbutter	4,9	40	12,2	Honigmelone	6,5	65	10,0
Erdnüsse	1,3	15	8,3	Hummus (aus Kichererbsen)	6,5	25	26,0
Erdnussmus, ungezuckert	2,1	25	8,3	**I**			
Essiggurken	0,2	15	1,0	Ingwer	1,1	15	7,0
F				**J**			
Falafel (aus Kichererbsen)	18,0	35	51,4	Joghurt, (Vollmilch)	1,8	36	5
Feige, frisch	4,5	35	12,9	Joghurt, 0,3%	1,4	33	4,2
Feigen, getrocknet	27,6	40	69,0	Johannisbeeren, rot	1,2	25	4,9
Feldsalat/Rapunzel	0,1	15	0,7	Johannisbeeren, schwarz	0,9	15	6,1
Fenchel	0,4	15	2,8	Johannisbrotmehl (Carobpulver)	1,1	15	7,3
Fruchtaufstrich (Konfitüre), ohne Zucker	2,4	30	8,0	**K**			
Fruktose (Fruchtzucker)	20,0	20	100,0	Kakaopulver, ohne Zucker	2,2	20	11,0
G				Kaki	8,3	50	16,5
Gerste, ganze Körner	28,5	45	63,3	Karotten, gekocht	7,7	85	9,0
Gerstengraupen, fein (Perlgraupen)	51,8	70	74,0	Karotten, roh	2,7	30	9,0
Gerstengraupen, grob	44,4	60	74,0	Karottensaft, ohne Zucker	2,8	40	7,0
Glukose	100,0	100	100,0	Kartoffelgratin, Bratkartoffeln	10,3	95	10,8
Glukosesirup	100,0	100	100,0	Kartoffeln, frittiert, Pommes frites	33,3	95	35,0
Gnocchi	23,5	70	33,6	Kartoffeln mit Schale gegart, Pellkartoffel	11,1	65	17,0
Granatapfel, frisch	5,6	35	16,0	Kartoffelpüree (Instantflocken)	11,7	90	13,0
Grapefruit, frisch	2,3	30	7,5	Kartoffelpüree (selbst zubereitet)	9,6	80	12,0
Grapefruitsaft, ungezuckert	4,5	45	10,0	Kartoffelstärke	78,9	95	83,0
Grieß (aus Hartweizen)	44,1	60	73,5	Kekse aus Vollkornmehl, ohne Zucker	27,5	50	55,0
Gurke	0,3	15	1,8	Ketchup	12,8	55	23,2
H				Kichererbsen	13,3	30	44,3
Hafer	22,3	40	55,7	Kichererbsen (Dose)	4,6	35	13,0
Haferflocken	23,5	40	58,7	Kichererbsenmehl	21,4	35	61,0

Nahrungsmittel	GL	GW	KH/100g	Nahrungsmittel	GL	GW	KH/100g
Kirschen	2,5	25	10,0	Mandelmilch	2,4	30	8,0
Kiwi	5,0	50	10,0	Mandelmus, (aus ganzen Mandeln) ungezuckert	1,3	25	5,3
Klebreis, glutenhaltig	67,5	90	75,0	Mandelmus, (aus geschälten Mandeln) ungezuckert	1,9	35	5,3
Kleie, Hafer	6,1	15	40,5	Mandeln	0,8	15	5,3
Kleie, Weizen	6,1	15	40,5	Mango	6,5	50	13,0
Knoblauch	8,7	30	29,0	Mangold	0,1	15	0,7
Kochbanane (gekocht)	20,3	70	29,0	Mangosaft, ohne Zucker	7,2	55	13,1
Kochbanane (roh)	12,6	45	28,0	Maniok	16,5	55	30,0
Kohl, Kraut	0,5	15	3,0	Marmelade, gezuckert	45,5	65	70,0
Kohlrabi	0,6	15	3,7	Marmelade, ohne Zucker	4,5	30	15,0
Kohlrübe, Steckrübe (gekocht)	4,9	70	7,0	Maronen, Esskastanien	26,5	60	44,1
Kokosmilch	2,0	40	5,0	Mars®, Sneakers®, Nuts®, etc.	45,5	65	70,0
Kokosnuss	2,3	45	5,0	Matzen (ungesäuertes Fladenbrot, Vollkornmehl)	33,3	40	83,2
Konfitüre, gezuckert	42,3	65	65,0	Melasse, Sirup	46,9	70	67,0
Konfitüre, ohne Zucker	2,4	30	8,0	Melone, Honigmelone	4,8	60	8,0
Kürbis (verschiedene)	4,5	75	6,0	Milch (vollfett oder fettarm)	1,5	30	5,0
Kürbiskerne	3,6	25	14,2	Milchreis, gezuckert	17,3	75	23,0
L				Milchzucker	40,0	40	100,0
Lauch, Frühlingszwiebel	1,4	15	9,0	Mirabellen	5,9	42	14,0
Leinsamen/Sesam/Mohn	1,1	35	3,0	Mispel	29,2	55	53,0
Limabohnen (getrocknet)	4,1	28	14,6	Mungobohnen	1,4	25	5,4
Linsen (getrocknet)	14,5	29	50,0	Müsli (mit Zucker oder Honig gesüßt)	43,6	65	67,0
Linsen, braun	12,0	30	40,0	Müsli, ohne Zucker	25,0	50	50,0
Linsen, gelb	12,0	30	40,0	**N**			
Linsen, grün	10,0	25	40,0	Nektarine	4,3	35	12,4
Litschi (Konserve)	17,9	79	22,7	Nüsse	1,5	15	10,0
Litschi/Lychee, frisch	8,0	50	16,0	**Nudeln/Teigwaren**			
M				Makkaroni (aus Durumweizen)	38,0	50	76,0
Mais	14,3	65	22,0	Ravioli (aus Hartweizen)	36,0	60	60,0
Mais (Körner)	8,4	56	15,0	Ravioli (aus Weichweizen)	42,0	70	60,0
Maisgrieß, Polenta	19,8	70	28,3	Sojanudeln	0,02	30	0,06
Maismehl	51,8	70	74,0	Spaghetti, sehr kurz gekocht (5 Minuten)	30,0	40	75,0
Maissirup	78,8	115	68,5	Spaghetti, weiß, weich gekocht	41,3	55	75,0
Maizena	59,5	85	70,0	Suppennudeln (aus Hartweizen)	26,3	35	75,0
Mandarinen	3,3	30	11,0	Tagliatelles, weich gekocht	38,5	55	70,0

Nahrungsmittel	GL	GW	KH/100g
Teigwaren, Nudeln (aus Weichweizen)	52,5	70	75,0
Vollkornnudeln	32,5	50	65,0
Vollkornnudeln, al dente	26,0	40	65,0
Nutella®	28,6	55	52,0
O			
Oliven	0,2	15	1,0
Orange, frisch	3,5	35	10,0
Orangensaft, zuckerfrei	5,0	45	11,0
Ovomaltine, Instant-Malzgetränk	42,6	60	71,0
P			
Palmherzen	0,9	20	4,7
Papaya	4,4	55	8,0
Paprika	0,6	15	4,0
Passionsfrucht, Maracuja	5,4	30	18,0
Pastinake	10,3	85	12,1
Pepperoni	0,4	15	2,9
Pesto	2,4	15	16,0
Petersilie	0,8	11	7,4
Pfirsich	3,7	42	8,9
Pfirsich (Dose, gezuckert)	11,0	55	20,0
Pfirsich, frisch	3,3	35	9,4
Pflaume, frisch	3,5	35	10,0
Pflaumen, getrocknet	26,8	40	67,0
Physalis, Kapstachelbeere	0,9	15	5,8
Pinienkerne	3,2	15	21,0
Pistazien	2,7	15	18,0
Pizza	15,0	60	25,0
Polenta, Maisgrieß	19,8	70	28,3
Popcorn (ohne Zucker)	59,5	85	70,0
Poree	0,3	12	2,5
Preiselbeer/Heidelbeersaft, ungezuckert	6,0	50	12,0
Preiselbeeren	5,4	45	12,0
Q			
Quark, nicht abgetropft	1,2	30	4,0
Quinoa	20,5	35	58,5
Quinoa-Mehl	23,4	40	58,5
Quitte, frisch	2,5	35	7,3
Quittengelee (mit Zucker)	37,9	65	58,3

Nahrungsmittel	GL	GW	KH/100g
R			
Radieschen	0,3	15	2,0
Reis			
Basmatireis, Langkorn	38,7	50	77,3
Klebreis, glutenhaltig	67,5	90	75,0
Natur-Basmatireis	32,0	45	71,0
Naturreis	39,0	50	78,0
Reis, gepufft	72,3	85	85,0
Reis, Langkorn	45,0	60	75,0
Reis, weiß, Standard	55,3	70	79,0
Reismehl	80,8	95	85,0
Reispudding, -kuchen	80,8	85	95,0
Schnellkochreis	67,2	85	79,0
Wildreis	24,9	35	71,0
Rettich	0,3	15	1,9
Rhabarber	0,2	15	1,4
Rohrzucker, (Saccharose)	70,0	70	100,0
Rosenkohl	1,4	15	9,0
Rosenkohl	1,3	14	9,0
Rosinen	50,0	65	77,0
Rote Bete, gekocht	3,3	65	5,0
Rote Bete, roh	2,5	30	8,4
Rotkohl	0,4	15	2,8
S			
Salat, grün	0,6	15	4,0
Sandgebäck (Mehl, Butter, Zucker)	33,0	55	60,0
Sandgebäck aus Vollkornmehl, ohne Zucker	24,0	40	60,0
Sauerkraut	0,6	15	4,0
Schalotte	1,3	15	8,5
Schokolade, schwarz (>70% Kakaogehalt)	6,9	25	27,6
Schokolade, schwarz (>85% Kakaogehalt)	6,0	20	30,0
Schokoladenpulver, gezuckert	47,3	60	78,9
Schokoladenriegel, zuckerhaltig	35,5	70	50,7
Schwarzwurzeln	4,8	30	16,0
Sellerie (Knolle), gekocht	6,0	85	7,0
Sellerie, roh	3,2	35	9,0
Senf, scharf	2,1	35	6,0
Senf, süß	11,6	55	21,0
Sesammus, Tahin	4,0	40	10,0

Nahrungsmittel	GL	GW	KH/100g	Nahrungsmittel	GL	GW	KH/100g
Soja Cuisine (Soja-Sahne)	2,4	20	12,0	Tomatensoße, ohne Zucker	1,4	35	4,0
Sojabohnen	4,4	15	29,2	Topinambur, Erdbirne	2,0	50	4,0
Sojajoghurt (natur)	1,0	20	4,8	Trauben, frisch	7,7	45	17,0
Sojamehl	0,8	25	3,1	Traubensaft (ungezuckert)	9,9	55	18,0
Sojamilch	0,2	30	0,7	**W**			
Sonnenblumenkerne	7,0	35	20,0	Waffeln (mit Zucker)	52,5	75	70,0
Sorbet, gezuckert	15,0	65	23,0	Wasa Köstlich (24 % Ballaststoffgehalt)	15,8	35	45,0
Spargel	0,3	15	2,2	Wassermelone	4,5	75	6,0
Spinat	0,01	15	0,5	Weintrauben	7,2	46	15,6
Sprossen	0,8	15	5,0	Weiße Bohnen	7,0	35	20,0
Stachelbeere	2,5	25	10,0	Weiße Rübe, gekocht	3,0	85	3,48
Stangenbohnen	0,5	15	3,2	Weiße Rübe, roh	1,4	30	4,66
Stangensellerie	1,4	15	9,0	Weißkohl	0,6	15	4,2
Stärke, modifiziert	100,0	100	100,0	Weißmehl	60,4	85	71,0
Sushi	20,4	55	37,0	Weizensirup, Reissirup	98,0	100	98,0
Süßkartoffeln	12,1	50	24,1	Wirsingkohl	0,3	15	1,7
T				**Z**			
Tamarinde, süß	24,4	65	37,6	Zitrone	1,1	12	9,3
Tapioka, Stärke aus Maniok	72,2	85	84,9	Zitronensaft, ohne Zucker	0,5	20	2,4
Tofu	0,3	15	1,9	Zucchini	0,3	15	2,2
Tomate	0,8	30	2,6	Zucker, weiß	70,0	70	100,0
Tomaten, getrocknet	4,2	35	12,0	Zwieback	53,2	70	76,0
Tomatensaft	1,4	35	4,0	Zwiebeln	0,8	15	5,0
Tomatensoße (mit Zucker)	2,8	45	6,3				

Tab. 6 Glykämische Last und glykämischer Wert ausgewählter Nahrungsmittel

❖ **Zusammenfassung:**

Nahrungsmittel mit hoher glykämischer Last (ab 20 aufwärts) beeinflussen den Blutzuckerspiegel sehr stark. Bei übermäßigem Verzehr können sie Störungen des Stoffwechsels, der Bauchspeicheldrüse und der Schilddrüse begünstigen. Sie tragen zum Aufbau von Übergewicht bei. An sich wertvolle Lebensmittel mit hoher GL, dazu zählen Amarant, getrockneter Apfel, Buchweizen, Datteln, Dinkel, getrocknete Feigen, Gerste, Hafer, Hirse, Honig, ungezuckertes Müsli, getrocknete Pflaumen, Quinoa, Naturreis, Basmatireis, Wildreis, Rosinen, Roggenvollkornbrot sowie ungezuckerte Vollkorncerealien, werden durch ausreichend Nahrungsmittel mit niedriger GL ergänzt und nur in Kombination mit ihnen gegessen. Ein Ernährungskonzept, das auf Gesunderhaltung zielt, beinhaltet alle anderen Nahrungsmittel mit hoher GL nicht oder nur als seltene Ausnahme.

Exkurs: Glukose – Vitamin C – Insulin – Immunsystem

Auch für die Funktionstüchtigkeit unseres Immunsystems hat der Blutzuckerspiegel eine höchst wichtige Bedeutung. Interessanterweise haben Vitamin C und Glukose eine so ähnliche chemische Struktur, dass beide um den Eintritt in die Zellen konkurrieren. Je höher der Blutzuckerspiegel ist, desto weniger Vitamin C wird in die Zellen geschleust. Das ist nachteilig für unser Immunsystem, können doch die weißen Blutkörperchen nur dann Bakterien und Viren unschädlich machen, wenn eine ausreichend hohe Konzentration an Vitamin C in den Zellen vorhanden ist.

Das Schlüsselhormon für den begehrten Eintritt in die Zellen ist Insulin. Haben diese aber bereits eine Insulinresistenz entwickelt, weil sie seit Jahren mit erhöhten Blutzuckerwerten traktiert werden, können sie auch dem Vitamin C nur bedingt Einlass gewähren. Ein Blutzuckerspiegel von beispielsweise 120 reduziert die Abwehrkraft des Immunsystems um 75 Prozent*.

Die Blutzucker senkende Wirkung des Insulins, eben durch das Einschleusen der Glukose in die Zellen, ist nur eine Aufgabe dieses vielseitigen Hormons. Die nachfolgend aufgeführten Funktionen werden Sie davon überzeugen, wie wichtig es ist, unseren Insulinproduzenten, die Bauchspeicheldrüse, vor einer Fehlfunktionen zu bewahren, die in Form von übermäßiger Insulinproduktion durch Verzehr zu vieler einfacher Kohlenhydrate entsteht. **Zu viel** Insulin im Blut kann sich nämlich sehr nachteilig auswirken.

Insulin ...

- ... speichert einen auftretenden Überschuss an Nährstoffen als gesättigte Fette in den Fettzellen, sozusagen als Reserve für Hungerzeiten. Resultat: Übergewicht!
- ... speichert auch andere Substanzen, z.B. Magnesium. Bei Insulinresistenz verliert der Körper Magnesium durch den Harn; Magnesiummangel führt zu Gefäßspasmus und damit zu hohem Blutdruck.
- ... kontrolliert die Lebenszeit, indem es die Zellteilung fördert und damit den vorzeitigen Untergang der Zelle beschleunigt.
- ... hält Natrium zurück. Die entstehenden Wassereinlagerungen im Gewebe führen ebenfalls zu hohem Blutdruck.
- ... regt das sympathische Nervensystem an und trägt damit zu Herz-problemen bei. Herzinfarkte treten vermehrt nach kohlenhydratreichen und nicht sosehr nach fettreichen Mahlzeiten auf.
- ... kontrolliert die Blutfettwerte.
- ... fördert die Ausscheidung von Kalzium. Bei erhöhtem Insulinspiegel und Insulinresistenz kann Kalzium nur unzureichend verwertet werden. Es wird ausgeschieden oder abgelagert, die Folgen sind Osteoporose bzw. Gefäßwandverhärtungen.

Zur Vollwertigkeit von Kohlenhydraten

Die zweite große Problematik im Zusammenhang mit den Kohlenhydraten bezieht sich auf ihre Vollwertigkeit. Das lässt sich am besten am Beispiel des Getreides erläutern, welches den Menschen weltweit als Nahrungsgrundlage dient. Ob die Hirse in Afrika, der Reis in Asien, der Mais in Lateinamerika oder Weizen, Roggen, Gerste in Europa, das Korn liefert eine ganze Reihe wichtiger Vitalstoffe. Egal welches Korn wir genauer betrachten, immer besteht es aus einer Trinität von hoch vitalstoffreichem Keim, stärkereichem Kern und ballaststoffreichen Randschichten.

---

* aus Uwe Karstädt „Das Dreieck des Lebens", Titan Verlag, 2005, ISBN 3-931294-12-9

Dies ist für unsere Ernährung eine höchst wertvolle Zusammensetzung. In der Sichtweise der Nahrungsmittelindustrie hat sie jedoch einen wirtschaftlichen Nachteil. Korn bzw. das aus Korn hergestellte Mehl kann nur eine begrenzte Zeit lang gelagert werden. Die im Keim enthaltenen, hoch ungesättigten Fettsäuren oxidieren leicht, d.h. sie reagieren chemisch mit dem Sauerstoff der Luft; das Mehl wird relativ schnell ranzig, sprich ungenießbar. Um die Haltbarkeit von Mehl zu erhöhen und es damit für die Industrie besser handhabbar zu machen, haben Nahrungsmittelhersteller einen Vorgang entwickelt, den sie Raffinierung nennen. Makaber an der Bezeichnung ist, dass raffinieren von der Wortbedeutung her eigentlich „verfeinern" heißt, das Mehl aber durch das Raffinieren im Gegenteil robuster, haltbarer und für die menschliche Ernährung wertloser wird.

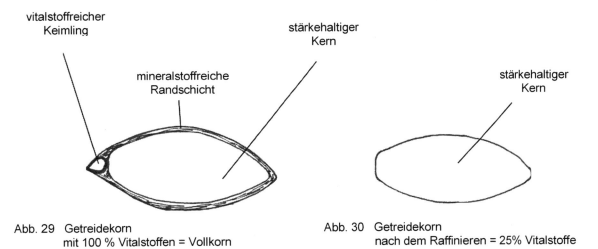

Abb. 29 Getreidekorn
mit 100 % Vitalstoffen = Vollkorn

Abb. 30 Getreidekorn
nach dem Raffinieren = 25% Vitalstoffe

Durch den Raffinierungsprozess wird ein ursprünglich hochwertiges Lebensmittel zu einem minderwertigen Nahrungsmittel degradiert. Der Keim, mit seiner Vielzahl an Vitalstoffen, z.B. ungesättigten Fettsäuren, wertvollen Vitamine wie dem Vitamin-B-Komplex, wird vom Korn getrennt, entsorgt oder zu Weizenkeimöl verarbeitet. Die ballaststoffreiche Schale und die Randschichten mit ihren Mineralstoffen und Spurenelementen werden ebenfalls entfernt und als Kleie ans Vieh verfüttert. Mancher kauft sie sich auch im Reformhaus, um seiner Verstopfung Abhilfe zu schaffen (Ballaststoffe). Übrig bleibt nur der stärkehaltige Kern; eine fast tote, lange haltbare Masse, die zwar den Magen füllt, aber nicht wirklich ernährt, denn auf dem Weg vom vollen Korn zum Auszugsmehl sind rund 75 Prozent der Vitalstoffe verloren gegangen. Eine Ernährung, die sich auf Produkte aus Auszugsmehl stützt, muss also zwangsläufig zu Mineralstoffmangel, Verdauungsproblemen wie Darmträgheit oder Verstopfung und nachfolgend auch zu Gicht und rheumatischen Erkrankungen führen.

Der bereits besprochene Mechanismus der **Selbstverdauung (Autolyse)** sei hier auch noch einmal erwähnt. Auszugsmehl und seine Nachfolgeprodukte haben keine Autolysefähigkeit, was nichts anderes bedeutet als: Sie sind schwer verdaulich, hinterlassen unverdaute Reste, die sich an den Darmwänden ablagern, und sorgen so für allerlei gesundheitliche Probleme:

- Die Aufnahme von Nährstoffen wird durch die verkleisterten Darmwände erschwert. Mangelerscheinungen können auftreten, auch wenn genügend Vitalstoffe zugeführt werden (z.B. durch Nahrungsergänzungsmittel).

- Die gärenden Ablagerungen stören das Milieu der Darmschleimhaut und dienen unerwünschten Mikroorganismen und Darmparasiten als Lebensraum.

- Die Darmschleimhaut kann sich entzünden und büßt ihre Funktionsfähigkeit ein. Substanzen, die normalerweise nicht durch die Darmschleimhaut gelangen können, passieren diese nun und gelangen ins Blut, wo sie vom Immunsystem wie Fremdkörper behandelt werden. Diese Immunreaktion raubt dem gesamten Organismus Energie.

- Unverträglichkeiten und Allergien gegen Nahrungsmittel können sich entwickeln.

- Verdauungsstörungen wie Verstopfung, Durchfall, Blähungen sind vorprogrammiert.

❖ **Zusammenfassung:**

Nur <u>un</u>raffinierte, also vollwertige Kohlenhydrate garantieren eine gesunde und ausreichende Versorgung des Körpers mit Vitalstoffen.

Unser täglich Brot

Bei den Nahrungsmitteln, die wir häufig, vielleicht täglich, zu uns nehmen, sollten wir besondere Sorgfalt walten lassen. Ich kann Ihnen daher nur empfehlen, gerade beim Brot keine Kompromisse zu machen und es selbst zu backen oder ausschließlich im Bioladen zu kaufen. **Vollkornbrot selbstverständlich!** Schauen Sie genau hin, Bio ist leider nicht automatisch Vollkorn. Auch im Bio-Handel finden sich Auszugsmehle und Mischbrot.

Wenn Sie Ihr Brot in einer normalen Bäckerei kaufen, die in jüngster Zeit auch vermehrt Vollkornbrote anbietet, seien Sie misstrauisch. Fragen Sie bitte nach der Zutatenliste. Hat die Bäckerei keine Zutatenliste parat und das Verkaufspersonal kann Ihnen die Zutaten der einzelnen Produkte nicht glaubhaft mitteilen, ist das ein schlechtes Zeichen für die Qualität der Produkte. Ich würde prompt den Bäcker wechseln. Denn wer sich um Qualität bemüht, wird das auch nach außen bekunden, sprich eine Zutatenliste gut sichtbar im Verkaufsraum aushängen bzw. geschultes Fachpersonal einstellen.

Oft werden Brote als „Vollkorn" angepriesen, enthalten aber nur einen bestimmten Prozentsatz an Vollkornmehl, der Rest ist dann doch wieder Auszugsmehl. Nur wenn ein Brot aus mindestens 90% Vollkornmehl hergestellt wurde, darf es als Vollkornbrot deklariert werden. Bezeichnungen wie „Vitalbrot", „Fitnessbrot", „Powerbrot" sind schöne Wortschöpfungen und sollen Ihnen vermitteln, dass diese Brote Gesundheitswert haben. In der Regel enthalten aber auch sie vorwiegend Auszugsmehle, welche mit Körnern, Samen oder Nüssen angereichert werden. Letztere heben den Vitalstoffgehalt des Brotes natürlich an, weshalb sie in der Tat die gesündere Alternative sind, aber eben nicht Vollkorn und damit nicht wirklich hochwertig. Auch wenn das Brot schön dunkel aussieht, ist das noch keine Garantie für Qualität, denn die Zugabe von Malz, Melasse und Farbstoffen können auch für die dunkle Farbe sorgen.

Die meiner Meinung nach beste Qualität bietet Brot, welches aus gekeimtem Getreide hergestellt wurde, das so genannte **Essener Brot**. Diese Art der Getreidezubereitung geht auf die Lehren der religiösen Gemeinschaft der Essener zurück. Sie ließen ihr Getreide stets kurz ankeimen, bevor sie es verarbeiteten. Das hatte mindestens zwei Vorteile: Erstens wurde so die Selbstverdauung des Korns in Gang gesetzt und dadurch die Verdaulichkeit des Brotes für den Menschen gefördert. Zweitens zerstört der Keimprozess die im Getreide enthaltene Phytinsäure. Diese Säure bindet Kalzium an sich und behindert so die Zunahme von Kalzium im Körper. Traditionell wurde der Brotfladen der Essener auf Steinen in der Sonne getrocknet. Gute Bäckereien achten darauf, dieses wertvolle Brot bei möglichst niedrigen Temperaturen zu backen (80 - 120 °C). Darren bei max. 40°C wäre die allerbeste Variante. Dann hätte das Brot auch noch Rohkostqualität. Mir ist leider keine Bäckerei bekannt, die gedarrtes Brot anbietet. Ein solches Spitzenprodukt können Sie sich nur selbst herstellen.

☺ **Tipp:** Wenn Sie Körner für Ihr morgendliches Müsli oder als Beilage zu Gerichten verwenden wollen, sollten Sie diese vorher ankeimen lassen. Dazu reicht es aus, das geschrotete Getreide oder die Körner ca. 12-24 Sunden lang in etwas Wasser einzuweichen.

Nun gibt es wenige Bäckereien, die Essener Brot anbieten. Als Alternative bleibt, nach **Vollkornbrot** zu greifen, welches **mit Natursauerteig** verarbeitet wurde. Bei dieser Art der Herstellung laufen ähnliche Prozesse wie oben beschrieben ab, denn hier übernehmen Milchsäurebakterien einen Teil der Verdauungsarbeit, vorausgesetzt man lässt ihnen genügend Zeit dazu (min. 6 Stunden).

Oder **Sie backen selbst**. Ich übe mich seit einiger Zeit selbst darin und kann Ihnen sagen: „Das ist schon eine sehr befriedigende Tätigkeit." Außer, dass es sehr viel Freude macht, hat das eigenhändige Brotbacken gewisse Vorteile. Sie entscheiden über die Zutaten, die Verarbeitungsart, die Backtemperatur und kreieren sich so Ihr ganz persönliches Lieblingsbrot mit optimalem Gesundheitswert.

Backrezepte für Brot gibt es viele, deshalb möchte ich nur vier Dinge nennen, auf die es sich zu achten lohnt:

- Mixen Sie Vollkornmehl und angekeimtes Getreide bzw. Samen!
- Verwenden Sie ausschließlich Sauerteig! (keine Hefe) Der Säuerungsprozess sollte mindestens sechs Stunden währen, besser noch länger.
- Backen Sie bei max. 180°C besser bei 170°C!
  Die essentiellen Fettsäuren werden bei Temperaturen über 180°C zerstört.
  Warum das gefährlich sein kann, erfahren Sie im Abschnitt 3.3. Fette.
- Verwenden Sie keine Backautomaten! Kneten Sie Ihr Brot von Hand, das hat Bedeutung für die persönliche Energie, die Sie mit in das Brot einarbeiten. Außerdem lässt sich bei den meisten Automaten die Backtemperatur nicht einstellen und ist in der Regel zu hoch programmiert (meistens 200 – 220°C).

Nudeln

Als Grundnahrungsmittel sind Nudeln inakzeptabel. Aus den Untersuchungen von **Simoneton** (siehe Kapitel 2) geht deutlich hervor, dass Nudeln zu den **toten** Nahrungsmitteln zählen, die nur Kalorien, aber keinen wirklichen Nährwert aufweisen (Vitalstoffe fehlen). Die Ausnahme bilden Vollkornnudeln, die sicher ab und zu gegessen werden können. Wenn es dann einmal weiße Nudeln sein müssen, wählen Sie am besten eine Sorte ohne Ei, denn hinter dem deklarierten „Vollei" verbergen sich die ungelegten Eier geschlachteter Hennen, welche nun wirklich nicht empfehlenswert sind.

Reis

Beim Reis gilt im Wesentlichen das, was zur Vollwertigkeit von Kohlenhydraten gesagt wurde. Weißer Reis ist raffiniert und somit absolut nicht für die menschliche Ernährung geeignet. Naturreis und Basmatireis sind eine gute Wahl. Die wertvollste Sorte ist Wildreis, der allerdings auch seinen Preis hat. Angeboten werden aber auch Naturreismischungen mit Wildreis, die dann nicht so teuer sind.

Zucker

Wussten Sie, dass Zucker, ich meine hier raffinierten, weißen Industriezucker, wenn er erst heute erfunden und als Lebensmittel angemeldet werden würde, keine Genehmigung bekäme? Stattdessen würde er in den Giftschrank des Apothekers einsortiert und weggeschlossen werden.

Damit wäre zum Thema Zucker eigentlich schon alles gesagt. Raffinierter Industriezucker ist ein Gift! Gifte isst man besser nicht. Real sieht es aber so aus, dass in Deutschland jeder Bürger durchschnittlich 110 g weißen Zucker pro Tag zu sich nimmt, Tendenz steigend. Dabei geht es nicht nur um den Zucker, den Sie sich in den Kaffee rühren oder den Sie als Bonbon verspeisen. Auch all der versteckte Zucker in Fertigprodukten, Getränken, Bäckereierzeugnissen ist gemeint, von dem Sie manchmal gar nichts ahnen.

Aber warum essen wir so viel Zucker? Die Wissenschaft schreibt den Menschen und auch vielen Säugetieren ein Urbedürfnis nach Süßem zu. Das mag sein. Ein zweiter, ein psychologischer Aspekt tritt aber gerade heute deutlich in den Vordergrund. Wir verbinden Süßes mit dem Gefühl von Wärme, Liebe und Geborgenheit und versuchen, diese Bedürfnisse durch Zuckerhaltiges zu befriedigen. Schon im Kindesalter werden wir derart konditioniert: Wir werden mit einer Süßigkeit belohnt, Süßes sorgt dafür, dass wir Ruhe geben; mit Zuckerhaltigem werden wir zu erwünschtem Verhalten manipuliert. So wird Zucker in jeglicher Form leicht zur Droge und kann in eine Sucht führen. Der Zucker kann aber immer nur ein Ersatz sein für wirkliche Aufmerksamkeit, Liebe, Geborgenheit und Anerkennung, ein Ersatz, der chronisch unbefriedigt lässt. Dass wir uns mit Zuckerorgien nicht wirklich etwas Gutes tun, ist sicher für jeden einsichtig.

Muss Zucker deshalb verteufelt werden? Sicherlich nicht. Ratsam wäre, einen goldenen Mittelweg einzuschlagen und vernünftige Alternativen zu wählen, von denen ich Ihnen weiter unten einige anbieten möchte.

☺ Machen Sie doch einmal folgenden **Selbsttest**: Verzichten Sie zwei Wochen lang bewusst auf jeglichen Zucker. Kein süßer Kaffee oder Tee, kein Kuchen, keine Schokolade, keine Gummibärchen oder ähnliches, aber auch keinen Ketchup und keine anderen Fertigprodukte, in denen Zucker enthalten ist. (Sie werden Mühe haben welche zu finden, in denen kein Zucker steckt.)

Alles kein Problem für Sie?! Na bestens, und ein riesiges Kompliment.

Das fällt Ihnen schon bei der bloßen Vorstellung schwer? Da Sie tapfer sind, versuchen Sie es doch. Aber während des Testes bekommen Sie Kopfschmerzen, sind unausgeglichen bis aggressiv, schnell erschöpft oder können nicht gut schlafen? Höchster Alarm! Ihr Körper reagiert mit Entzugserscheinungen, weil ihm seine gewohnte Droge fehlt. Sie sind „zuckersüchtig".

Aus diesem Teufelskreis der Zuckersucht auszutreten, erfordert eine gehörige Portion Willen und Entschlossenheit, werden wir doch täglich mit tausenden Möglichkeiten zur „süßen Sünde" konfrontiert. Deshalb finde ich es keinesfalls abwegig, in dieser Sache professionelle Hilfe bei Psychotherapeuten oder Heilpraktikern in Anspruch zu nehmen. Zu klären wäre da zuerst, welches Bedürfnis es ganz konkret ist, das Sie durch Ihren Zuckerkonsum befriedigen möchten. Sich dieses Bedürfnisses bewusst zu werden und dann mutig dazu zu stehen, es real einzulösen, ist der Erfolg versprechendste Weg aus der Sucht.

Vielleicht sagen Sie jetzt: „Na toll, ich erkenne, dass ich mich nach Liebe und Anerkennung sehne und den Zucker als Ersatzbefriedigung benutze. Aber wie, bitteschön, soll ich mein Bedürfnis real einlösen, wenn da niemand ist, der mir Liebe gibt?!" - Wenn Sie sich da mal nicht getäuscht haben. Es ist immer jemand da, der Sie lieben kann, nämlich **Sie selbst**. Und genau an diesem Punkt hapert es bei uns allen recht oft. Wie lieben wir uns? Wie lieben Sie sich? Wie liebe ich mich selbst?

Einige Vorschläge:

Mich selbst zu lieben heißt, ...
    ... ich nehme mich selbst so an, wie ich gerade bin.
    ... ich erhalte meinen Körper gesund, nähre und pflege ihn gut.
    ... ich beschäftige mich im Geiste mit anspruchsvollen Themen.
    ... ich umgebe mich mit schönen Dingen, wundervoller Musik, Bildern,
        Düften und kleide mich gut.
    ... ich genieße einen Spaziergang in der Natur, gönne mir eine Massage,
        nehme ein duftendes Bad ...
    ... ich tue all die tausend Dinge, die mir Spaß machen, die mein Herz
        erfreuen, die mich selig machen.

Wenn Sie sich darauf beschränken, Liebe und Aufmerksamkeit von einem Gegenüber zu bekommen, führt Sie das in eine schreckliche Situation. Die ewige Forderung: „Liebe mich! Gib mir deine Liebe! Schenk mir deine Aufmerksamkeit!" wird den Partner zwangsläufig in die Flucht treiben. Wer will schon gern in der Gesellschaft von jemandem verweilen, der es einem mit seinen Forderungen schwer macht, das eigene Wohlbefinden aufrecht zu erhalten?

Jemand aber, der achtsam und liebevoll mit sich selbst und seinen Mitmenschen umgeht, zieht die Menschen magisch an. Und zwar nicht deshalb, weil alle spüren, dass er bereit ist, ihnen Liebe zu geben, sondern weil es ihnen leicht fällt, solch einen Menschen ihrerseits zu lieben. Das ist eine uralte Weisheit: Das was du **gibst**, was du ausstrahlst, wird dir reichlich zurückgegeben. Dieses Prinzip funktioniert allerdings nicht, wenn nur gegeben wird, um etwas dafür zu erhalten. Das Geben sollte keinesfalls an Bedingungen geknüpft sein.

Die Sonne ist ein hervorragendes Beispiel für bedingungsloses Geben. Sie scheint auf alle gleichermaßen herab, die Guten und die Bösen, die Fröhlichen und die Traurigen, die Gutaussehenden und die weniger Schönen ... Sie gibt unermüdlich ihre Wärme, ihr Licht und fordert nicht. Kein Wunder, dass sie bei vielen Völkern Gegenstand der Verehrung geworden ist. Seien wir also ein wenig wie die Sonne! Versuchen wir ein wenig mehr gebend, ein wenig ausstrahlender zu sein. Wenn nicht alle immer nur haben, haben, haben wollten, wäre die Welt ein wesentlich freundlicherer Ort.

☺ Und hier noch drei praktische Tipps, die Ihnen neben einer psychologischen Bearbeitung dieses Themas helfen können, der Zuckersucht leichter zu entkommen:

- Bevorzugen Sie komplexe Kohlenhydrate! Besteht der Kohlenhydratanteil Ihrer Nahrung vorwiegend aus komplexen Kohlenhydraten, verringert dies das Bedürfnis nach einfachen Zuckern. (siehe auch Tab. 6 GL/GW)
- Sparen Sie mit Salz! Ein Übermaß an Nahrung mit hohem Salzgehalt kann als Gegenregulation Ihres Körpers die Lust auf eine extrem süße Speise fördern.
- Achten Sie darauf, dass in Ihrer Ernährung **alle** Geschmacksrichtungen vertreten sind. Außer süß und salzig, sollen auch sauer, herb, scharf und vor allem auch **bitter** schmeckende Nahrungsmittel Teil Ihrer Mahlzeiten sein. (weitere Informationen zu Bitterstoffen im Abschnitt 3.6. Enzyme)

Nun aber wieder zurück zu den Alternativen im Umgang mit Süßem. Unsere Vorfahren hatten, um ihr Verlangen diesbezüglich zu stillen, nur natürliche Süßungsmittel wie Honig und süße Früchte zur Verfügung. Sie waren also durchaus keine Abstinenzler und wir brauchen es auch nicht zu sein, wenn wir Wert auf Qualität und das richtige Maß legen.

Also heißt die erste Regel im Umgang mit Zucker:

Achten Sie gerade bei Süßem auf Vollwertigkeit!

Es dürfte nun mittlerweile jedem bekannt sein, dass **raffinierter weißer Zucker (Kristallzucker)** keine Mineralstoffe, Vitamine, Enzyme und Ballaststoffe enthält, wie sie noch in seinen Ausgangsprodukten dem Zuckerrohr oder der Zuckerrübe zu finden sind. All die wertvollen Vitalstoffe werden durch das Raffinieren mit Hilfe verschiedener chemischer Substanzen (z.B. Chlor, Schwefeldioxid, Knochenkohle, Anti-Schaumbildner, Bleichmittel u.a.) in zahlreichen Verarbeitungsschritten entfernt.

Diese von der Industrie als „Verunreinigung" bezeichnete Masse nennt man **Melasse**. Sie wird samt den Rückständen der chemischen Substanzen ans Vieh verfüttert, das damit sein Fleisch und die Milch anreichert. Aber Melasse wird auch an Menschen verkauft. Auf den Gehalt an giftigen Rückständen muss der Hersteller nicht hinweisen, da es sich bei den betreffenden Chemikalien um so genannte „Technische Hilfsstoffe" handelt, die **keiner** Zulassung bedürfen und auch **nicht** auf dem Etikett erscheinen müssen (im Unterschied zu Zusatzstoffen, siehe Kapitel 2). Melasse ist deshalb, als an sich sehr wertvolles Lebensmittel, nur zu empfehlen, wenn Ihnen der Hersteller glaubhaft versichern kann, dass sein Produkt keine schädlichen Rückstände enthält.

Nach dem Raffinieren bleibt chemisch reiner Zucker zurück. Was passiert nun im Körper, wenn er mit diesem künstlichen Zucker konfrontiert wird? Über die verheerende Wirkung der „Zuckerwelle" wissen Sie schon Bescheid. Aber weißer Zucker und auch alle anderen raffinierten Kohlenhydrate bedeuten für Ihren Organismus noch aus einem anderen Grund höchsten Stress. Er hat enorme Schwierigkeiten, den Zucker-Stoffwechsel ordnungsgemäß zu steuern, denn es fehlen in diesen Raffinadeprodukten die Vitalstoffe, besonders Kalzium, Magnesium, Mangan, Vitamin B1 und B3. Unser Körper holt sie sich, da nicht mitgeliefert, aus seinen eigenen Depots bzw. stellt sie sich selbst her, wenn er es kann. Einige seiner improvisierten Notaktionen haben ungünstige Erscheinungen zur Folge:

Mit Hilfe des **Vitamins B 1** und des Spurenelementes **Mangan** bildet Ihre Leber Verdauungsenzyme, die für die Kohlenhydratspaltung im Dünndarm benötigt werden. Kommen nun in Ihrem Dünndarm raffinierte Kohlenhydrate an, die diese beiden Stoffe definitiv nicht enthalten, gerät Ihre Leber in eine Notsituation. Um ihre Aufgabe doch noch erfüllen zu können, muss sie ihre Vorräte in Form von gespeichertem B1 und Mangan plündern. Was passiert, wenn Sie oft und viele raffinierte Kohlenhydrate zu sich nehmen? Sie zwingen Ihre Leber B1 und Mangan herauszugeben, bis ihre Speicher leer sind. Danach kann Ihr Körper keine Verdauungsenzyme mehr herstellen. Unverdautes gärt im Darm. Gärung schafft Säuren. Säuren verändern das Milieu im Darm. Ein gestörtes Milieu ruft unerwünschte Mikroorganismen und Parasiten. Diese wiederum sorgen für Verdauungsstörungen, Vergiftungserscheinungen und allerlei üble Krankheiten. Nicht umsonst heißt es: "Der Tod sitzt im Darm."

Nun ist Mangan auch für Ihre Bauchspeicheldrüse ein überlebenswichtiges Spurenelement. Eine durch Manganmangel verkümmerte Bauchspeicheldrüse liefert nicht genug Insulin. Sollte dies ein Dauerzustand sein, folgen permanenter Insulinmangel, ständig erhöhter Blutzuckerspiegel, Übelkeit, Erbrechen und vermehrtes Wasserlassen. Lebensgefahr! Kreislaufversagen oder Nierenversagen führen letztendlich zum Tod.

Da in raffinierten Kohlenhydraten der gesamte Vitamin-B-Komplex fehlt, glänzt natürlich auch **Vitamin B3** mit Abwesenheit. Es fungiert bei der Zuckerverarbeitung als Co-Enzym. Es ist sozusagen der zündende Funke, der die Enzyme dazu anregt, die Kohlenhydrate zu spalten. Ohne B3 passiert da nichts. In diesem Fall kann Ihr Körper ausweichen und sich das Vitamin selbst herstellen. Er benutzt dazu eine Aminosäure, die auch zur Produktion des Glückshormons Serotonin verwendet wird. Jetzt haben Sie genug Vitamin B3 als Starter für die Kohlenhydratspaltung, aber woraus soll Ihr Körper nun Serotonin herstellen? So richtig glücklich wirken Sie momentan nicht. ☹

Bei der Umwandlung von Glukose in Energie entstehen in Ihren Zellen Säuren. Das ist ganz normal. Diese Säuren sind ätzend und sollten nun schnellstens von einem Vitamin B1-haltigen Enzym neutralisiert werden. Vitamin B1 ist in Ihrem Körper, wenn er mit vielen raffinierten Kohlenhydraten konfrontiert wird absolute Mangelware, weshalb die vollständige Säureneutralisierung scheitert. Die verbliebenen Säuren zirkulieren unterdessen munter durch Ihren Körper und machen diesen richtig sauer.

Also muss ein weiteres Notprogramm aktiviert werden. **Kalziummoleküle** werden in aller Eile herbeigeschafft, um die Säuren zu binden. In dieser Form können sie dann ausgeschieden werden. Der Plan ist gut, doch bei seiner Realisierung gibt es wieder ein Problem. Raffinierte Kohlenhydrate enthalten keine Mineralien mehr. Also muss Ihr Körper abermals auf seine eigenen Reserven zurückgreifen. Zuerst kommandiert er Kalziummoleküle ab, die an den Zellwänden dafür sorgten, dass nur die nützlichen Substanzen in Ihre Zellen gelangen, wie z.B. Glukose oder Vitamine. Jetzt sind Ihr Zellen schutzlos und allerlei „Gesindel" wie beispielsweise Schwermetalle aus Amalgamfüllungen, Pestizide aus der Nahrung oder andere Umweltgifte haben freien Eintritt. Oft reichen diese Kalziummoleküle zahlenmäßig nicht aus und so muss Ihr Körper eine selbstmörderische Entscheidung nach der anderen treffen. Er plündert das Kalzium aus Ihrem Haarboden, den Gelenken, den Gefäßwänden, Ihren Nägeln, der Haut und Ihren Zähnen. Letztendlich muss er die Knochensubstanz angreifen, nur um den Augenblick einigermaßen zu überstehen.

Wenn solch eine Situation die Ausnahme ist und Sie anschließend vollwertige Nahrungsmittel zu sich nehmen (z.B. Vollkornprodukte), wird Ihr Körper seine Speicher wieder füllen und auch das Defizit in Knochen oder Nägeln ausgleichen. Andernfalls kreieren Sie sich einen permanenten Mineralstoffmangel, der die gesamte Palette der Zivilisationskrankheiten auf den Plan ruft.

Soweit die Wirkung von weißem raffinierten Zucker oder ganz allgemein von raffinierten Kohlenhydraten. Was sind nun die Alternativen? Vielleicht fällt Ihnen jetzt **Rohrzucker oder brauner Zucker** ein. Leider ist der in letzter Zeit beliebt gewordene braune Zucker als „gesündere" Variante nicht das, was man sich von ihm verspricht. Auch er ist raffiniert und wird in unterschiedlichen Raffinaden angeboten. Er ist kaum besser als weißer Zucker, denn es fehlt ihm nur die letzte Raffinadestufe, das Entfärben. Bezeichnungen wie **Rohrzucker** oder **Roh-Rohrzucker** führen zusätzlich in die Irre. Rohrzucker ist lediglich die deutsche, chemische Bezeichnung für Saccharose. Das heißt, er muss nicht unbedingt aus Zuckerrohr gewonnen sein. Nein, Rohrzucker kann auch aus Rüben hergestellt sein. Raffiniert ist er allemal.

Fruchtzucker und **Traubenzucker** werden oft für Diäten oder Diabetiker empfohlen und erwecken so den Eindruck, besonders gesunde Süßungsmittel zu sein. Leider weit gefehlt. Fruchtzucker wird nicht aus Früchten hergestellt, wie der Name suggerieren könnte, sondern aus Inulin, einem stärkeähnlichen Stoff. Er wird gern für Diabetikerprodukte verwendet, nicht weil er gesünder ist, sondern weil Fruchtzucker vom Körper anders verarbeitet wird als gewöhnlicher Zucker. Er beeinflusst den Blutzuckerspiegel nur wenig, es muss kein Insulin bereitgestellt werden. Traubenzucker wird natürlich auch nicht aus Trauben hergestellt, sondern aus Maisstärke, Kartoffeln oder Weizen. Mithilfe von Enzymen wird aus der Stärke der Ausgangspflanze zunächst Glucosesirup gewonnen, der dann durch weitere Enzyme in Traubenzucker umgebaut wird. (Die Enzyme können übrigens von gentechnisch veränderten Mikroorganismen gebildet worden sein.)

Beide Zuckerarten haben gemeinsam: Sie sind raffinierte, hoch konzentrierte Zucker, die mit natürlichem Zucker kaum etwas zu tun haben und dem menschlichen Körper schaden. Sie führen genau wie alle anderen raffinierten, aus ihrem natürlichen Kontext (Pflanze) gerissenen Zucker zu Gärungsprozessen im Verdauungstrakt und behindern sowohl die Nährstoffaufnahme als auch die Arbeit des Immunsystems. Diese konzentrierten Zucker sind optimale Nahrung für schädliche Bakterien und Pilze, die die gesunde Darmflora zerstören. Sie sind Vitalstoffräuber, fördern Karies und irritieren den Blutzuckerspiegel (mit Ausnahme des Fruchtzuckers).

Beliebte Alternativen zum raffinierten Zucker sind **Dicksäfte** oder **Ahornsirup**. Sie gelten als vollwertig und gesund, da sie nicht raffiniert werden. Das stimmt nur zum Teil. Tatsächlich sind sie nicht raffiniert, aber bei der industriellen Verarbeitung werden sie erhitzt. Egal ob Ahornsirup, Agaven-, Birnen-, Apfeldicksaft oder Rübensirup, durch das Erhitzen sind Vitamine und Enzyme zerstört worden, von Vollwertigkeit keine Spur.

Qualitativ relativ hochwertig ist **Vollrohrzucker (Ursüße)**, bei dem der Zuckerrohrsaft eingedickt, getrocknet und gemahlen wird. Er ist auch unter den traditionellen Bezeichnungen seiner Herkunftsländer bekannt: Mascobado – Philippinen, Gur oder Jaggery – Indien. Aber auch beim Vollrohrzucker leidet der Vitalstoffgehalt, da der Saft zum Eindicken erhitzt wird. Von einem gesunden Zucker kann also auch hier keine Rede sein. Für **gelegentliches** Süßen ist Vollrohrzucker oder Ursüße jedoch die am wenigsten schädliche Variante unter den Zuckerarten.

Honig als beliebtes und auch gesundes Süßungsmittel ist allen Zuckerarten vorzuziehen. Jedoch sollten Sie auch bei Honig das Maß von 1-2 Teelöffeln am Tag nicht überschreiten und auch honigfreie Tage einlegen. Leider verliert Honig, wenn er über 40 °C erhitzt wird, seine positiven Eigenschaften, ist also für heißen Tee und zum Backen nicht geeignet. Beim Kauf sollten Sie auf das Prädikat „kalt geschleudert" achten.

Zum Naschen eignen sich **Trockenfrüchte**. Sie sind wahre Energie- und Mineralstoffspender. Aber Vorsicht: gerade getrocknete Datteln, Feigen und Rosinen haben eine hohe glykämische

Last. Sie sind deshalb für Glykotypen ungeeignet. Generell sollten sie von allen anderen Stoffwechseltypen mit Nüssen kombiniert gegessen und eher sparsam verwendet werden.

Der gesündeste Weg ist es zweifellos, Ihren Bedarf an Süßem mit **reifen, rohen Früchten** zu decken. Beachten Sie dabei bitte, dass Obst stets nur auf leeren Magen und für sich allein gegessen werden sollte. Idealerweise wählen Sie nur solche Obstsorten, die für Ihren individuellen Stoffwechseltypen geeignet sind. Trockenfrüchte sind danach die zweite Wahl. Sie sollten unbedingt **un**geschwefelt sein. Bei Honig, das wäre meine dritte Wahl, seien Sie sparsam. Zum gelegentlichen Gebrauch ist Vollrohrzucker akzeptabel. Raffinierte Zucker rate ich, konsequent zu meiden. Künstliche Süßstoffe verbieten sich von allein. (Ich brauche wohl nicht genauer darauf eingehen. Falls Sie den Abschnitt über Zusatzstoffe im Kapitel 2 überblättert haben, im Anhang finden Sie ausführliche Listen mit allen Nahrungsmittelzusätzen und ihren Wirkungen.)

Die zweite Regel im Umgang mit Zucker lautet: **Halten Sie Maß!**

Und hier wird es sehr schwierig, irgendein Maß vorzuschlagen. Letztendlich muss es jeder für sich selbst finden.

☺   Wenn Sie dann doch (ausnahmsweise) Zuckerhaltiges naschen, greifen Sie lieber **einmal** richtig zu. Andauerndes Zwischendurchnaschen, führt in den oben beschriebenen Kreislauf von Über- und Unterzuckerung, lässt Sie ständig unbefriedigt und macht dafür auch noch ordentlich dick.

Schokolade

Es ist erstaunlich, wie schnell sich die Industrie an die veränderten Bedürfnisse der Konsumenten in Bezug auf Schokolade angepasst hat. Durch das bekannt Werden des glykämischen Indexes hatte sich verbreitet, dass Schokolade mit hohem Kakaogehalt einen wesentlich geringeren glykämischen Wert habe und somit die „gesündere" Schokolade sei. Prompt finden wir heute die Regale voller „hochprozentiger" Angebote. Dabei hat die Sache einen ganz gemeinen Haken. Der zugunsten des Kakaogehaltes geschrumpfte Zuckeranteil sorgt zwar tatsächlich dafür, dass die glykämische Last niedrig ausfällt, aber der gewachsene Kakaoanteil macht die Schokolade nicht gesünder. Ganz im Gegenteil. Kakao ist eine Substanz, die nach ihrer Verstoffwechselung mit Abstand die meiste Asche, im Volksmund Schlacke, hinterlässt, also unseren Körper am meisten verunreinigt und dadurch übersäuert. Während ein Apfel gerade mal 0,3% Asche zurücklässt, Salat 0,8%, Roggen 1,5% und Bohnen zwischen 2 und 3% Stoffwechselresten aufweisen, bringt es Kakaopulver auf sage und schreibe 5 bis 7%. Das ist meiner Kenntnis nach einsamer Rekord. Mehr als 3% Asche kommen bei allen anderen Nahrungsmitteln kaum vor. Ab und zu ein Stück Schokolade wird Sie nun nicht gleich in eine Giftmülldeponie verwandeln, aber so etwas wie gesunde Schokolade gibt es einfach nicht.

Oder doch? Zumindest eine Leckerei mit Qualität entdeckte ich in Kristina Peters Buch „Körperreinigung von innen". **Xocolatl** (sprich: tschokolatl), ein Naschwerk, das schmeckt, richtig süß ist und auch noch relativ gesund. Das Rezept finden Sie auf der nächsten Seite.

Die Zucker-Alternative Stevia

In ihrer Heimat Paraguay wird sie von den Einheimischen seit Jahrhunderten als Heil- und Teepflanze genutzt. Ihre Blätter sind süßer als Zucker, sie hat kaum Kalorien und ihr werden regelrechte Heilwirkungen zugeschrieben. So kann Stevia Karies und Zahnbelag verhindern sowie Bluthochdruck und hohe Blutzuckerwerte senken. Trotzdem ist es verboten, die süße Pflanze in Europa als Lebensmittel zu verkaufen. Umfangreiche Prüfverfahren sind laut der Novel-Food-Verordnung nötig, um ihre Unschädlichkeit zu beweisen. Schließlich müssen die Verbraucher ja geschützt werden. Das ist sicher richtig, nur gibt es bereits seit 30 Jahren Erfahrungen mit Stevia,

XOCOLATL*

Sie brauchen:

- 2 Esslöffel reines ungezuckertes Kakaopulver (besser wären ganze, getrocknete Kakaobohnen)
- 2 Handvoll Nüsse (Haselnüsse, Mandeln, Walnüsse ...)
- 1 Handvoll entsteinte getrocknete Datteln
- frisch gepresster Saft von einer Orange
- nach eigener Vorliebe: Zimt oder Kardamom oder Vanille

Zubereitung:

Pürieren Sie die Datteln mit dem Orangensaft, mahlen Sie die Nüsse (und die Kakaobohnen) ganz fein und verkneten Sie alle Zutaten mit einander.

Die entstandene Schokoladenmasse formen Sie nach Belieben: kleine Kugeln sind besonders praktisch. Wenn Sie noch einen Fleischwolf oder ein ähnliches Gerät haben, dann können Sie eine festere Masse herstellen, so dass sich tafel- oder riegelähnliche Gebilde formen lassen. Mit diesen Geräten brauchen Sie weniger Saft und Sie können Nüsse und Datteln gemeinsam vermahlen. Die fertige Schokolade stellen Sie bitte in den Kühlschrank, wo sie nach einigen Stunden fester wird.

Wer Carob, die gemahlenen Schoten des Johannisbrotbaumes, gerne mag, kann statt Kakao natürlich Carobpulver nehmen. Ihm entgeht dann folgendes:
Im Kakao konnten Stoffe nachgewiesen werden, die das Gehirn auf dieselbe Weise anregen, wie das der antidepressive Wirkstoff im Hanf tut. Auch Theobromin, ein dem Koffein ähnlicher Stoff, ist im Kakao enthalten. Die anregende Wirkung ist zwar weitaus geringer. Süchtig machen kann Xocolatl aber auch ...☺

* aus Kristina Peter: „Körperreinigung von innen", Eigenverlag

z.B. in Japan, allesamt sehr positiv. Wo ist also das Problem? Ein Problem haben Zucker- und Süßstoffhersteller, die auf diese Art einen neuen Konkurrenten auf dem Markt klein halten möchten.

Stevia gibt es in verschiedenen Formen: als getrocknete Blätter, grünes Instant-Pulver, weißen Pulverextrakt oder Flüssigkonzentrat. Da es als Lebensmittel nicht zugelassen ist, wird es als Drogerieprodukt deklariert, mitunter auch etwas abenteuerlich. Sie können sich die Pflanze auch leicht selbst auf der Fensterbank ziehen, was übrigens nicht verboten ist, und die frischen Blätter zum Süßen Ihres Tees benutzen oder daraus ganz leicht einen Auszug herstellen, mit dem Sie dann auch Gerichte oder Gebäck würzen können. Alles Wichtige zum Thema Stevia finden Sie unter www.freestevia.de.

Literatur: Barbara Simonsohn „**Stevia – sündhaft süß und urgesund**",
ISBN 3-89385-310-3

❖ **Zusammenfassung:**

Achten Sie auf die Vollwertigkeit der von Ihnen verspeisten Kohlenhydrate!

Bevorzugen Sie einen großen Anteil von Kohlenhydraten mit niedriger glykämischer Last!

3.2. Eiweiß

Ansichten zur Eiweißsynthese

Eiweiß, auch als Protein bezeichnet, benötigen wir vor allem zum Wiederaufbau von verbrauchtem Körpergewebe. Es besteht aus verschiedenen Aminosäuren, von denen acht als essenziell bezeichnet werden, d.h. laut geltender wissenschaftlicher Meinung: Diese acht Aminosäuren können nicht vom menschlichen Körper hergestellt werden und müssen durch geeignete Nahrungsmittel zugeführt werden. Dies sind als pflanzliche Eiweißträger alle Hülsenfrüchte, Nüsse, Samen, Algen und Getreide, als Eiweißträger tierischer Herkunft Fleisch, Fleischprodukte, Fisch, Ei, Milch und Milchprodukte.

Bevor ich mich der Frage zuwende, welches die gesünderen Eiweißlieferanten sind, möchte ich die russische Ärztin Galina Schatalova von ihren erstaunlichen Experimenten erzählen lassen.

Zitat: "Ich schlage Ihnen vor, eine kleine Rechenaufgabe zu lösen. Es ist bekannt, dass im menschlichen Organismus tagtäglich 300 Gramm Eiweiß zerfallen. Aus den von mir durchgeführten Experimenten weiß ich außerdem, dass die Teilnehmer von Fußmärschen durch die Wüste, Supermarathon-Läufer und Bergsteiger nicht mehr als 20 Gramm Eiweiß pro Tag erhielten und dennoch schwere und anhaltende physische Belastungen ertragen konnten. Außerdem kennen wir den Standpunkt der Anhänger der Theorie der ausgewogenen Ernährung, welche der Meinung sind, dass der Nährstoffbedarf des Menschen ausschließlich durch die Nahrungsaufnahme gedeckt wird. Es stellt sich die Frage: Aus welchen Quellen wird das Defizit an Eiweiß ausgeglichen? Dabei muss man berücksichtigen, dass es nicht um irgendwelche sekundären Substanzen geht, ohne die wir im Extremfall auskommen könnten. Die Eiweiße sind Grundlage unseres Organismus, sie sind Bestandteil seiner Gewebe, Zellstrukturen und Hormone und wichtig für den Stoffwechsel.

Man kann sich leicht ausrechnen, dass von einem 60 Kilogramm schweren Menschen, der sich nach den Empfehlungen des Systems der natürlichen Gesundung (ein von Frau Schatalova erarbeitetes Heilprogramm mit eiweißarmer Ernährung, Anmerkung der Verfasserin) ernährt, nach ca. 200 Tagen nichts mehr übrig ist. Obwohl es natürlich nicht so weit kommt, weil der Tod wesentlich früher eintritt.

Es ist natürlich klar, dass in Wirklichkeit keinerlei Eiweißmangel vorliegt, sondern lediglich ein Mangel an Wissen über die Prozesse, die in den Tiefen unseres Organismus vor sich gehen. Aber dies beantwortet noch nicht die Frage nach der Nachschubquell für das verausgabte Eiweiß. Und wenn uns die Wissenschaft hier nicht helfen kann, dann versuchen wir doch, uns auf die Logik und den gesunden Menschenverstand zu stützen.

Beginnen wir mit den unbestrittenen, wissenschaftlich anerkannten Fakten. Wir wissen, dass im Eiweiß Stickstoff, Sauerstoff, Wasserstoff, Kohlenstoff und einige andere chemische Elemente enthalten sind, die in größerer oder kleinerer Menge auch in der Erdatmosphäre existieren. In der Luft, die wir atmen, befinden sich ungefähr 79 Prozent Stickstoff, fast 21 Prozent Sauerstoff, Spuren von Kohlendioxid, Helium und vielen anderen Gasen.

Viele Jahre lang hat man angenommen, dass Pflanzen und Tiere den freien Stickstoff der Luft nicht binden können. Diese Fähigkeit wurde nur einigen Bakterien zugeschrieben, die im Boden leben. Es wurde behauptet, dass sie beinahe die einzigen Lieferanten von gebundenem Stickstoff an die Pflanzen sind, welche daraus pflanzliches Eiweiß bilden. Die Tiere, welche diese Pflanzen zu sich nehmen, wandeln das pflanzliche Eiweiß in tierisches um. Der Mensch, der Früchte, Pflanzen und Tiere isst, erhält auf diesem Weg das ganze erforderliche Spektrum an Eiweißen.

Aber die jüngsten Forschungen haben keinen Stein dieses primitiven Schemas auf dem anderen gelassen. Es wurde z.B. nachgewiesen, dass die grüne Masse der Pflanzen zu neun Zehnteln aus gebundener Energie der Sonne und aus Gasen der Atmosphäre besteht – unter anderem auf Grund der Assimilation von Stickstoff aus der Luft.

Aber vielleicht sind Pflanzen die einzige Art von komplizierten lebenden Organismen, welche in der Lage sind, unmittelbar Luftstickstoff zu binden und aus ihm Eiweiß zu bilden? Eine Reihe von Untersuchungen gibt uns Grund zur Annahme, dass dies nicht der Fall ist. Die ersten Zweifel streute bereits Iwan Michailowitsch Setschenow (russischer Physiologe, 1829-1905). Er hat festgestellt, dass im arteriellen Blut, das durch die Gase der Atmosphäre angereichert ist und sie in die Zellen transportiert, bedeutend mehr Stickstoff enthalten ist als im venösen Blut. Setschenow gab keine Antwort auf die Frage, was dann mit dem Stickstoff in unserem Körper geschieht. Angesichts der labortechnischen Möglichkeiten Ende des 19. Jahrhunderts war das auch nicht zu erwarten. Aber warum die moderne Biologie keine Eile hat, sich dieser Frage anzunehmen, ist schwer zu sagen.

Nichtsdestoweniger kann man dank der Arbeit vereinzelter Enthusiasten mit ziemlich großer Wahrscheinlichkeit behaupten, dass unser Organismus das verbrauchte Eiweiß auch mittels der Aneignung von gasförmigem Stickstoff ersetzt. 1970 erschien in Gorki das Buch eines bemerkenswerten Menschen, des russischen Wissenschaftlers Wolski: „Die Bindung von Stickstoff durch Pflanzen und Tiere". Leider blieb es von den meisten Wissenschaftlern unbemerkt. In einer Serie von einfachen und scharfsinnigen Versuchen wies Wolski nach, dass der Prozess, der von ihm im Buchtitel formuliert wurde, tatsächlich vor sich geht. Beispielsweise setzte er eine Pflanze unter eine Glashaube und entfernte daraus den Stickstoff. Die Pflanze ging sozusagen vor seinen Augen ein. Embryonen höherer Tiere, die unter denselben Bedingungen aufgezogen wurden, bekamen Missbildungen. Besonders augenfällig waren die Versuche mit Hühnereiern, von denen man annehmen würde, dass sie den Embryo von Anfang an mit allem versorgen, was er für eine normale Entwicklung braucht. Der Entzug von Stickstoff hatte trotzdem Missbildungen zur Folge.

Ich muss sagen, dass Wolskis Arbeiten in einem bestimmten Maß den Erfolg unserer Untersuchungen begünstigt haben, die wir in Raumschiffen und Raumstationen durchführten. Ihm ist es gelungen, den Raketenkonstrukteur Sergej Korolev zu überzeugen, dass man den Stickstoff der Luft, die die Kosmonauten atmen sollten, keineswegs durch Helium ersetzen sollte, wie das ursprünglich geplant war.

In dieser Zeit arbeitete ich am Institut für Weltraumforschung der Akademie der Wissenschaften der UdSSR, und Wolskis Experimente zogen meine Aufmerksamkeit auf sich. Ich fuhr nach Gorki, um ihn persönlich kennen zu lernen, und traf einen hochinteressanten Menschen, dem es sein glänzender Forschergeist ermöglichte, den Rahmen des von ihm gewählten Fachgebietes zu sprengen und erfolgreich auf dem Gebiet der Biologie zu arbeiten. Damals schlug ich ihm ein neues Experiment vor. Wolski hatte nämlich in einem fünfstündigen Experiment bemerkt, dass die ausgeatmete Luft mit Stickstoff angereichert ist. Es stand die Frage nach dem Warum im Raum. Geschieht das möglicherweise infolge des Zerfalls von zu viel konsumiertem Nahrungseiweiß?

Um diese Annahme zu überprüfen, schlug ich ihm vor, die Atemluft eines Menschen zu untersuchen, der sich nach den Regeln der Heilkost (rein vegetarisch und eiweiß- und kalorienarm, Anmerkung der Verfasserin) ernährt. Einer meiner Patienten, welcher streng die Regeln der artgerechten Ernährung beachtete, nahm an dem Experiment teil.

Der Versuch wurde im Labor der Moskauer Lomonossov-Universität durchgeführt. Wir entdeckten, dass mein Patient im Verlauf der fünf Stunden, die das Experiment dauerte, allmählich die Menge an Stickstoff in der ausgeatmeten Luft reduzierte. Dies bestätigte unsere Annahme, dass im ersten Versuch das Nahrungseiweiß die Quelle des Stickstoffs war. Wir scherzten damals darüber, dass der Mensch nichts Besseres zu tun hat, als die Erdatmosphäre mit Stickstoff anzureichern.

Man könnte jetzt weitere Untersuchungen anstellen, wie man die vom Organismus verausgabten Eiweiße durch die Bindung des atmosphärischen Stickstoffs ersetzen kann. Doch dies bleibt talentierten Einzelgängern überlassen, weil die „hohe" Wissenschaft zu schwerfällig ist. Dabei würde die Lösung dieses Problems es erlauben, unsere Ansichten über die Ernährung und über die Eiweißbilanz des Organismus grundlegend zu verändern."

An anderer Stelle schreibt Frau Schatalova weiter:

„Setschenows Forschungen wurden von Wolski fortgesetzt. Er richtete seine Aufmerksamkeit auf zwei Möglichkeiten, wie der gasförmige Stickstoff im menschlichen Körper in Eiweiß umgewandelt werden kann: erstens mithilfe von Bakterien, welche sich in den oberen Atemwegen des Menschen sowie im Dickdarm befinden; zweitens durch die Aneignung des Luftstickstoffs durch die Zellen des lebenden Organismus. Nach Berechnungen von Wolski kann man annehmen, dass der menschliche Organismus beim Atmen pro Tag 18 Gramm Stickstoff aufnehmen kann. Und eine solche Menge ist ausreichend für die Produktion von 112 Gramm Eiweiß im Körper. Amerikanische Wissenschaftler haben ebenfalls herausgefunden, dass der Organismus unmittelbar aus der Atmosphäre Stickstoffverbindungen auffangen kann, welche für alle lebenden Wesen nützlich sind. Als Hauptquelle für diese Stickstoffverbindungen dienen die etwa 100 Blitze, die jede Sekunde in die Erde einschlagen. In ihren zwei Jahre dauernden Untersuchungen haben sich die Wissenschaftler davon überzeugt, dass Blitze ebenso viele Stickstoffverbindungen erzeugen wie andere natürliche Quellen.

Nicht zu vergessen ist auch die verblüffende Ähnlichkeit des Bluthämoglobins mit dem Chlorophyll der Pflanzen. Dieses kann mithilfe der Energie der Sonnenstrahlen den in der Atmosphäre enthaltenen Stickstoff und andere chemische Elemente binden."

Hoch interessant, nicht wahr! Beide Zitate stammen aus *Galina Schatalovas Buch: „Wir fressen uns zu Tode", Goldmann, 2002, ISBN 3-442-14222-9*.

Sie stellt darin ein revolutionäres Konzept für ein langes Leben bei optimaler Gesundheit vor, das davon ausgeht, dass der menschliche Organismus ausschließlich auf pflanzliche Nahrungsmittel eingerichtet ist, zur Erhaltung des Grundstoffwechsels nur etwa 250 bis 400 Kalorien täglich benötigt und bei entsprechender Lebensführung normalerweise ein Alter von 150 Jahren erreicht. Um den Erfolg ihrer Theorien zu beweisen, nach der sie selbst seit Jahrzehnten lebte, unternahm sie 1990, im Alter von 75 Jahren!!!, mit von ihr behandelten Patienten einen 500 Kilometer langen Fußmarsch durch die Sandwüste des Zentralkarakum. Mit spärlicher Nahrungsration und ca. einem Liter Flüssigkeit pro Tag erreichten alle Teilnehmer bereits nach 16 Tagen, geplant waren 20 Tage, das Ziel. Alle waren in sehr guter Verfassung, alle hatten ihre Körpermasse nicht nur beibehalten, sondern sogar noch etwas zugelegt. Dieser Fußmarsch war nicht das einzige Experiment dieser Art. Doch lesen Sie selbst dieses erstaunliche Buch. Empfehlenswert ist es auch deshalb, weil Frau Schatalova viele konkrete Hinweise gibt, wie ihr Gesundheitskonzept im normalen Leben umgesetzt werden kann.

Zurück zu unserer Eiweißfrage: Sollten die Theorien von Setschenow und Wolski zutreffen, würde dies die gesamte Ernährungswissenschaft über den Haufen werfen. Leider werden wir auf die wissenschaftliche Untersuchung der Eiweißsynthese aus atmosphärischem Stickstoff durch den menschlichen Organismus noch eine Weile warten müssen. Ganz klar stehen hier die Interessen der Fleischindustrie auf dem Spiel. Und da Forschung maßgeblich durch die Industrie finanziert wird, ist es nur logisch, dass man sich in dieser Frage nicht besonders bemüht.

Tierisches oder pflanzliches Eiweiß?

Wenn der Mensch, vorausgesetzt er ist gesund, tatsächlich in der Lage ist, Eiweiß aus dem Luftstickstoff zu synthetisieren, stellt sich zwangsläufig die Frage: „Wieviel Eiweiß muss er durch die Nahrung ergänzend aufnehmen und welche Eiweißträger sind für ihn geeignet?"

Frau Schatalova würde vermutlich so antworten: „Der Mensch benötigt nur geringste Mengen an Nahrungseiweiß, das zu 100 Prozent aus pflanzlichen Eiweißträgern bestehen sollte." Folgen wir unserem Thema „Individuelle Ernährungstypen" können wir Frau Schatalovas Ansicht bejahen, müssen aber hinzufügen, dass dies für viele Menschen zutrifft, jedoch nicht für alle. Ausgesprochene Eiweißtypen wie der Glykotyp und der Parasympathikustyp können ihrer Stoffwechsellage ohne tierische Eiweißträger nicht gerecht werden. Auf die obige Frage gibt es demnach keine pauschale Antwort oder nur diese: „Der Eiweißbedarf und die Auswahl der geeigneten Eiweißträger wird durch den individuellen Stoffwechseltyp und den Gesundheitszustand des Menschen bestimmt."

Es ist besonders beachtenswert, dass gerade in dieser brisanten Thematik der Gesundheitsgedanke eine so große Rolle spielt. Nur wenn Ihr Organismus über eine intakte Mikroflora in Dickdarm und Lunge verfügt und der Stoffwechsel Ihrer Zellen harmonisch abläuft, haben Sie die Möglichkeit Eiweiß aus dem Luftstickstoff zu synthetisieren. Andernfalls sind Sie ausschließlich auf Nahrungseiweiße angewiesen, deren Verarbeitung für Ihren Körper Schwerstarbeit bedeutet. Außerdem fallen jede Menge Abfallprodukte an, die Ihr Körper wieder loswerden muss, wenn er sich nicht verschlacken, vergiften, verätzen möchte.

Ich gehe davon aus, dass wir alle beeinträchtigt sind in der natürlichen Funktion unserer Körper durch Faktoren wie Luftverschmutzung, (Passiv-) Rauchen, gestörte Verdauung, zerstörte Darmflora (Antibiotika), Vergiftungen durch Schwermetalle besonders Quecksilber (Amalgamblomben), schädliche Lebensmittelzusätze, Pestizidrückstände in der Nahrung, verunreinigtes Trinkwasser, Elektrosmog und diverse Strahlungsbelastungen, negative Denkstrukturen, aggressive Verhaltensmuster, lieblose Beziehungen u.Ä. Wir leben sozusagen unter erschwerten Bedingungen, die es umso notwendiger machen, neben einer möglichst harmonischen Lebensführung dauerhaft an der innerlichen Körperreinigung zu arbeiten und die Nahrungseiweiße bewusst auszuwählen.

Welche Auswahl an Eiweißlieferanten haben wir? In der nachfolgenden Tabelle habe ich alle mir bekannten Nahrungsmittel aufgelistet, die einen relevanten Eiweißgehalt aufweisen. Die Zahlen hinter den einzelnen Lebensmitteln geben den Proteingehalt in Gramm pro 100 g an. Sie stammen mehrheitlich aus dem Institut für Biologische Chemie und Ernährungswissenschaft der Universität Hohenheim (www.uni-hohenheim.de) und dem Deutschen Ernährungsberatungs- und Informationsnetz (www.ernährung.de).

Beim Vergleichen des Eiweißgehaltes sollten Sie unbedingt im Auge behalten, dass in jedem Nahrungsmittel immer eine Kombination der Makronährstoffe (Kohlenhydrate, Fett, Eiweiß), Ballaststoffe und Wasser vorliegt. Einige Beispiele: Der relativ niedrige Eiweißgehalt von Rosenkohl mit 4,1g/100g erscheint in einem anderen Licht, wenn Sie den Kohlenhydratgehalt von

Eiweißreiche Nahrungsmittel

	pflanzliche Eiweißträger		tierische Eiweißträger
Hülsenfrüchte	Bohnen (22)*, Linsen (21), Erbsen (12), Kichererbsen (19), Sojabohnen (37) und Produkte daraus wie Tofu (8-12), Tempeh (20), Sojawurst (16), Miso(10,5) Lopino aus Süßlupine (20)	**Fleisch von Tieren**	Schwein (20), Rind (27,5), Hammel (24,7), Kalb (27), Kaninchen (26,9), Ziege (27,1)
Nüsse und Kerne	Haselnüsse (12), Erdnüsse (25,6), Mandeln (19), Walnüsse (14,5), Paranüsse (13,6), Kürbiskerne (24,4), Pinienkerne (24), Cashewkerne (16,1),	**Geflügel**	Ente (18,1), Gans (23,4), Huhn (24,5), Truthahn (20,6), Taube (21,6)
Samen	Leinsaat (26,4), Sesamsamen (17,7), Mohnsamen (20,2), Sonnenblumenkerne (22,5) Amaranth (15,8) Quinoa (14,8)	**Wild**	Fasan (22), Hase (29,9), Hirsch (28), Reh (30,3), Wachtel (22,4), Wildschwein (19,5)
Gemüse	Blumenkohl (2,5), Brokkoli (3,2), Grünkohl (3,4), Porree (2,3), Knoblauch (6,1), Rosenkohl (4,1), Spargel (1,9), Spinat (2,5), Wirsingkohl (2,7)	**Fisch**	Aal (18), Dorsch (20,3), Flunder (19,2), Barsch (21,4), Forelle (23,8), Hecht (21,4), Hering (18), Karpfen (21), Lachs (18,4), Makrele (21,5), Sardine (15,2), Thunfisch (24,6), Wels (18,1) Zander (22,4)
Algen	Spirulina, Chlorella, Afa (6)	**Eier**	vom Huhn (12,9)

pflanzliche Eiweißträger		tierische Eiweißträger	
Sprossen	aus Hülsenfrüchten und Samen Alfalfasprossen (4,0), Mungobohnensprossen (3,2) Getreidesprossen (3,2)	**Meeresfrüchte**	Austern (9,1), Garnelen (20,3), Muscheln (11,1), Kaviar (26,1), Krebse (19), Tintenfisch (18,5) Shrimps (18,9)
Getreide	Weizen (11,7), und Produkte daraus wie Seitan (28), Aufschnitt (25), Roggen (9,0), Dinkel (11,6) Gerste (9,8), Hafer (11,7), Grünkern (10,8), Mais (8,5), Buchweizen (9,1), Hirse (9,8), Reis (7-9)	**Milchprodukte**	von Kuh, Schaf, Büffel und Ziege Buttermilch (3,2), Kefir (3,4), Frischkäse (11), Milch (3,3), Weichkäse (20), Quark (11), Hartkäse (33), Sahne (2,5), Fetakäse (17,4), Joghurt (3,8), Hüttenkäse (12,6), Mozarella (19)
Pilze	Champignon (2,7), Waldpilze (2,1), Steinpilz (3,6), Pfifferling (1,6), Shiitakepilze (1,6)		
Hefen	Bierhefe, getr. (48,0)		

Tab. 7   Pflanzliche und tierische Eiweißträger
   *Werte in den Klammern – Eiweißgehalt in Gramm pro 100g des Nahrungsmittels

3,3g/100g und Wassergehalt von 85g/100g berücksichtigen. Rosenkohl ist so betrachtet ein sehr eiweißreiches Gemüse. Ähnliches lässt sich über Pilze, vor allem Steinpilze berichten. Ihr Kohlenhydratgehalt ist mit 0,5g/100g sehr gering. Das bedeutet, die scheinbar mageren 3,6g/100g Eiweiß fallen noch mehr ins Gewicht. Auch Pilze sind daher eiweißreiche Kost. Ein anderes Beispiel: Die verschiedenen Getreidesorten sind durch ihren hohen Kohlenhydratgehalt in erster Linie in die Kategorie Kohlenhydrate einzuordnen. Aber sie liefern auch ansehnliche Mengen Eiweiß, was besonders für Vegetarier von Bedeutung ist.

Welches sind denn nun die besseren Eiweißträger, die pflanzlichen oder die tierischen? Auch diese Frage lässt sich nicht pauschal beantworten. Ich habe für mich die vorwiegend vegetarische Ernährungsform gefunden, welche ich auch Ihnen an Herz legen möchte. Vorwiegend vegetarisch meint, es können ergänzend zur Pflanzenkost Milchprodukte und Eier, unter Umständen auch Fisch, gegessen werden. Dazu später mehr.

Anhand der obigen Tabelle möchte ich Sie darauf aufmerksam machen, dass es keinesfalls an pflanzlichen Eiweißträgern mangelt und somit eine Unterversorgung mit Proteinen bei Vegetariern ausgeschlossen ist, wenn diese ihre Lebensmittel bewusst wählen. Es sollte heute allen bekannt sein, dass es sehr gut möglich ist, sich alle Aminosäuren durch eine gescheite Kombination von pflanzlichen Nahrungsmitteln zuzuführen. Trotzdem scheint die „Fleisch-muß-sein-These" den Menschen wie eingeimpft. Und das ist sie meiner Meinung nach auch. Ich finde die vorsätzliche Irreführung der Verbraucher, seitens der Fleischindustrie, absolut unglaublich und inakzeptabel. Es wird suggeriert, in vegetarischer Nahrung fehlten einige der essentiellen Aminosäuren und es käme unter Vegetariern deshalb zu einer Reihe von Krankheiten. Dem ist nicht so.

Der rasant steigende Fleischkonsum spricht Bände über die Wirksamkeit von Werbung und Meinungsbildung über die Medien. Heute essen die Menschen in der Bundesrepublik fünfmal mehr Fleisch als vor hundert Jahren. Im Jahr 1890 betrug der jährliche Pro-Kopf-Verbrauch im Jahr nur 12 Kilogramm, im Jahre 1950 bereits ca. 26 Kilogramm und 2004 waren es ganze 60 Kilogramm. Auch BSE und allerhand Skandale um die Massentierhaltung bremsten den Appetit der Leute auf Fleisch kaum. Dabei weiß es jeder, und wissenschaftlich belegt ist es auch: Der **zu** umfangreiche Verzehr von tierischem Eiweiß, insbesondere von rotem Muskelfleisch, ist eine Hauptursache der meisten Zivilisationskrankheiten wie Gicht, Rheuma, Arteriosklerose, Herz-Kreislauf- und Stoffwechselerkrankungen.

Ich rate Ihnen deshalb von Fleisch und Wurstwaren ab und lege Ihnen eine vorwiegend vegetarische Ernährung nahe. Wie schon einmal erwähnt, haben wir als Mitteleuropäer eine derart reichhaltige Auswahl an eiweißreichen Nahrungsmitteln zur Verfügung, so dass wir auf das Fleisch der Tiere als Eiweißlieferanten nicht angewiesen sind. Auch leben wir nicht in irgendwelchen Not- oder Extremsituationen, die eine fleischhaltige Ernährung fordern könnten. Sollten Sie auf Grund Ihrer Stoffwechsellage (extremer Eiweißtyp), gesundheitlicher Beeinträchtigungen (Stoffwechselstörungen) oder aus anderen persönlichen Gründen nicht auf Fleisch verzichten können oder wollen, so empfehle ich Ihnen dringend, nur die beste verfügbare Qualität zu wählen. Das sind ganz klar kontrolliert biologisch erzeugte Fleisch- und Wurstwaren und fachgerecht erlegtes Wild.

Mein persönlicher Entschluss vorwiegend vegetarisch zu leben, hatte sowohl gesundheitliche als auch ethische Gründe, aber auch ökologische und wirtschaftliche Überlegungen spielten eine Rolle, genauso wie spirituelle Vorstellungen. Dazu möchte ich Ihnen eine kleine Auswahl anbieten:

Zu viel Fleischessen macht krank

Der Konsum von Fleisch und Wurst ist ein Risikofaktor für zahlreiche Erkrankungen. Zum Beispiel:

Diabetes: Eine zu hohe Zufuhr gesättigter Fettsäuren kann zu einer Insulinresistenz führen und begünstigt das Entstehen von Zuckerkrankheit (Diabetes mellitus). Generell enthalten tierische Produkte sehr viele gesättigte Fettsäuren.

Osteoporose und Knochenbrüche: Fleischprodukte enthalten durchschnittlich mehr Phosphor als Kalzium. Ein erhöhter Phosphorspiegel hat eine verstärkte Freisetzung von Kalzium aus den Knochen zur Folge. Wie einige Studien gezeigt haben, besteht ein enger Zusammenhang zwischen einer hohen Phosphataufnahme mit der Nahrung und einem erhöhten Risiko für Osteoporose und Knochenbrüche.

Krebs: Fleisch ist eines der Nahrungsmittel, die unseren Körper am stärksten übersäuern und mit Stoffwechselgiften überfrachten. Die Übersäuerung gilt allgemein als eine Ursache von Krebs.

Demenz: Eine zu eiweißreiche Ernährung führt zu einem Cortisolanstieg in Blutplasma und Speichel. Chronisch erhöhte Cortisol-Konzentrationen schädigen den Hippocampus, was zu einer deutlichen Verschlechterung des Gedächtnisses führt. Fleischesser haben nach einer Studie der Californischen Loma Linda University ein doppelt so hohes Risiko für Demenz-Erkrankungen wie Vegetarier.

Immer wenn möglichst viel Fleisch in möglichst kurzer Zeit, mit möglichst niedrigem Aufwand produziert werden soll, also in der modernen Massentierhaltung, leiden zuerst die Tiere, dann die

Qualität der Produkte und am Ende der Konsument. Die an die Masttiere verfütterten Medikamente, Antibiotika, Hormone, genmanipulierten Pflanzen, Aromastoffe und was sonst noch alles ins Futter gemischt wird, reichern sich im Fleisch der Tiere an oder beeinträchtigen es auf andere Weise. In jedem Fall gefährden diese Substanzen im Fleisch Ihre Gesundheit. Wenn Sie dann schon Fleisch essen müssen, achten Sie sich selbst zuliebe und aus Respekt gegenüber den Tieren auf Bio-Ware aus artgerechter Tierhaltung.

Fleischproduktion ist unökonomisch

Um ein Rind ein Jahr lang zu mästen, benötigt man etwa einen halben Hektar Weideland. Nach diesem Jahr erhält man von diesem Tier rund 300 Kilogramm Fleisch. Auf derselben Ackerfläche könnten ebenfalls in einem Jahr 3000 Kilogramm Getreide oder 20.000 Kilogramm Kartoffeln geerntet werden. Anders ausgedrückt: ein einziges Steak von ca. 225 Gramm enthält soviel Pflanzenenergie, dass man damit 40 Menschen einen Tag lang ernähren könnte.

Fleischessen ist grausam gegenüber den Tieren

Stichwort **Massentierhaltung**: auf engstem Raum, in ständigem künstlichen Licht, in Gestank und eigenem Kot, das Futter ein undefinierbares Gemisch aus Proteinen, Ballaststoffen, Mineralien, Antibiotika, Hormonen und künstlichen Aromen, der Weg zum Schlachthof ein Höllentrip, das Ende elendig...Würden Sie so leben und sterben wollen?

Der französische Dichter und Literaturnobelpreisträger Romain Rolland (1866 – 1944) sagte in diesem Zusammenhang einmal: „Die Grausamkeit gegen die Tiere und auch schon die Teilnahmslosigkeit gegenüber ihren Leiden ist meiner Ansicht nach eine der schwersten Sünden des Menschengeschlechtes. ... Wenn der Mensch so viel Leides schafft, welches Recht hat er dann, sich zu beklagen, wenn er selbst leidet?"

Fleischessen ist beim Menschen unphysiologisch

Obwohl der Mensch vieles essen kann, also auch Fleisch, heißt das noch lange nicht, dass alles für ihn förderlich ist. Besonders die Länge des menschlichen Verdauungstraktes macht deutlich, wie ungünstig Fleischessen für Menschen ist. Der Darm eines Wolfes, der von der Natur als Fleischfresser konzipiert wurde, ist nur etwa dreimal so lang wie sein Körper. Das bedeutet, das Fleisch kann zügig verdaut und die Überreste wieder ausgeschieden werden, bevor sie zu verwesen beginnen. Der menschliche Darm, mindestens sechsmal so lang wie der Körper, braucht für die Verdauung viel zu lange. Ehe das Fleisch bzw. seine Reste wieder ausgeschieden werden können, bilden sich eine Reihe an giftigen Substanzen (Leichengift), die der Körper über den Darm ins Blut aufnimmt. Er wird vergiftet!

Und noch ein Fakt sollte uns zu denken geben. Menschen essen bevorzugt nur das Faserfleisch, also die Muskeln der getöteten Tiere. Knochen, Blut, Mark, Innereien, Knorpel und Sehnen, sprich die mineralstoff- und proteinreichsten Teile der Tierleiche, verschmäht der Zivilisationsmensch. Kein von Natur aus zum Fleischessen bestimmtes Wesen tut das. Ganz im Gegenteil: ein Löwe beispielsweise frisst genau diese Teile seiner Beute zuerst. Das minderwertige Muskelfleisch überlässt er den Hyänen.

Fleischessen verursacht globales Elend

Fleisch ernährt wenige auf Kosten vieler, denn für die Produktion von Fleisch wird wertvolles Getreide, das die Menschen direkt ernähren könnte, an Tiere verfüttert. 40% der weltweiten Getreideernte landet in den Tierställen der Industrieländer.

60% der Futtermittel für die Massentierhaltung der Industriestaaten (Getreide, Soja, Erdnüsse...) stammen aus den Entwicklungsländern. Dadurch wird den dortigen Bauern lebensnotwendiges

Acker- und Weideland für die eigene Ernährung geraubt, was zu Viehsterben, Nahrungsmittelknappheit und damit zu Importabhängigkeit und Verschuldung führt.

Für 200 g Steak werden bis zu 2 kg Getreide verfüttert. Von 2 kg Getreide würden etwa 8 Kinder satt. 40.000 Kinder verhungern täglich! Rund 20 Millionen Menschen verhungern jedes Jahr! Wenn die Industrieländer ihren Fleischverbrauch um nur 10 Prozent reduzierten, könnten 100 Millionen Menschen zusätzlich ernährt werden. Niemand müsste hungern!

Der Schweizer Nationalrat und Drittwelt-Experte Prof. Jean Ziegler sagte zu diesem Thema: „Diesen fürchterlichen Massenmord will ich nicht mehr mitmachen. Kein Fleisch zu essen ist ein minimaler Anfang."

Fleischproduktion ist unökologisch

Mist und Gülle: Bei der Produktion von 1 kg Schweinefleisch entstehen etwa 15 kg Gülle – in Deutschland 66 Millionen Tonnen jährlich. Das enthaltene Nitrat verseucht das Grundwasser.

Atmosphäre: Die Fleischproduktion setzt große Mengen CO_2 frei, vor allem durch das Abbrennen der Regenwälder für Weideflächen, auf denen die Rinder für Fastfoodketten gehalten werden.

Regenwald: Alle zwei Sekunden wird ein Waldgebiet der Größe eines Fußballfeldes zerstört – zum Großteil für die Neugewinnung von Weideflächen. Die Folgen der Zerstörung für den Wasser- und Klimakreislauf der Erde sind noch nicht abzusehen.

Trinkwasser: 50% des gesamten Trinkwasserverbrauchs geht zu Lasten der Massentierhaltung. Für die Produktion von einem Kilogramm Fleisch wird durchschnittlich 100 Mal mehr Wasser verbraucht als für ein Kilogramm Getreide oder Gemüse.

Sehr umfassend informiert Sie über die Notwendigkeit fleischloser Ernährung die Broschüre „Vegetarisch leben" von Ronald Zürrer und Armin Risi, Govinda-Verlag, ISBN 3-906347-43-5.

Nachfolgende Zitate berühmter Persönlichkeiten habe ich dieser Broschüre entnommen.

Zitate berühmter Vegetarier

Albert Einstein, Physiker: „Nichts wird die Chance auf ein Überleben auf der Erde so steigern wie der Schritt zur vegetarischen Ernährung."

Leo Tolstoi, Schriftsteller: „Fleischessen ist ein Überbleibsel der größten Rohheit; der Übergang zum Vegetarismus ist die erste und natürlichste Folge der Aufklärung."
„Solange es Schlachthäuser gibt, wird es auch Schlachtfelder geben."

Leonardo da Vinci, Universalgenie: „Wahrlich ist der Mensch der König aller Tiere, denn seine Grausamkeit übertrifft die ihrige. Wir leben vom Tode anderer. Wir sind wandelnde Grabstätten!"

Alexander von Humboldt, deutscher Gelehrter: „Wo ein Jäger lebt, können zehn Hirten leben, hundert Ackerbauern und tausend Gärtner. ... Die selbe Strecke Landes, welche als Wiese, das heißt als Viehfutter, zehn Menschen durch das Fleisch der darauf gemästeten Tiere aus zweiter Hand ernährt, vermag – mit Hirse, Erbsen, Linsen und Gerste bebaut – hundert Menschen zu erhalten und zu ernähren."

Jesus Christus: "Wahrlich, ich sage euch: der, der tötet, tötet sich selbst, und wer vom Fleisch erschlagener Tiere isst, isst vom Körper des Todes. Denn in seinem Blut wird jeder Tropfen ihres

Blutes sich in Gift umwandeln. Tötet nicht, noch esset das Fleisch eurer unschuldigen Beute, wenn ihr nicht Sklaven des Satans werden wollt!"
(Einfach unglaublich, dass die Kirchen, die sich ja angeblich auf die Lehren von Jesus beziehen, das Fleischessen religionstauglich gemacht haben und selbst an Tierversuchen „in vernünftigem Rahmen" nichts auszusetzen haben. Dieses Zitat stammt übrigens aus dem Evangelium der Essener, welches von der Amtskirche nicht akzeptiert wird.)

Christian Morgenstern, Schriftsteller: „Wenn der moderne Mensch die Tiere, deren er sich als Nahrung bedient, selbst töten müsste, würde die Anzahl der Pflanzenesser ins Unermessliche steigen."

Eugen Roth, Schriftsteller: „Es denkt der Mensch, zufrieden froh:/ Ich bin kein Schlächter, blutig roh;/ doch da der Mensch kein Wurstverächter, / so trägt die Mitschuld er am Schlächter."

Bryan Adams, Sänger: „Ich bin seit 12 Jahren Vegetarier. Und ich war noch nie ernsthaft krank. Vegetarische Ernährung stärkt das Immunsystem. Ich glaube, dass Fleisch krank macht."

Mahatma Gandhi, Nobelpreisträger: „Ich glaube, dass geistiger Fortschritt an einem gewissen Punkt von uns verlangt, dass wir aufhören, unsere Mitlebewesen zur Befriedigung unseres körperlichen Verlangens zu töten."

Budda, Religionsstifer: "Die Wesen mögen alle glücklich leben, und keinen möge ein Übel treffen. Möge unser ganzes Leben Hilfe sein an anderen! Ein jedes Wesen scheuet Qual, und jedem ist sein Leben lieb. Erkenne dich selbst in jedem Sein und quäle nicht und töte nicht."

Isaac Bashevis Singer, amerikanischer Schriftsteller, Literaturnobelpreisträger: „Wir sind alle Gottes Geschöpfe. ... Des Menschen eigenes Verlangen nach Gerechtigkeit bleibt jedoch auf der Strecke, wenn er Tiere tötet, um sie zu essen. Denn der Mensch bittet Gott um Barmherzigkeit, ist aber selbst nicht bereit, sie zu gewähren. Mit welchem Recht erhofft er also Gottes Gnade? Es ist ungerecht und entbehrt jeglicher Konsequenz, etwas zu erwarten, das man selbst nicht gewillt ist zu geben."

Auerbach, Schriftsteller: „Der untrüglichste Gradmesser für die Herzensbildung (Reife) eines Volkes oder Menschen ist, wie sie Tiere betrachten und behandeln."

... und der irische Dramatiker **George Bernard Shaw** formulierte es einmal so: "Tiere sind meine Freunde und meine Freunde esse ich nicht."

☺ Sollte Sie diese Reihe von Gründen und Zitaten angeregt haben, Ihre Ernährung in Zukunft fleischlos oder fleischloser zu gestalten, empfehle ich Ihnen schrittweise vorzugehen. Lassen Sie zunächst an einigen Tagen in der Woche Fleisch und Wurst weg. Gehen Sie dann dazu über, Fleisch nur noch zu besonderen Anlässen (Sonntagsbraten, Essen gehen, Besuch) zu essen. Mit der Zeit werden Sie es als ganz selbstverständlich empfinden, sich ohne Fleisch zu ernähren. Vernachlässigen Sie aber auf keinen Fall Ihren individuellen Eiweißbedarf. Informieren Sie sich umfassend über pflanzliche Eiweißlieferanten und die vielen Möglichkeiten ihrer Zubereitung. An erster Stelle sind da zu nennen: Hülsenfrüchte, Nüsse, Samen, Algen und Getreide (siehe Tabelle „Eiweißreiche Nahrungsmittel"). Beachten Sie auch die eiweißhaltigen Gemüse wie Grünkohl, Rosenkohl, Spinat, Wirsingkohl usw. Es genügt nicht, einfach zu beschließen: „Jetzt werde ich Vegetarier." und dann nur noch von Reis mit Gemüse zu leben. Das ist zu naiv und führt nach einiger Zeit in Mangelzustände, was dann den Kritikern des Vegetarismus wieder neue Argumente verschafft.

Sie sollten auch Bescheid wissen über solche Pflanzen und Früchte, die Ihnen andere wichtige Nährstoffe (außer Eiweiß) spenden können. Ich denke da besonders an das viel zitierte Eisen. Von der Gefahr einer Eisenmangelanämie, die bei den Vegetariern angeblich recht groß sein soll, kann dann keine Rede mehr sein, jedenfalls nicht aus dem Grund einer Mangelversorgung, wenn Sie Ihrem Körper ausreichend und regelmäßig von diesen und noch vielen anderen Eisenlieferanten anbieten: Bohnen, Linsen, Kichererbsen, Aprikosen, Pflaumen, Walnüssen, Petersilie, Rote Beete, Blattsalat, Hirse, Hafer, Roggen ...

Viele Tipps zur vegetarischen Ernährung und leckere Rezepte erhalten Sie unter: www.vegetarierbund.de.

Eiweißträger sind dann besonders wertvoll für die menschliche Ernährung, wenn die verschiedenen Aminosäuren in einem bestimmten Verhältnis zueinander in ihnen enthalten sind. Diese biologische Wertigkeit lässt sich durch geschickte Kombination verschiedener Eiweißquellen erhöhen. So ergänzen sich beispielsweise die Aminosäuren in Bohnen und Weizen, Milchprodukten und Roggen oder auch Kartoffeln und Quark ganz hervorragend. Ähnliches gilt für die Kombination von Ei mit Kartoffeln, Ei mit Soja, Ei mit Bohnen und auch Bohnen mit Mais.

Wie Sie richtig bemerkt haben, kommen nun doch einige tierische Eiweißträger mit in die Auswahl der Eiweißlieferanten, nämlich Milchprodukte und Ei. Deshalb sprach ich weiter oben auch von **vorwiegend** vegetarischer Ernährung. Ich finde es akzeptabel Milchprodukte, Ei und auch Fisch in die Ernährung mit einzubeziehen, unter gewissen Vorbehalten und mit einigen Einschränkungen. Das möchte ich näher erklären.

Milch und Milchprodukte

Zwei Faktoren sprechen eigentlich absolut gegen Milch in der menschlichen Ernährung. (Wir reden hier über die Milch von Tieren wie der Kuh und nicht über die Muttermilch, die selbstverständlich höchst wertvoll für das Neugeborene ist.) Zum einen ist da die Schwierigkeit des menschlichen Verdauungstraktes, geeignete Enzyme zur adäquaten Verdauung der Milch herzustellen. Viele Menschen bilden diese Enzyme nicht bzw. nur in der Zeit, in der sie als Kleinkind gestillt werden. Daraus folgt, dass für diese Menschen im späteren Kindesalter und als Erwachsener Milch eine unverdauliche also unverträgliche Substanz darstellt. Diese Tatsache ist zu akzeptieren.

Falls Sie es betrifft, und Sie eine Milchunverträglichkeit haben, bitte fühlen Sie sich deshalb nicht krank oder eingeschränkt. Unverträglichkeitssymptome, wie z.B. Blähungen, Durchfälle, Hautausschläge, sind für Ihren Organismus völlig normale Reaktionen. Er **will** keine Milch und er **braucht** keine Milch. Ihnen fehlt nichts, wenn Sie keine Milchprodukte zu sich nehmen. Im Gegenteil, Sie verschonen Ihren Körper, vor einer für ihn unverdaulichen Substanz, mit der er sich sonst abplagen müsste. Milchfreie Kost wird Ihren Gesundheitszustand insgesamt deutlich verbessern.

Zum zweiten Faktor: Auch für Menschen, die Milch gut vertragen, ist sie leider nicht wirklich zu empfehlen. Milch wird heute, mit Ausnahme von Roh- oder Vorzugsmilch, pasteurisiert, sterilisiert, homogenisiert oder sogar ultrahocherhitzt. Dadurch denaturiert sie und wird noch schwerer bis unverdaulich. Die Proteine sind nach diesen Prozeduren hitzegeschädigt und die Mineralien, insbesondere das als besonders wertvoll herausgestellte Kalzium, können vom Organismus bestenfalls wieder ausgeschieden oder schlimmstenfalls als Schlacken im Körper abgelagert werden. Für einen Einbau in die lebenden Zellen kommen sie nicht mehr in Frage, da sie ihre energetische Wertigkeit und eine ganze Reihe von vitalen Begleitstoffen verloren haben, die wiederum den Eintritt und die Mitarbeit in den Zellen erst ermöglicht hätten. Milch ist deshalb auch **kein** Kalziumspender!

Und noch ein weiterer Fakt begründet, warum Milch **nicht** zur Aufnahme von Kalzium im menschlichen Körper beiträgt: das richtige Mischungsverhältnis von Kalzium, Magnesium und Phosphor von 2:1:2 ist nicht vorhanden.

Das Magnesium hat die Fähigkeit, das Kalzium aufzuschließen und für den Körper sinnvoll zur Verfügung zu stellen. Wenn Sie also 20 mg Kalzium und gleichzeitig 10 mg Magnesium zu sich nehmen, dann ist alles bestens. Richtig ist, in der Milch befindet sich viel Kalzium, ca. 120 mg in 100 g, aber leider nur 12 mg Magnesium. Das heißt von den 120 mg Kalzium, die Ihnen ein kleines Glas Milch liefert, kann Ihr Körper nur 24 mg verwerten. Was passiert mit den restlichen 96 mg? Wenn Sie nur selten Milch zu sich nehmen, wird Ihr Körper das überschüssige Kalzium nach und nach über den Urin ausscheiden. Reicht die Kapazität Ihrer Ausscheidungsorgane nicht aus, weil regelmäßig größere Mengen Milch in Ihrer Ernährung vorkommen, muss Ihr Körper sie ablagern. Dazu hat er mehrere Möglichkeiten: er verschiebt die Abfallprodukte ins Bindegewebe, er bildet Fettzellen und deponiert sie dort, er bildet Steine z.B in den Nieren, er lagert das überflüssige Kalzium an Verletzungen der Gefäßwände ab (Arteriosklerose). Nicht sehr rosige Aussichten, aber es kommt noch heftiger.

Was geschieht nun mit den 24 mg Kalzium die durch das Magnesium bioverfügbar gemacht werden konnten? Für den korrekten Einbau dieses Kalziums in die Zellen von z.B. Knochen und Zähnen braucht unser Körper nun Phosphor in geeigneten Mengen. Kalzium und Phosphor sollten idealerweise zu gleichen Anteilen vorhanden sein. In unserem Beispiel benötigt der Körper also 24 mg Phosphor für den Einbau des Kalziums in die Knochenzellen. Die Milch liefert mit 95 mg/100g jedoch einen Überschuss an Phosphor, der die korrekte Verwertung des Kalziums sabotiert.

Das Verhältnis von Kalzium, Magnesium und Phosphor in der Kuhmilch von 10:1:8 ist also nur für ein Wesen wirklich ideal, nämlich für das Kälbchen. Für uns Menschen ist es eher ungünstig.

☺ Aus diesen Gründen rate ich Ihnen dringend davon ab, Milch zu trinken. Als Getränk bzw. Nahrungsmittel ist sie völlig ungeeignet. Besonders auch für Kinder!!! (Ausnahme => Muttermilch) Auch mit Milchprodukten wie Hart- und Weichkäse, Frischkäse, Feta, Mozarella, Hüttenkäse gehen Sie lieber sparsam um. Die ungünstigen Verhältnisse der Mineralstoffe in allen Milchprodukten können Sie ausgleichen, indem Sie diese mit grünem Gemüse und Blattsalaten kombinieren. Besonders in grünen Blättern ist viel Magnesium enthalten, an dem es in Milchprodukten in erster Linie mangelt.

☺ Eine bekömmlichere Alternative zur Kuhmilch stellen Produkte aus Ziegen- und Schafmilch dar. Die Milch dieser Tiere, besonders die der Ziegen, hat eine ähnliche Zusammensetzung wie die menschliche Muttermilch. Ziegen – und Schafmilchprodukte sind deshalb besser verdaulich und manchmal sogar für Menschen mit einer Kuhmilchunverträglichkeit genießbar.

Wertvoll für die Ernährung unseres Köpers sind nach meiner Meinung Produkte aus Milch nur dann, wenn sie mit Hilfe von Mikroorganismen, sprich Bakterien, Pilzen und Hefen, hergestellt werden. Naturbelassener Joghurt, Quark, Sauermilch sind gute Eiweißspender, die als Ergänzung zur Pflanzenkost genutzt werden können. Bei diesen Milchprodukten haben die Mikroorganismen schon einen Teil der Verdauungsarbeit geleistet, weshalb sie für uns verträglicher sind.

Allen voran ist der **Milchkefir** zu nennen. Bitte beachten Sie, hier geht es **nicht** um das Produkt „Kefir", welches Sie in jedem Supermarkt kaufen können, sondern einzig und allein um das Kefirgetränk, das Sie sich zuhause mithilfe eines Kefirpilzes selbst herstellen. Wie das geht und welche gesundheitlichen Vorzüge dies hat, finden Sie hier und auf den Internetseiten: www.kefir.at und www.kombuchapilz.de. Auf diesen Internetseiten finden Sie auch Bezugsquellen für Kefirknollen, falls Sie sich entschließen, Ihren Kefir selbst herzustellen.

Diese Wirkungen werden dem Milchkefir nachgesagt:

- reguliert den Blutdruck
- lebensverlängernd, beugt vorschnellem Altern vor
- heilende und stabilisierende Wirkung auf den gesamten Organismus
- reguliert die Abwehrkräfte des Organismus und organisiert sie
- Funktionen der Bauchspeicheldrüse, Leber und Milz werden harmonisiert
- heilt die Galle, reinigt die Gallenwege und verhindert Bildung von Gallensteinen
- reinigt die Darmwege, reguliert und stärkt die Darmflora
- heilt den Magen, lässt Geschwüre abheilen
- Nierenfunktionen und Harnwege werden harmonisiert und gereinigt
- antibiotisch, entwickelt selbst Antibiotika und heilt entzündete Stellen im Körper
- behebt die Müdigkeit im Körper, Lebensmut und Freude kehren zurück
- Stoffwechselharmonisierung bewirkt Linderung von Hautproblemen

Was macht den Milchkefir so universell einsetzbar bei den verschiedensten Krankheiten?

Eine Ursache liegt sicherlich in seiner Zusammensetzung. Folgende Inhaltsstoffe werden im Bundeslebensmittelschlüssel des Bundesministeriums für Ernährung, Landwirtschaft und Verbraucherschutz angegeben:

Mineralstoffe u. Spurenelemente	Vitamine	weitere Inhaltsstoffe
Kalzium	A (Retinol)	Proteine
Natrium	B1 (Thiamin)	Fette
Kalium	B2 (Riboflavin)	Kohlenhydrate
Magnesium	B3 (Niacin)	
Phosphor	B5 (Pantothensäure)	
Eisen	B6 (Pyridoxin)	
Jod	B7 (Biotin)	
Zink	B9 (Folsäure)	
Mangan	B12 (Cobalamin)	
Kupfer	C (Ascorbinsäure)	
Fluor	D (Calciferole)	
	E (Tocopherole)	

Dieser beachtlichen Liste wertvoller Inhaltsstoffe fehlen meiner Ansicht nach entscheidende Bestandteile, die Kefir erst wirklich einzigartig machen. Ich meine damit vor allem die nützlichen Mikroorganismen. Das kann entweder daran liegen, dass das Bundesministerium die Kefirprodukte nicht auf den Gehalt an Mikroorganismen untersuchen ließ. Oder aber in den untersuchten Produkten aus dem Handel befinden sich keine lebendigen Organismen. Fakt ist, ohne Milchsäurebakterien kann kein Kefir entstehen. Auch ein geringer Gehalt an Alkohol (etwa 0,5% -1%) sowie natürliche Kohlensäure sind Inhaltsstoffe von echtem Milchkefir und verleihen ihm eine gewisse Spritzigkeit.

Besonders hervorheben möchte ich, dass Kefir durch seine Mikroflora, insbesondere die Milchsäurebakterien, die Darmflora harmonisiert und das Faulen der unverdauten Nahrung im Darm verhindert, wodurch der pH-Wert des Darmes stabilisiert wird. Ein gesunder Darm wiederum ist die Grundlage für eine gute Gesundheit.

☺ Den stets weiter wachsenden Kefirpilz teilt man einfach, wenn er zu groß wird bzw. wenn sich viele kleinere Knollen gebildet haben. Behalten Sie so viel zurück, wie Sie für Ihre Kefirzubereitung benötigen und **verschenken** Sie den überschüssigen Pilz! Kopieren Sie diese

Anleitung und überreichen Sie diese mit einem Teil Ihrer Kefirknollen an Freunde und Bekannte. Der Kefirpilz sollte Allgemeingut sein und bleiben und keinesfalls kommerziellen Zwecken dienen.

Grundrezept für Milchkefir *

Achten Sie besonders darauf, dass Ihre Kefir-Kultur niemals mit Metall in Berührung kommt, denn das würde sie zerstören! Also alle Geräte: Löffel, Siebe, Behälter etc. sollten aus Glas, Holz oder Plastik bestehen!

Sie benötigen:
- 250 ml Milch (Rohmilch oder frische Milch, nur pasteurisiert, Keine H-Milch!)
- zwei Esslöffel voll Kefir-Knollen (ganz nach Geschmack kann auch mehr Kefirpilz verwendet werden, je mehr desto saurer)
- 1 sauber gewaschenes Schraubglas oder Einmachglas (Füllmenge min. 0,5 bis 1 Liter)

Zubereitung des Kefirs:

Kefir-Pilz vorsichtig in das Glas geben und mit der entsprechenden Menge Milch auffüllen. Das Glas verschließen und an einen dunklen, warmen (ca. 20-25 Grad C) Ort stellen. Höhere Temperaturen (max. 30 Grad C) lassen den Kefir schneller reifen, niedrigere Temperaturen (min. 5-10 Grad C) langsamer. Es empfiehlt sich, das Glas einige Male pro Tag vorsichtig zu schütteln. Dadurch werden die Caseinflocken verteilt und es gelangt frische Milch an die Kultur.

Nach 24 Stunden ist der Kefir trinkfertig. Zu dieser Zeit ist er noch ziemlich flüssig, etwa wie flüssige Sahne und kann u.U. auch eine leicht abführende Wirkung haben. Wenn Sie Ihren Kefir kräftiger, säuerlicher und dicklicher möchten, erhöhen Sie die Fermentationsdauer auf 36 bis maximal 48 Stunden. Dieser Kefir hat dann eine eher stuhlfestigende Wirkung.

Und wenn er fertig ist:
Schütteln Sie das Glas vorsichtig mit kreisenden Bewegungen. Dadurch vermischt sich die Molke (die klare Flüssigkeit) mit den Caseinflocken. Gießen Sie dann den Inhalt durch ein feinmaschiges Plastiksieb in ein vorbereitetes Gefäß. Schütteln Sie das Sieb horizontal, damit möglichst viel vom fertigen Kefir abläuft. Die Kultur verbleibt im Sieb und ist bereit für den nächsten Einsatz. Das Glas wird gut gewaschen und sauber ausgespült. Geben Sie die Kefir-Kultur hinein, füllen Sie mit Milch auf und der Kreislauf beginnt von neuem. Lassen Sie den Kefir-Pilz keinesfalls für längere Zeit ohne Milch stehen. Nach wenigen Stunden vertrocknet er und stirbt! Der fertige Kefir hält sich im Kühlschrank für kurze Zeit frisch.

* (nach www.kefir.at)

Exkurs: Wasserkefir, japanische Kristalle, Kristallalge

Obwohl es nicht zum Thema „Eiweiß" gehört, sei an dieser Stelle gesagt, es gibt auch eine Kefirart auf Wasser-Zucker-Basis, den **Wasserkefir**. Für alle, die Milch nicht vertragen oder mögen, ist er ein hervorragendes Äquivalent zum Milchkefir.

Grundrezept für Wasserkefir

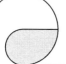

1 Glasbehälter mit Deckel, Löffel und Sieb aus Plastik, Keine Metallgegenstände benutzen!

Zutaten:
- 1 l Leitungs- oder Quellwasser
- ca. 1-2 EL Zucker, ideal ist Vollrohrzucker oder unraffinierter Rohrzucker
- 3 EL Wasserkefirknöllchen, dürfen auch mehr sein, der Kefir wird dann kräftiger im Geschmack
- Trockenfrucht (unkonserviert u. nicht geschwefelt!), z. B. 1 EL Rosinen oder 1 Feige oder 1 Aprikose....
- 1/2 Zitrone (ungespritzt, bzw. geschält) muss nicht unbedingt sein (für den Geschmack und Vitamin C)

Glas mit Wasser füllen, Zucker einrühren und Kefirknöllchen sowie Trockenfrucht zugeben. Bei Zimmerwärme mindestens 24 Stunden maximal 72 Stunden abgedeckt stehen lassen (Glas nicht fest verschließen, Deckel nur auflegen, Gasentwicklung!).

Durch die Aktivität der Kefir-Körnchen kommt es bald nach dem Ansetzen zu einer intensiven Gärung, Zucker und andere Stoffe werden zu Milchsäure abgebaut. Neben Kohlensäure-Gas bildet sich auch ein geringer Teil an Alkohol (nach 1-2 Tagen etwa 0,5% -1%). Bereits nach dieser kurzen Zeit kann das leicht trübe, prickelnde Getränk mit süß-säuerlichem Geschmack genossen werden.

Das fertige Getränk über einem Plastiksieb abgießen, die Zitrone hineinpressen (nach Geschmack) und direkt genießen oder noch im Kühlschrank kalt werden lassen. Sie können den Geschmack auch durch Fruchtsirup (Holunder) nach Belieben abwandeln.

Achtung: Im Umgang mit Mikroorganismen und Lebensmitteln ist immer eine besondere Hygiene vonnöten, deshalb sollten die Wasserkefirknöllchen 1x pro Woche gründlich mit lauwarmem Wasser gespült und grundsätzlich nur saubere Gefäße und Gegenstände verwendet werden. Tägliches Spülen halte ich nicht für sinnvoll, da dies die Mikroflora der Kefirkörnchen beeinträchtigen kann.

Die gewaschenen Wasserkefirknöllchen werden nach obiger Rezeptur direkt wieder neu angesetzt. Die Trockenfrüchte müssen nur einmal pro Woche erneuert werden.

Auch diesem Gärgetränk werden universelle Heileigenschaften nachgesagt:

- Stärkung des Abwehr/Immunsystems
- Blutdruck regulierend
- Stoffwechsel anregend
- mild abführend (Kefir nach 24 h Gärungszeit vor dem Schlafengehen trinken)
- Stuhlnormalisierend (nach 48 Stunden Gärungszeit)
- leicht Stuhlfestigend (noch längere Gärungszeit)
- normalisiert das Körpergewicht
- reguliert die Harnausscheidung

So funktioniert Wasserkefir im Körper:

Von den Mikroorganismen gehen bei der Verarbeitung des Zuckers verschiedene Vitamine (B-Komplex, C, D) in die Flüssigkeit über, die zur Nervenstärkung und Steigerung des Wohlbefindens beitragen sollen. Die Milchsäurebakterien unterstützen die natürliche Darmtätigkeit und aktivieren zusammen mit den Hefen den menschlichen Stoffwechsel (Sie verhindern das Faulen von Stoffen im Darm, weil sie unterstützend auf die Darmflora einwirken). Der Wasserkefir trägt auch zur Regulierung des Blutdrucks und der Harnausscheidung bei.

Übrigens vermehrt sich auch der Wasserkefir. Schon nach zwei bis drei Ansätzen hat sich die Menge verdoppelt. Die Körner nehmen in der Gärflüssigkeit durch starke Vermehrung der Bakterien und Hefen an Größe zu. Im Inneren bilden sich als Folge der Gärung Kohlensäurebläschen. Diese erscheinen als heller Kern und machen das Korn spezifisch leichter, so dass es in der Flüssigkeit schwebt oder schwimmt. Durch den von diesen Kohlensäureblasen ausgeübten Druck wird das Korn gespalten, worauf die entstehenden Tochterkörner wieder zu Boden sinken. Die Vermehrung erfolgt besonders in den ersten Tagen und macht nach Gewicht und Volumen oft bis zu 100% aus. Geben Sie Ihren Freunden und Bekannten ruhig etwas ab, wenn sie es wünschen.

Eier

Mit Sicherheit kennen auch Sie die Zustände in manchen Geflügelzuchtbetrieben und haben ein Bild von Hühnern in Legebatterien vor Ihrem geistigen Auge. Dass ich Ihnen die Eier dieser armen Geschöpfe nicht empfehlen werde, versteht sich von selbst. Auch das, was als Eier aus „Bodenhaltung" angepriesen und für viel humaner befunden wird, halte ich durchaus nicht für eine artgerechte Tierhaltung.

Ich persönlich esse nur Eier von Hühnern, die von Kleintierhaltern betreut werden, sprich der Eierfrau von nebenan. Dabei achte ich darauf, dass die Eier möglichst frisch sind, also max. 1 Woche alt, wenn ich sie zubereite. Das bedeutet, ich kaufe mir nicht eine große Packung, die dann ewig im Kühlschrank herumliegt, sondern nur so viele Eier, wie ich in einer Woche essen möchte. Eier, die älter sind als zwei Wochen, gehören laut den Untersuchungen von Simoneton (siehe Kapitel 2) zu den minderwertigen Nahrungsmitteln und sind deshalb nicht empfehlenswert.

Nun leben Sie vielleicht in der Stadt und haben nicht die Möglichkeit, sich frische Eier von einem Kleintierhalter zu besorgen. Dann bleibt meiner Ansicht nach als Alternative nur der Weg in den Bioladen. „Aus Freilandhaltung" sollte auf der Packung zu lesen sein. Oder Sie bemühen einen Bioversand, der dann frisch ins Haus liefert. Das bieten übrigens viele Biobauern in der Umgebung von Großstädten an.

Über alle Einkaufsmöglichkeiten rund um „BIO" in Berlin-Brandenburg berät Sie **„Der Bio-Einkaufsführer"**. Herausgeber ist die Fördergemeinschaft Ökologischer Landbau Berlin-Brandenburg e.V. Telefon 030 – 28 48 24- 40, www.bio-berlin-brandenburg.de.

Fisch

Haben Sie schon mal Fisch gegessen, der erst wenige Stunden zuvor gefangen wurde, also tatsächlich ein fangfrischer Fisch war? Ja!? Dann wissen Sie, dass es einen riesigen geschmacklichen Unterschied gibt zwischen diesem Fisch vom selben Tag und einem, bei dem zwar „fangfrisch" auf der Verpackung steht, der Fisch aber tiefgefroren aus der Kühltruhe kommt. Idealerweise erstehen Sie Ihren Fisch bei einem Fischer bzw. Binnenfischer oder Fischhändler, der wirklich frisch gefangenen Fisch anbietet, oder Sie fangen ihn sich selbst. Zugegeben, für die meisten von uns ist das ziemlich unrealistisch.

Also bleibt dann doch nur der tiefgefrorene Fisch. Aber auch da gibt es Qualitätsunterschiede. Manchmal müssen Sie vielleicht auch etwas detektivisches Geschick aufbringen, um aus den Etikettierungen schlau zu werden. Bei Seehecht, Seelachs und Alaska-Wildlachs sollten Sie auf das MSC-Zeichen achten, das Ihnen Fisch aus kontrolliert **nachhaltiger** Fischerei garantiert. Das bedeutet im Klartext, bei dieser Art der Fischerei wird darauf geachtet, dass ein gewisser Fischbestand erhalten bleibt, der für die Entwicklung neuer Fischschwärme sorgt und somit auch zukünftig einen Fischfang erst möglich macht. Die traurige Tatsache ist aber, dass nachhaltige Fischerei eher die Ausnahme bildet. Sie werden also nach diesem Fisch etwas suchen müssen.

Etabliert haben sich in den letzten Jahren die so genannten „Aquakulturen". Aus ökologischer Sicht sind sie nicht unproblematisch, da sie auf andere Ökosysteme Einfluss nehmen können. Zum Beispiel werden durch das Anlegen von Aquakulturen ganze Mangrovenwälder an der asiatischen Küste vernichtet. Die Fische und Schalentiere werden auf viel zu engen Raum mit zig Artgenossen eingepfercht und teilweise mit Dingen gefüttert, die sie normalerweise nicht anrühren würden. Um Krankheiten vorzubeugen bzw. sie zu unterdrücken, werden die Tiere mit Medikamenten und Antibiotika voll gestopft. Die Abwässer solcher Aquakulturen verunreinigen angrenzende Gewässer. Konventionelle Aquakulturen funktionieren nach den gleichen Regeln wie die Massentierhaltung. Schnell! Viel! Wenig Aufwand! Ergebnis - minderwertige Erzeugnisse. Nicht empfehlenswert! Artgerechte Tierhaltung stelle ich mir in etwa so vor, wie sie in ökologischen Aquakulturen betrieben wird, in denen Forellen, Karpfen, Lachs, Shrimps und Muscheln unter angemesseneren Bedingungen gezüchtet werden. Leider bleibt auch hier, wie bei aller Tierhaltung, die eingeschränkte Bewegungsfreiheit der Tiere als bitterer Nachgeschmack.

❖ **Zusammenfassung:**

Decken Sie Ihren Eiweißbedarf hauptsächlich durch pflanzliche Eiweißträger!

Ergänzt werden kann, je nach individuellem Eiweißbedarf, mit gesäuerten Milchprodukten, frischem Ei und etwas Fisch.

3.3. Fette

Obwohl Fett in unserer Ernährung eine ganz wichtige und vielseitige Rolle spielt, hat es gerade in den letzten Jahrzehnten einen schlechten Ruf bekommen. Zu Unrecht, wie ich meine. Deshalb will ich hier zur Ehrenrettung der Fette etwas Aufklärungsarbeit leisten.

Im menschlichen Organismus haben Fette eine Vielzahl wichtiger Aufgaben. Sie dienen der Energiegewinnung, bilden Energiereserven, unterstützen die Verdauung, machen die Verwertung der fettlöslichen Vitamine A, D, E und K möglich, sind an der Zellatmung beteiligt, wirken beim

Zellaufbau mit, arbeiten an der Herztätigkeit mit, sorgen für die Produktion von Gewebehormonen... Ohne Fette geht also gar nichts.

Die Nahrungsfette werden als Triglyzeride bezeichnet, das heißt, sie bestehen aus einem Glyzerin-Teil, an das drei Fettsäure-Reste angebunden sind. Betrachten wir diese Fettsäure-Reste zunächst unter dem Aspekt der **Kettenlänge**. Unterschieden werden kurz-, mittel- und langkettige Fettsäuren, je nachdem wie lang die Kette der Kohlenstoffatome ist, die das Rückgrat des Moleküls bilden. Hier einige Beispiele:

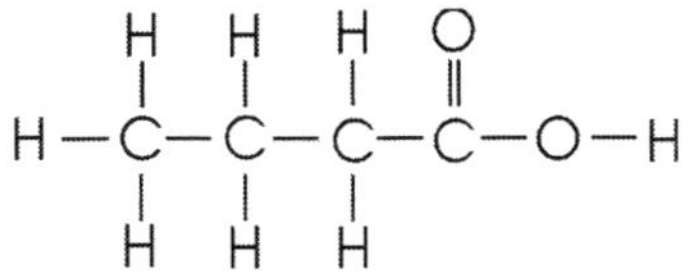

Abb. 31 Buttersäure (kurzkettig) 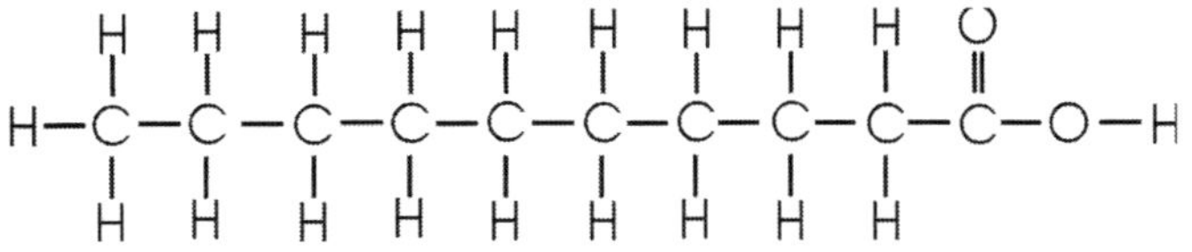   Abb. 32 Caprinsäure (mittelkettig)

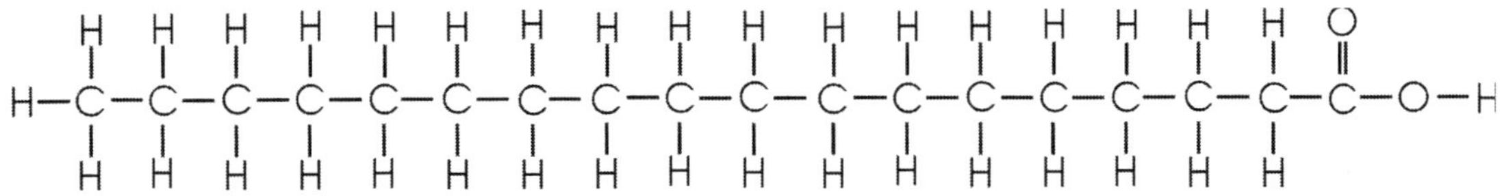

Abb. 33 Stearinsäure (langkettig)

C = Kohlenstoffatom, H = Wasserstoffatom, O = Sauerstoffatom

Die Kettenlänge bestimmt viele physikalische Eigenschaften der Fette und was mit ihnen in unserem Körper geschieht. So müssen langkettige Fettsäuren an spezielles Transporteiweiß (Lipoprotein) gebunden werden, damit sie zu den Zellen gelangen und dort verarbeitet oder im Fettgewebe gespeichert werden können. Sie speichern auf engstem Raum sehr viel Energie. Die meisten pflanzlichen und tierischen Fette bestehen deshalb vorwiegend aus langkettigen Fettsäuren.

Die kurz- und mittelkettigen Fettsäuren brauchen das Transporteiweiß nicht. Sie gelangen vor allem zur Leber, wo sie zur Energiegewinnung genutzt werden. Daher werden sie wesentlich schneller in Energie umgewandelt und nicht so leicht als Depotfett eingelagert. Ein hoher Anteil kurz- und mittelkettiger Fettsäuren findet sich in Butterschmalz (Ghee), Palmöl und Kokosfett.

Schauen wir uns nun die Fettsäuren unter dem Aspekt ihrer **Sättigung** an. Man unterscheidet gesättigte und ungesättigte Fettsäuren. Was bedeutet das?

Gesättigte Fettsäuren

Sind die Fettsäuren in ihrer Molekularstruktur gesättigt, heißt das, alle atomaren Bindungsmöglichkeiten sind einfach besetzt (siehe Abb. 33 Stearinsäure), sie sind deshalb chemisch stabil (hitzestabil) und haben einen hohen Schmelzpunkt. Die gesättigten Fettsäuren kann unser Körper selbst aufbauen. Wir nehmen sie aber oft und nicht selten viel zu reichlich durch unsere Nahrung auf, wenn wir Fleisch, Butter, Milchprodukte essen oder verarbeitete Lebensmittel wie abgepackten Kuchen, Gebäck, Würstchen, Tütensuppen, Fertiggerichte usw. zu uns nehmen.

Lange standen **alle** gesättigten Fettsäuren im Verdacht, gesundheitsschädlich zu sein. Das stimmt jedoch so pauschal nicht. Zumindest die mittelkettigen Fettsäuren sind sogar recht gesund. Ein Indiz dafür: Sie machen einen Großteil der Fette in der Muttermilch aus.

Einige ihrer positiven Eigenschaften sind:
- Sie werden direkt in Energie umgesetzt, vom Körper kaum als Fett eingelagert.
- Sie können eine Reihe von Bakterien, Viren, Pilzen und Parasiten abtöten und unterstützen damit das Immunsystem und die Darmflora.

- Sie regen den Stoffwechsel an.
- Sie werden durch Hitze nicht verändert, eignen sich also bestens zum Braten, Backen und Kochen

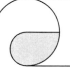 Mittelkettige, gesättigte Fettsäuren finden sich in Kokosfett und Butterschmalz (Ghee), weshalb ich Ihnen diese beiden Fette wärmstens zum Braten, Backen und Kochen empfehle. Kokosfett (unraffiniert) erhalten Sie in bester Qualität im Bio-Laden. Ghee wird mittlerweile auch angeboten, doch ist es relativ teuer. Da lohnt sich der (geringe) Aufwand, wenn man es sich selbst nach folgender Rezeptur herstellt.

Ghee selbst herstellen

Butterfett oder Butterschmalz ist ein wesentlicher Bestandteil der ayurvedischen Küche. Das so genannte Ghee (sprich: Gie) ist hervorragend verdaulich und bestens zum Braten, Backen, Dünsten geeignet. Mit seinem herrlichen Butteraroma lassen sich ausgezeichnet Suppen und Soßen verfeinern.

Erhitzen Sie 1000 g frische Butter langsam in einem ausreichend großen Topf ohne Deckel bis zum Siedepunkt und köcheln weiter auf kleiner Flamme. Durch das Kochen verdampft der Wasseranteil und der größte Teil des Eiweißes fällt aus dem Fett aus. Die aufschäumenden Eiweißanteile schöpfen Sie ab. Nicht umrühren! Das restliche Eiweiß setzt sich auf dem Topfboden ab.

Wenn dieser Bodensatz zu bräunen beginnt und kein Wasserdampf mehr aufsteigt, nehmen Sie den Topf von der Flamme (in der Regel nach ca. 30 Minuten). Lassen Sie das Ghee einige Minuten abkühlen. Noch flüssig gießen Sie es durch einen Filter in Ihre Vorratsbehälter. Es eignen sich sehr gut Schraubgläser, auch solche mit Plastikdeckel. Als Filter empfiehlt sich ein dünnes Baumwolltuch oder ein Teefilter aus Papier (doppelt nehmen).

Nach dem Abkühlen ist das Ghee fest und hält sich fast unbegrenzt (immer mit sauberem Löffel entnehmen). Es muss nicht in den Kühlschrank! Die Lagerung im Kühlschrank birgt die Gefahr, dass sich Kondenswasser bildet. Bewahren Sie es dunkel und bei normaler Zimmertemperatur auf. Die Deckel der Schraubgläser nur leicht festschrauben, es darf ruhig etwas Luft zirkulieren.

Ungesättigte Fettsäuren

Ungesättigt heißt, diese Fettsäuren besitzen eine oder mehrere Stellen in Ihrer Molekularstruktur, an der die Atome **Doppelbindungen** eingegangen sind. Sie sind deshalb chemisch reaktionsfreudig und bei Normaltemperatur flüssig.

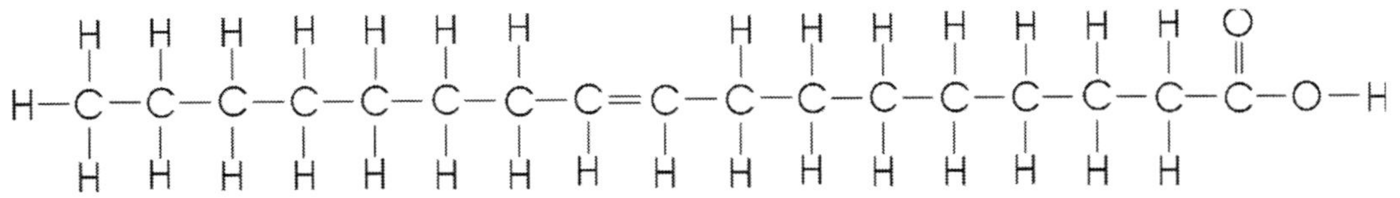

Abb. 34 Ölsäure - **ein**fach ungesättigte Fettsäure

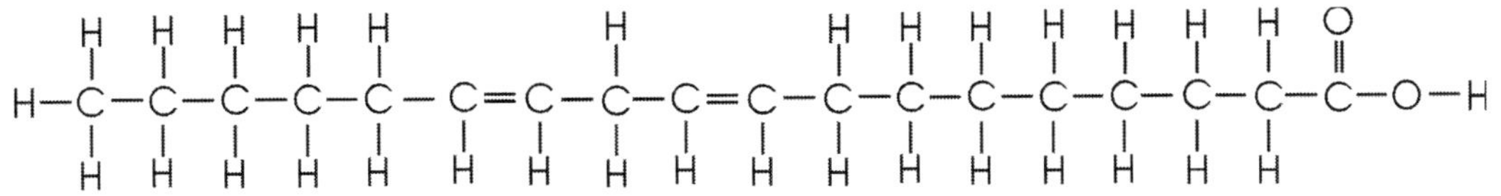

Abb. 35 Linolsäure – **mehr**fach ungesättigte Fettsäure

Die mehrfach ungesättigten Fettsäuren unterteil man weiter in 2-fach, 3-fach, 4-fach und 5-fach ungesättigte Fettsäuren. Nach der Position der ungesättigten Stelle vom Ende (Omega) des Moleküls aus gesehen werden ungesättigte Fettsäuren auch als Omega-9, Omega-6 und Omega-3-Fettsäuren bezeichnet. Die folgende Tabelle bringt hoffentlich etwas System in diese Bezeichnungsvielfalt.

❖ einfach ungesättigte Fettsäuren Omega 9, z.B. Ölsäure	❖ mehrfach ungesättigte Fettsäuren
	○ **2-fach ungesättigte Fettsäuren** Omega 6, z.B. Linolsäure
	○ **3-fach ungesättigte Fettsäuren** Omega 3, z.B. Alpha-Linolensäure
	○ **4-fach ungesättigte Fettsäuren** Arachaidonsäure
	○ **5-fach ungesättigte Fettsäuren** Eicosapentaensäure

Tab. 8 Einteilung der ungesättigten Fettsäuren

Ungesättigte Fettsäuren, und ganz besonders die mehrfach ungesättigten, sind lebensnotwendig für unseren Organismus, da sie überaus wichtige Funktionen in unserem Körper erfüllen. Sie sind beteiligt:

- am intakten Aufbau der Zellwände
- an der Herstellung von Gewebehormonen
- am Transport des Sauerstoffs in die Zellen
- an der Stabilisierung des Fett- und Cholesterinspiegels im Blut
- an der Funktion des Herzmuskels

Zwei dieser Fettsäuren, die Linolsäure (Omega-6-Fettsäure) und Alpha-Linolensäure (Omega-3-Fettsäure), werden vom Körper nicht hergestellt. Sie werden deshalb auch essentielle Fettsäuren genannt und müssen regelmäßig mit der Nahrung zugeführt werden. Besonders reich an essentiellen Fettsäuren sind Leinöl, Sesamöl, Hanföl, Walnussöl, Fischöl, Kaltwasserfisch und grünes Blattgemüse.

Anteile der Fettsäuren in ausgewählten Ölen und Fetten in Prozent

Fett oder Öl	gesättigt	1-fach ungesättigt (Ölsäure) Omega 9	2-fach ungesättigt (Linolsäure) Omega 6	3-fach ungesättigt (Alpha-Linolensäure) Omega 3
Butter	64	33	3	
Distelöl	10	13	76	
Erdnussöl	18	58	24	
Hanföl	9	40	44	7
Haselnussöl	8	78	14	
Kokosöl	91	7	2	
Kürbiskernöl	19	28	53	
Leinöl	10	18	15	57
Maiskeimöl	13	34	53	
Mandelöl	8	70	22	
Mohnöl	10	28	62	
Olivenöl	15	76	9	
Palmfett	51	38	11	
Rapsöl	6	65	20	9
Rindertalg	52	44	4	
Schweineschmalz	41	49	10	
Sesamöl	9	19	59	13
Sojaöl	15	21	64	
Sonnenblumenöl	10	30	60	
Traubenkernöl	10	19	71	
Walnussöl	6	24	55	9
Weizenkeimöl	16	22	62	

Tab. 9 Fettsäuren in ausgewählten Fetten und Ölen
Alle Angaben sind Mittelwerte, da diese stark abhängig sind von der Bodenbeschaffenheit des Anbaugebietes, dem Wetter, der Sorte der Pflanze und der Verarbeitungsart.

Die ungesättigten Fettsäuren reagieren sehr empfindlich gegenüber Hitze, Licht und Sauerstoff. Daraus ergibt sich ein gesundheitliches Gefahrenpotential bei falschem Umgang mit ihnen. Bei der industriellen (Teil)-Härtung von Pflanzenfetten, aber auch durch höhere Temperaturen, wie sie beim Frittieren und Braten entstehen, verändert sich die Molekularstruktur der ungesättigten Fettsäuren: aus der natürlichen Cis-Form entsteht die künstliche Trans-Form.

Die Veränderung innerhalb der Molekularstruktur ist minimal. Lediglich eines der Wasserstoffatome an einer der ungesättigten Stellen ist auf die andere Seite gesprungen. Die Zusammensetzung des Fettmoleküls hat sich durch diese Prozedur nicht geändert – die Anzahl der Kohlenstoff-, Wasserstoff- und Sauerstoffatome ist gleich geblieben, auch die der Doppelbindungen. Aber die Wirkungsweise des gesamten Moleküls hat sich total verändert. Statt die wichtigen Funktionen der natürlichen ungesättigten Fettsäuren zu erfüllen, richten diese Trans-Fettsäuren Schaden im Organismus an. Werden sie zum Beispiel statt der natürlichen Cis-Fettsäuren in die Zellwand eingebaut, wird diese je nach Gegebenheit **zu** durchlässig oder **zu** undurchlässig. Lebenswichtige

Stoffe wie z.B. Glukose (zur Energiegewinnung) und Sauerstoff können schlechter in die Zellen hinein gelangen, weil die Zellwände zu undurchlässig reagieren. Stoffwechselschlacken können nicht mehr ausreichend aus der Zelle geschleust werden. Auf Deutsch: Die Zelle erstickt im eigenen Dreck. Was das für katastrophale Folgen für zahlreiche Stoffwechselprozesse und den gesamten Organismus hat, können Sie sich sicherlich denken. Das ist der Tot auf Raten. Erst sterben nach und nach die Zellen, dann der Mensch.

Die Trans-Fettsäuren blockieren also die Stellen im Körper, an denen die natürlichen Cis-Fettsäuren ihre Aufgaben (siehe oben) erfüllen sollten. Da der chemische Aufbau von Transfetten identisch ist mit dem der natürlichen Fettsäuren und auch die Doppelbindung erhalten wurde, bleibt die Bezeichnung „ungesättigt" bestehen. Die Nahrungsmittelindustrie darf deshalb ihre Produkte als „reich an ungesättigten Fettsäuren" auszeichnen, obwohl sie Transfette enthalten, die völlig gegenteilige Eigenschaften haben, denaturiert und somit gesundheitsschädlich sind.

Folgende Produkte enthalten besonders häufig **Transfette**: Margarine, Kartoffelchips, Backwaren (z.B. Kekse), Nuss-Nougat-Cremes, Brat- und Frittierfette, Pommes frites und anderes Frittiertes, Wurstwaren, Produkte mit gehärtetem Fett, Schokolade, Süßigkeiten, Tütensuppen, Fertiggerichte...

Exkurs: Butter oder Margarine?

Auch wenn die Werbung anderes verkündet, Margarine ist **kein** gesundes Lebensmittel. Butter ist leider auch nicht ideal (nur gesättigte Fettsäuren), aber in Maßen genossen doch verträglicher als das Kunstprodukt Margarine.

Indirekt haben wir die Erfindung der Margarine Napoleon zu verdanken. Der lobte einen Preis aus für die Herstellung eines preiswerten Streichfettes für seine Soldaten. Den Preis hat niemand erhalten, denn die Herstellung der fettigen Paste gelang erst 1869. Mit Butter bzw. Margarine hatte diese noch wenig zu tun, erst ein bisschen Farbe und viel Werbeaufwand machten das künstliche Fett zum begehrten Frühstücksaufstrich. Keine Industrie hat in Deutschland jemals mehr Geld in das Image eines Produktes investiert als die Margarine-Hersteller. Ursprünglich aus Schweinefett-Seife, Pottasche und Wasser hergestellt, später aus Rinderfett, Milch, Wasser, gehacktem Schafmagen und Kuheuter, galt die Schmiere als Arme-Leute-Fett. Bis ins frühe 20ste Jahrhundert hinein verarbeitete die Fleischindustrie ihre Abfälle zu einem Streichfett, das nur aß, wer sich Butter nicht leisten konnte. Dann entwickelte der deutsche Chemiker Normann das Verfahren der Fetthärtung und meldete es 1903 zum Patent an. Nun konnten auch Pflanzenöle zu Margarine verarbeitet werden.

Zwischen 1920 und 1950 wurde eine Vielzahl von chemischen Zusatzstoffen erprobt, um den optischen Eindruck, die Streichbarkeit und den Geschmack des industriell gehärteten Pflanzenöles zu verbessern. Mittlerweile ist daraus eine ganze Wissenschaft entstanden: die so genannte Psychophysik. Food-Designer beschäftigen sich mit dem Geschmack, dem Mundgefühl, der Kau-elastizität, dem Speichelfluss und anderen sinnlichen Eindrücken, die Nahrungsmittel auf den Konsumenten haben bzw. wie die gewünschten Eindrücke erzeugt werden können. Im Falle Margarine ging es darum, ihr Image zu verbessern, weg vom Arme-Leute-Fett hin zum gefragten Butterersatz. Nicht zuletzt deshalb, weil Margarine stets preiswerter war als Butter, stellte sich der Erfolg nach und nach ein. Über Jahrzehnte tobte der Werbe-Krieg der Butter-Barone kontra Margarine-Hersteller, in dem auch allerlei irrationale Argumente zu Felde geführt wurden. Wie es scheint, hat die Margarine-Industrie vorerst gesiegt. Mit der Behauptung, ihr Fett sei das natürlichere und gesündere, weil aus pflanzlichen Ölen hergestellt, traf sie wohl bei den Konsumenten den richtigen Nerv. In manchen Werbeanzeigen wird sogar der Anschein erweckt, Margarine sei ein Gesundheitsprodukt, da sie viele wertvolle ungesättigte Fettsäuren enthalte, weniger Kalorien habe und den Cholesterinspiegel senken helfe. Kann das stimmen?

**Überzeugen Sie sich selbst!
So wird Margarine hergestellt:**

Schritt 1   Ölpressung

Aus Pflanzensaat wie Raps, Sonnenblumen- und Kürbiskernen oder auch Oliven wird **unter Druck zwischen 1600 und 3000 bar und bei Erhitzen auf 50 bis 170 Grad Celsius** Öl gepresst, wobei nahezu sämtliche Vitalstoffe zerstört werden. Manche Ölsaaten wie Soja- oder Maiskeime werden direkt extrahiert, d.h. **Hexan oder andere Lösungsmittel** waschen dabei das Fett aus dem Samen.

Schritt 2   Raffination

Durch Raffination werden nun störende Geschmacks- und Begleitstoffe, aber auch Rückstände von Umweltgiften und Pflanzenschutzmitteln in mehreren Schritten entfernt:

1. Entlezithinierung
- unter Zusatz von heißem Wasser wird ein Teil des Lezithins abgetrennt, das gewonnene Lezithin wird aufbereitet und später als Emulgator E 322 der Margarine oder anderen Lebensmitteln wieder zugesetzt

2. Entschleimung mit Phosphorsäure
- Begleitstoffe wie Eiweiße und Kohlenhydrate werden entfernt, um Bodensatz zu vermeiden

3. Entsäuerung durch Zugabe von heißer Natronlauge
- wodurch die freien Fettsäuren zu Seife reagieren, die mit Wasser ausgewaschen wird oder per Dampf

4. Bleichen mit Bleicherde oder über Filter
- bei etwa 110 Grad Celsius, um Bestandteile wie Chlorophyll (an sich sehr wertvoll) oder Carotin zu entfernen, da sie die Stabilität des Öls mindern

5. Desodorierung
- um flüchtige Stoffe, die Geschmack und Geruch negativ beeinflussen könnten, zu entfernen, etwa 30 bis 60 Minuten mit 250 Grad heißen Dämpfen im Vakuum

Schritt 3   Modifizierung durch Härtung, Umesterung, Fraktionierung

Zur **Härtung** wird das Öl unter Druck und bei Temperaturen von 100 bis 200 Grad mit metallischen Katalysatoren wie Nickel in Verbindung gebracht. Dabei werden die ungesättigten Bindungen der Fettsäuren geknackt und mit Wasserstoff versehen. Bei diesem Prozess bilden sich zahlreiche neuartige Verbindungen, deren gesundheitliche Bedeutung z.T. zweifelhaft ist **(Transfettsäuren)**.

Bei der **Umesterung** wird das Fett mit Natriumalkoholat gekocht, um es in Glycerin und freie Fettsäuren aufzuspalten. Dann werden Glycerin und Fettsäuren wieder neu zusammengesetzt. Durch die Steuerung dieses Prozesses lassen sich die Eigenschaften des fertigen Fettes recht genau einstellen.

Die **Fraktionierung** dient der Zerlegung der verschiedenen Fettbestandteile (Triglyceride). Durch Anwendung von Kälte, evtl. unter Wasch- und Lösungsmitteleinsatz, lassen sich Bestandteile mit hohem Schmelzpunkt von niederschmelzenden abtrennen. Hochschmelzende Anteile werden für die Margarine verwendet. Anschließend wird das verfestigte Fett einer Nachraffination unterzogen, um die eingesetzten Chemikalien wieder abzutrennen.

Häufig werden diese drei Verfahren in Kombination eingesetzt. So lautet beispielsweise eine Rezeptur für Bäcker-Blätterteig-Margarine: Palmöl härten, Erdnussöl härten. Sojaöl fraktionieren und diese drei Komponenten zusammen mit Rindertalg umestern.

Schritt 4   Rekombination

Nun schlägt die Stunde der **Food-Designer**. Sie müssen dafür sorgen, dass das Endprodukt so aussieht und schmeckt wie richtige Butter. Eine Zugabe geeigneter Emulgatoren (z.B. Lezithin, E 322) ermöglicht die Bildung einer streichfähigen Masse, die auch beim Braten in der Pfanne nicht spritzt. Dann wird die Paste mit dem Farbstoff Carotin (E160a) versehen, der den ehemals goldgelben Teint der Sommerbutter imitiert. Aromastoffe mit Butternote oder nussiger Ausstrahlung, Säuren und Kochsalz lassen sie schmackhafter erscheinen als richtige Butter. Mit Eiweißzusätzen rufen die findigen Lebensmittelchemiker das für Butter typische Schäumen und Bräunen in der Pfanne hervor. Letztendlich sorgen Antioxidationsmittel und gelegentlich auch Konservierungsstoffe für die lange Haltbarkeit.

Wie ist das nun mit der Butter? Gegenüber Margarine hat Butter neben dem allgemein als angenehmer empfundenen Geschmack den theoretischen Vorteil, ein organisches Naturprodukt zu sein. Theoretisch deshalb, weil Butter in der Praxis meist Rückstände von an die Kühe verabreichten Medikamenten und Hormonen sowie Spuren von Pestiziden und anderen Umweltgiften aus dem Futter der Tiere enthält. Immerhin gehört Butter aber zu den am wenigsten bearbeiteten Grundnahrungsmitteln, da außer Milchsäure (E270) und Beta-Carotin (E160a) keine Zusätze verwendet werden dürfen. Trotzdem ist echte Sauerrahmbutter heute so gut wie nicht mehr erhältlich, da den Herstellern die Geduld für den Reifeprozess des Rahms abhanden gekommen ist. Stattdessen dominiert im Handel die sogenannte „mild gesäuerte" Butter. Bei diesem Imitat der originalen Sauerrahmbutter handelt es sich um Süßrahmbutter, der nachträglich Milchsäure (E270) zugesetzt wurde. Eine Ausnahme stellt Bio-Sauerrahmbutter dar, die dafür auch deutlich teurer ist. Alles in Allem würde ich **immer** Butter der Margarine vorziehen.

Falls Sie noch im Zweifel sind, möchte ich Sie zu einem kleinen Experiment ermuntern. Stellen Sie etwas Margarine offen in den Wald. Mit großer Wahrscheinlichkeit wird die vermeintliche Leckerei über Wochen und Monate von keinem Tier angerührt! Selbst Insekten scheinen demnach genau zu wissen, was gut für sie ist. Als sichtbaren Vergleich könnten Sie noch ein Stück Butter daneben legen. Ahnen Sie schon, was damit passiert?

Zurück zum Thema: ungesättigte Fettsäuren.

Um ganz sicher zu sein, **ungesättigte Fettsäuren** in bester Qualität zu erhalten, empfehle ich Ihnen **un**raffinierte Pflanzenöle, z.B. Leinöl, Walnussöl, Sonnenblumenöl, Kürbiskernöl, Olivenöl. Beim Kauf Ihrer Speiseöle sollten Sie auf folgende Bezeichnungen achten: „aus kalter Pressung", „kalte Erstpressung", „extra vergine", „nativ" oder „nativ extra". Diese Öle werden durch rein mechanische Pressung aus den jeweiligen ölhaltigen Früchten hergestellt, so dass die lebenswichtigen ungesättigten Fettsäuren, Vitaminkomplexe und viele andere Vitalstoffe erhalten bleiben.

Alle anderen Öle sind Raffinadeprodukte. Das heißt, um höhere Erträge bei der Pressung zu erzielen und die Öle länger haltbar zu machen, werden sie stark erhitzt, mit Chemikalien vermischt, gefiltert, gebleicht, gefärbt, mit Antioxidationsmitteln versetzt… Das Ergebnis ist ähnlich dem bei der Raffinierung von Kohlenhydraten: ein totes Nahrungsmittel ohne wirklichen Nährwert, dafür aber mit gefährlichen Substanzen angereichert.

Wie oben bereits erwähnt, reagieren die ungesättigten Fettsäuren sehr stark auf Licht, Wärme und Luft (Sauerstoff). Daraus ergeben sich einige

Achtsamkeitsregel im Umgang mit Ölen.

- ✓ Kaufen Sie möglichst frisches Öl! Ideal wäre direkt von einer Ölmühle.

- ✓ Schützen Sie Ihr Öl vor Lichteinwirkung! Lagern Sie es dunkel! Kaufen Sie nur Öle in dunklen Glasflaschen! Ideal wäre mit einer zusätzlichen Pappschachtel.

- ✓ Benutzen Sie Öle nur zum Anrichten von Salaten und kalten bzw. abgekühlten Speisen! Verwenden Sie Öl auf gar keinen Fall zum Braten, Kochen oder Backen! Erst wenn die Speisen etwas abgekühlt sind, kann das Öl hinzugefügt werden.

- ✓ Einige wenige Öle eignen sich bedingt zum Kochen. Das sind Erdnuss-, Oliven-, Raps- und Haselnussöl. Sie enthalten vorwiegend einfach ungesättigte Fettsäuren und sind demzufolge etwa unempfindlicher gegenüber Hitze. Um ganz sicher zu gehen, würde ich auch bei diesen Ölen Temperaturen über 180°C vermeiden. Wie das beim Braten gehen soll, weiß ich nicht. Deshalb benutze ich in diesem Fall doch lieber Ghee oder Kokosfett. Koche ich eine Suppe, dann verwende ich auch gern einmal Olivenöl.

- ✓ Lassen Sie Ölflaschen nicht unnötig offen stehen! Mit Öl angerichtete Speisen sollten innerhalb kurzer Zeit gegessen werden. Je länger sie stehen, desto mehr ungesättigte Fettsäuren gehen verloren.

Haltbarkeit und Aufbewahrung von Pflanzenölen

Pflanzenöl	Haltbarkeit in Monaten	Lagerort
Distelöl	9	dunkler, kühler Raum
Erdnussöl	12	dunkler, kühler Raum
Hanföl	9	Kühlschrank
Haselnussöl	6	dunkler, kühler Raum
Kürbiskernöl	12	Kühlschrank
Leinöl	3-4	Kühlschrank
Mandelöl	10	dunkler, kühler Raum
Mohnöl	9	Kühlschrank
Olivenöl	12	dunkler, kühler Raum
Rapsöl	12	Kühlschrank
Sesamöl	12	dunkler, kühler Raum
Sonnenblumenöl	9	dunkler, kühler Raum
Walnussöl	6	Kühlschrank
Weizenkeimöl	24	dunkler, kühler Raum

Tab. 10   Haltbarkeit und Lagerung von Ölen

Für optimale Stoffwechselfunktionen brauchen wir insbesondere die mehrfach ungesättigten Fettsäuren, also die Omega-6- (Linolsäure) und Omega-3-Fettsäuren (Alpha-Linolensäure). Sehr wichtig ist, dass diese im richtigen Verhältnis gegessen werden. Es werden heute Relationen von 1:1 bis 4:1 als ideal angesehen. Durchschnittlich nehmen wir aber viel zu viel Omega-6-Fette zu uns oder anders ausgedrückt, zu wenig Omega-3-Fette. Die letzteren sind besonders reichlich im Leinsamen, Leinöl, Walnüssen, Walnussöl, Sesam, Sesamöl, Hanföl, Rapsöl und Fisch (Kaltwasserfisch) bzw. Fischöl enthalten. Ich favorisiere als Spender für Omega-3-Fettsäure ganz eindeutig Leinsamen bzw. das **Leinöl**.

Historisches und Informatives über Leinöl und seinen gesundheitlichen Wert finden Sie im Buch **„Leinöl macht glücklich"**, Das blaue Ernährungswunder von **Hans-Ulrich Grimm**, ISBN 978-3-9810915-2-6

Um für den Organismus verfügbar zu sein, benötigen die mehrfach ungesättigten Fettsäuren Transporteiweiße (siehe langkettige Fettsäuren). Das bedeutet praktisch, Leinöl oder auch andere Öle mit hohem Anteil an mehrfach ungesättigten Fettsäuren sollten stets mit einem eiweißhaltigen Nahrungsmittel kombiniert werden, um ihre positiven Wirkungen erzielen zu können.

Zu ebendiesen Erkenntnissen kam bereits in den 50er Jahren des vorigen Jahrhunderts Frau **Dr. Johanna Budwig,** die sich mit der Biologie der Fette beschäftigte und die Wirkung der hochungesättigten Fettsäuren für die Zellatmung entdeckte. Sie entwickelte die Öl-Eiweiß-Kost, mit der es ihr gelang, Menschen mit Krebs und chronischen Krankheiten zu heilen.

Sie schrieb darüber mehrere Bücher, unter anderem **„Krebs – Das Problem und die Lösung"** ISBN 3932576632, **„Öl-Eiweiß-Kost"** ISBN 3932576640, **„Rezeptbuch zur Öl-Eiweiß-Kost"** ISBN 3738603256.

Diese Öl-Eiweiß-Kost in allen Einzelheiten zu beschreiben, sprengt den Rahmen dieses Buches, aber eine vereinfachte und leicht zu handhabende Variante möchte ich Ihnen doch anbieten. Je nach Ernährungstyp können diese Öl-Eiweiß-Speisen täglich oder mehrmals in der Woche genossen werden. Der Fettanteil sollte sich den Bedürfnissen Ihres individuellen Stoffwechseltyps anpassen. Im nachfolgenden Rezept ist ein Mittelwert angegeben.

Öl – Eiweiß – Grundrezept

- 3-5 Teelöffel Leinöl mit ca. 125 g Magerquark oder Joghurt mischen
- nach Belieben würzen z.B. mit Honig, Zimt, Beeren oder herzhaft mit Kräutern und Kristallsalz
- wenige Kohlehydrate in Form von Trockenobst, Getreideflocken oder Kartoffeln hinzufügen
- statt Quark kann auch eine große Zwiebel, Knoblauch oder eine Stange Lauch als Eiweißlieferant dienen
- typische Gerichte nach diesem Konzept sind:
    Pellkartoffeln mit Kräuterquark und Leinöl,
    süße Quarkspeisen mit Leinöl oder
    Gemüsepfanne mit viel Zwiebeln oder Lauch
    (Leinöl nach dem Kochen hinzufügen!)

Leinöl ist wegen seines hohen Anteils an mehrfach ungesättigten Fettsäuren noch empfindlicher, als ich es für Öle bereits beschrieben habe. Es wird extrem schnell ranzig. In diesem Zustand ist es ungenießbar, wenn nicht sogar schädlich. Deshalb ist es ratsam, nur Leinöl in dunklen Flaschen mit zusätzlichem Papierkarton (Bioladen) oder in Blechdosen (Reformhaus) zu kaufen. Ideal ist natürlich der direkte Kauf bei einer Ölmühle. Nach Anbruch der Flasche bewahren Sie diese am besten im Kühlschrank auf und verbrauchen sie innerhalb einer maximal zwei Wochen. Dass Leinöl auf keinen Fall erhitzt werden darf, versteht sich von selbst. Geben Sie es nach dem Servieren auf die bereits leicht abgekühlten Speisen. Mit Leinöl fertig angerichtete Speisen sollten innerhalb von 15 Minuten gegessen werden, da auch in diesem Fall die Reaktionsfreudigkeit des Leinöls für seinen Zerfall sorgt. Wenn Sie das Öl mit einem Mixgerät sehr intensiv mit dem Quark oder Joghurt verbinden, wird es stabilisiert und hält sich länger. Aber auch hier gilt: Je frischer, desto besser!

Alle Zellen des menschlichen Körpers erneuern sich innerhalb von ca. sieben Jahren. Natürlich nicht alle auf einmal, sondern nach und nach. Täglich gehen Millionen Zellen zugrunde und genauso viele werden aufgebaut. Je nach ihrer Art leben Zellen unterschiedlich lange. Die roten Blutkörperchen werden z.B. höchstens 120 Tage alt. Das heißt, von diesem Moment an gerechnet haben Sie in spätestens vier Monaten ein völlig neues Blut. Analog läuft die Erneuerung für alle Körperzellen, auch Organ- und Knochenzellen in verschieden langen Zeiträumen ab. Daraus ergibt sich eine riesige Chance zur Regeneration und Heilung!

Ich gehe davon aus, dass unsere Körper durchschnittlich mit einem Mangel an Omega-3-Fettsäuren zurechtkommen müssen und deshalb vermehrt Zellen mit unflexiblen Zellwänden ausgebildet haben. Versorgen Sie Ihren Organismus nun regelmäßig mit einer Kombination von Eiweiß und ungesättigten Fettsäuren z.B. aus Leinöl, ist das die Voraussetzung dafür, dass alle sich neu bildenden Zellen flexible und intakte Zellwände ausbilden können. Das wiederum ermöglicht die optimale Versorgung der Zellen mit Sauerstoff, Vitalstoffen und Energie. Daraus resultieren vielfältige Regenerationsprozesse bzw. wird der Degeneration und dem Zelluntergang durch Mangelversorgung mit Sauerstoff vorgebeugt. Der gesamte Zellstoffwechsel kann sich regenerieren, eine Voraussetzung für Gesundheit und Vitalität. Und das ist nur ein Aspekt der positiven Wirkungen von Omega-3-Fettsäuren auf unseren Organismus. Weiterhin ist zu erwarten, dass sich Fett- und Cholesterinhaushalt normalisieren, Gewebehormone in optimaler Menge gebildet werden und der Herzmuskel bestens unterstützt wird.

Keine Sorge, Sie müssen nicht sieben Jahre warten bis Sie die Auswirkungen dieser Öl-Eiweiß-Kur genießen können. Je mehr gesunde Zellen in Ihrem Körper entstanden sind, desto umfassender und tief greifender werden die Regenerationsprozesse ausfallen, die durch den wiederhergestellten Zellstoffwechsel in Gang gekommen sind. Ein wenig Geduld sollten Sie jedoch aufbringen.

ⓘ Bitte beachten Sie: Es sollen immer Eiweißträger, insbesondere schwefelhaltige wie Quark, Zwiebel, Lauch, in den Speisen enthalten sein, wenn Sie Leinöl dazugeben. Eine erhöhte Aufnahme von mehrfach ungesättigten Fettsäuren ohne Bindung an Eiweiß verkehrt ihre Wirkungen ins Negative. Sie tun sich also nichts Gutes, wenn Sie lediglich Leinöl in großen Mengen zu sich nehmen.

❖ Zusammenfassung:

Die Herausforderung in unserer heutigen Zeit besteht offensichtlich nicht darin, genügend Fette zu bekommen, sondern vielmehr die richtigen und diese selbstverständlich in vernünftigen Mengen, ganz nach den individuellen Bedürfnissen der verschiedenen Stoffwechseltypen.

Decken Sie Ihren Fettbedarf am besten durch:

- **mittelkettige, gesättigte Fettsäuren aus Butterreinfett (Ghee) oder Kokosfett zum Kochen, Braten, Backen**

- **ungesättigte Fettsäuren aus unraffinierten Pflanzenölen, Nüssen und Samen zum Anrichten von Salaten und kalten oder leicht abgekühlten gekochten Speisen**

- **mehrfach ungesättigte Fettsäuren (Omega-3-Fette), z.B. aus Leinöl, immer in Kombination mit schwefelhaltigen Proteinen wie in Quark, Lauch oder der Zwiebel**

3.4. Mineralstoffe und Spurenelemente

Mineralstoffe und Spurenelemente sind Substanzen aus dem Mineralreich unserer Erde, die in der Natur überwiegend als Mineralsalze vorkommen. Manche davon sind in Wasser gelöst, wobei sie in Ionen (kleine elektrisch geladene Teilchen) zerfallen. In dieser Form, als Elektrolyt, werden sie vom menschlichen Körper aufgenommen und für sehr viele Stoffwechselprozesse eingesetzt. Da unser Organismus die Mineralstoffe nicht selbst herstellen kann, müssen wir sie in ausreichenden Mengen und einem ausgewogenen Verhältnis zueinander durch die Nahrung aufnehmen. Unsere wichtigsten Mineralstofflieferanten sind Gemüse und Obst.

Mineralstoffe werden vom Körper in unterschiedlichen Mengen benötigt, daher unterteilt man sie in:
- **Mengenelemente** z.B. Natrium, Kalium, Kalzium, Magnesium, Phosphor, Chlor und Schwefel mit einem Gewichtsanteil beim Erwachsenen von 25 bis 1000 g und

- **Spurenelemente** z.B. Eisen, Kupfer, Selen, Zink, Jod, Kobalt, Molybdän, Chrom mit einem Gewichtsanteil von 1 mg bis 5 g beim Erwachsenen.

Die Mineralien kommen im menschlichen Körper in gelöster und fester Form vor und sind an allen Lebensprozessen beteiligt. Einige ihrer wichtigsten Aufgabenbereiche zeigt die folgende Grafik.

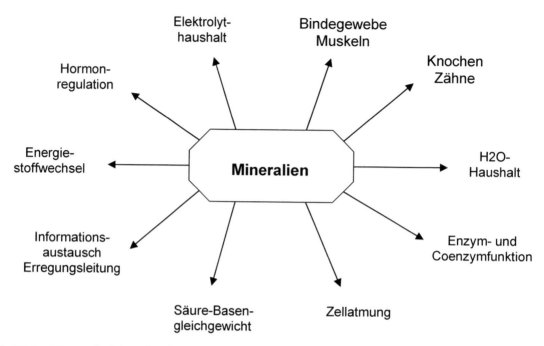

Abb. 36 Funktionen der Mineralien im menschlichen Organismus

Für zahlreiche Prozesse in unserem Organismus brauchen wir also eine ausreichende Menge an Mineralstoffen. Unser Bedarf ist jedoch begrenzt, d.h. ein Zuviel muss wieder ausgeschieden werden. Das kann unter Umständen, beispielsweise bei einer Nierenfunktionsstörung, zu ungünstigen Veränderungen im gesamten Mineralstoffhaushalt führen. Die Regel in unsrer heutigen Zeit sind allerdings Mineralstoffdefizite. Einige Ernährungs- und Lebensgewohnheiten führen in den Mangel, weil sie dem Körper Mineralstoffe rauben. Erwähnen möchte ich in diesem Zusammenhang:

- zu reichhaltiger Konsum zuckerhaltiger Nahrungsmittel
- zu viel Fleisch und Wurst in der Ernährung
- regelmäßiges Kaffeetrinken
- die Einnahme vieler Medikamente
- Elektrosmog- und Strahlungsbelastungen
- Stress und Hektik
- Genussgifte wie Alkohol, Nikotin und Drogen...

Dem gegenüber steht häufig eine ungenügende Versorgung mit Gemüse und Obst, vor allem in Form von Rohkost, und zu geringe Trinkmengen an reinem Wasser.

Wie schon im Kapitel „Klasse statt Masse" angesprochen vertrete ich die Meinung, dass es nicht der Weg sein kann, einen drohenden Mangel an Mineralien aufgrund ungesunder Ernährungs- und Lebensgewohnheiten nun einfach mit der Einnahme von Mineralstoffpräparaten ausgleichen zu wollen. Hierbei gibt es mindestens zwei Probleme. Das erste bezieht sich auf die vielfältigen Wechselwirkungen der Mineralstoffe untereinander, beim zweiten handelt es sich um ihre Bioverfügbarkeit.

In der nachfolgenden Grafik können Sie sehr leicht erkennen, wie komplex die Wechselwirkungen zwischen den einzelnen Mineralien sind. Jedes Mineral beeinflusst andere und wird es seinerseits von vielen anderen, die entweder seine Wirkung im menschlichen Organismus erhöhen oder blockieren.

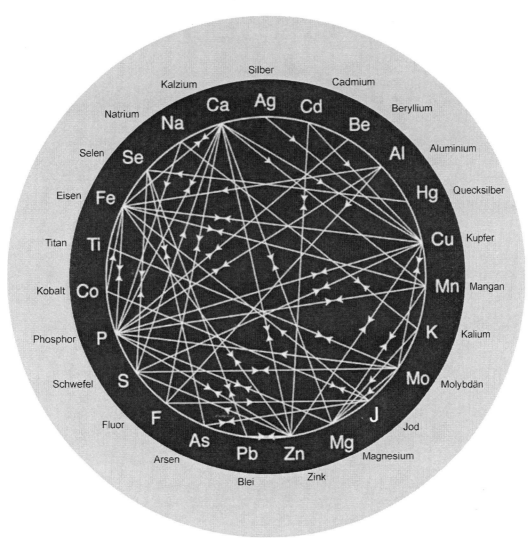

Abb. 37 Das Mineralrad

So kann es also sein, dass ein Mangel oder auch ein Übermaß an einem Mineralstoff dazu führt, dass andere behindert oder zu stark gefördert werden. Fehlt Ihnen zum Beispiel Kalzium, kann sich das nachteilig auf Ihren Eisen-, Zink- oder Magnesiumspiegel auswirken. Und das obwohl Sie genügend von diesen Substanzen aufnehmen. Die einseitige Zuführung eines Mineralstoffes in Tabletten- oder Pulverform kann sich also sowohl positiv als auch negativ auf den gesamten Mineralstoffhaushalt auswirken. Um gesundheitsfördernde Ergebnisse mit der Einnahme einzelner Mineralstoffe in höheren Dosierungen zu erzielen, ist wirkliche fachliche Kompetenz vonnöten.

Auch die Einnahme von mehreren Mineralstoffen in einem Präparat kann problematisch sein. Ich behaupte: Sie können davon ausgehen, dass es bisher noch keinem Produzenten von Multi-mineralstofftabletten gelungen sein dürfte, alle Wechselbeziehungen der Mineralien untereinander zu berücksichtigen. Meist werden nur einige Mineralstoffe herausgegriffen und miteinander kombiniert, die als besonders wichtig erachtet werden. Wenn es sich um ein qualitativ gutes Präparat handelt, wurden diese wenigen Mineralien wenigstens in einem für den menschlichen Organismus günstigem Mengenverhältnis zusammengestellt. Oft ist noch nicht einmal das der Fall.

Kann ein Multi-Präparat überhaupt Ihre individuellen Bedürfnisse an Mineralien abdecken? Der Tagesbedarf an Mineralstoffen (oder auch Vitaminen) ist für jeden Menschen sehr unterschiedlich. Das sollte Sie nach der Lektüre des Kapitels über die Stoffwechseltypen nicht überraschen. Eine (kleine) Studie, bei der der Kalziumbedarf von 19 Personen getestet wurde, zeigte deutlich, wie verschieden der Bedarf der Teilnehmer war. Es ergab sich ein Spektrum von 222 bis 1018 Milligramm Kalzium pro Tag pro Person. Das ist ein Unterschied von 1 zu 4,5!

In industriell gefertigten Mineralstoffpräparaten können nur Mittelwerte berücksichtigt werden. Diese durchschnittlichen Werte werden immer nur den Bedürfnissen einer begrenzten Gruppe von Menschen gerecht, für alle anderen ist der Durchschnitt aber entweder zu viel oder zu wenig. Zu viel oder zu wenig – beides schadet auf lange Sicht.

Das zweite Problem bezüglich der Wirksamkeit von Mineralstofftabletten betrifft ihre Verfügbarkeit für den menschlichen Organismus. In den meisten Präparaten aus Supermärkten, Apotheken und Gesundheitsshops liegen die Mineralien in anorganischer Form vor. Das bedeutet, in dieser Form können sie gar nicht vom Organismus aufgenommen werden. Sie sind nicht bioverfügbar. Anorganische Mineralien müssen zuerst vom Körper in eine ionisierte Form umgearbeitet werden. Bei diesen Prozessen gehen große Teile für den Einbau in die Zellen verloren. Es bleiben zum Beispiel ca. 95% des Kalziums in den meisten Tabletten und Kapseln ungenutzt. Mit anderen Worten, nur ca. 5% des aufgenommenen Kalziums stehen den Körperzellen letztendlich zur Verfügung, der überwiegende Teil muss wieder ausgeschieden werden. Das belastet die Ausscheidungsorgane. Liegt zusätzlich eine Nierenschwäche vor, lagern sich die Mineralien im Körper beispielsweise als Nierensteine oder arteriosklerotische Plaques ab.

ⓘ **Von einer Selbstmedikamentierung mit Mineralstofftabletten (anorganische Mineralien) rate ich Ihnen dringend ab!**

☺ Was können Sie nun aber tun, um Ihren Mineralstoffbedarf zu decken? In erster Linie natürlich Gemüse und Obst, möglichst frisch und von guter Qualität, roh oder leicht gedünstet, täglich in ausreichender Menge verspeisen.

Gemüse- und Obstpflanzen aller Art nehmen mit ihren Wurzeln die Mineralien des Bodens auf und bauen diese in ihre Matrix ein, so dass sie für unseren menschlichen Körper verwertbar, sprich bioverfügbar, werden. Ein vitaler Ackerboden beherbergt unzählige Mikroorganismen, die für einen immer neuen Nachschub an Mineralien sorgen. Nun ist es bekannt, dass unsere Ackerböden durch Überwirtschaftung ausgelaugt sind und durch den Einsatz von künstlichen Düngemitteln und synthetischen Pestiziden kaum mehr nützliche Miroorganismen aufweisen. Dass ein solcherart misshandelter Boden nicht mehr genügend Mineralien und vor allem Spurenelemente liefern kann, ist leicht nachzuvollziehen. Deshalb kann es hilfreich sein, unseren Körper mit zusätzlichen Mineralienspendern zu unterstützen.

Ein ideales Getränk, das auf den Schweden Are Waerland zurückgeht und unserem Organismus bei der Mineralstoffzufuhr, Entsäuerung, Reinigung und Heilung hilft, ist der **Basentrunk**.

ⓘ Was sind Basen? Basen sind im engeren Sinne alle Verbindungen, die in wässriger Lösung in der Lage sind, Hydroxid-Ionen (OH−) zu bilden. Sie erhöhen den pH-Wert einer Lösung, sie wird alkalisch (basisch). Eine Base ist somit das Gegenstück zu einer Säure und vermag diese zu neutralisieren. Beispiele: Calciumhydroxid, Natriumhydrogencarbonat, Kaliumhydroxid.

Die Bezeichnung Basentrunk leitet sich von der Fähigkeit der Mineralien ab, den pH-Wert einer wässrigen Lösung zu erhöhen, ihn also ins basische Milieu zu verschieben. Die Mineralien und Spurenelemente liegen in diesem natürlichen Getränk genau wie im Gemüse in organisch gebundener Form vor. Nach folgendem Rezept wird der Basentrunk hergestellt:

Der Basentrunk „Excelsior"

Verschiedenes Gemüse, wie zum Beispiel Karotten, Kartoffeln, Zucchini, Fenchel, Rote Bete, Broccoli, Kohlrabi, Sellerie, Paprika usw. gut waschen, grob würfeln, mit Wasser bedeckt zum Kochen bringen. Etwa zehn Minuten wallen lassen, dann vom Herd nehmen und über Nacht ziehen lassen.

Am Morgen wärmen Sie die Flüssigkeit etwas auf und trinken diesen Basentrunk „Excelsior" auf nüchternen Magen. So können die Mineralien am besten aufgenommen werden. Die ideale Menge ist ein Viertelliter. Alternativ kann der Basentrunk auch abends eingenommen werden, z.B. bei Reflux.

Tipp: Ein hervorragendes Basengetränk ist auch das Wasser, in dem Sie Ihre Salzkartoffeln gekocht haben. Verwenden Sie jedoch zum Salzen nur hochwertige Kristallsalze oder gutes Meer- oder Steinsalz, auf keinen Fall Kochsalz bzw. Speisesalz (NaCl).

Falls Sie die Einnahme von Nahrungsergänzungsmitteln erwägen, um einen Mineralstoffmangel auszugleichen oder in besonderen Situationen, wie etwa langer Krankheit, ihrem Körper zu helfen, sollten Sie zu Präparaten auf natürlicher Grundlage greifen. Hier haben Sie die beste Garantie dafür, dass die Mineralien in optimalem Verhältnis und Zustand für den menschlichen Körper vorliegen.

Diese vier **Mineralstoffquellen** kann ich Ihnen empfehlen:

- Ein guter Mineralienspender (vor allem Kalzium und Magnesium) ist das Pulver aus **fossilisierten Corallen**.

- In den von den Bienen zusammengetragenen **Pollen** finden sich wahre Schätze an Mineralstoffen.

- Gleich drei wertvolle Eigenschaften besitzt eine Heilerde namens **Klinoptilolith-Zeolith**. Sie ist in der Lage Schadstoffe auszuleiten, spendet verschiedenste Mineralien in ionisierter Form und fördert die Autoregulation zahlreicher Stoffwechselprozesse.

- Auch **Mikroalgen** z.B Spirulina, Chlorella, Afa-Algen enthalten eine ausgewogene Kombination von lebenswichtigen Vitalstoffen.

Salz

Ein nicht zu unterschätzender Mineralstofflieferant ist auch das Salz. Es gibt viele verschiedene Salzarten mit unterschiedlicher Qualität und Wirkung auf den menschlichen Organismus. Die Tabelle 11 verschafft Ihnen einen Überblick.

Da wir Salz in der Regel täglich zu uns nehmen, sollte uns die beste Qualität gerade gut genug sein. Leider werden fast alle industriemäßig produzierten Erzeugnisse mit Kochsalz gewürzt. Wenige Hersteller verwenden Meersalz (oft auch zu Werbezwecken), wobei nicht immer klar ersichtlich ist, ob raffiniertes oder unraffiniertes Meersalz verwendet wurde. Ein kompletter

Salzart	Qualität	Informationen
Kristallsalz aus dem Himalaya, Hunza-Gebiet, aber auch alle anderen Kristallsalze, z.B. aus Berchtesgaden	hervorragendes natürliches Salz	• Millionen von Jahren alt, unter hohem Druck entstanden Kristalle • enthält sämtliche Mineralien und Spurenelemente aus denen der menschliche Körper besteht • die Mineralien und anderen Elemente liegen kolloidal vor, d.h. können direkt vom Körper aufgenommen und verarbeitet werden • hohe biophysikalische Struktur bzw. Informationsgehalt durch kristalline Struktur • Abbau aufwendig, oft muss hundertfache Menge an Steinsalz abgebaut werden, um an kostbares Kristallsalz heranzukommen, deshalb auch teurer als andere Salze • enthält keine Rückstände aus Umweltbelastung
Steinsalz, unraffiniert	sehr gutes natürliches Salz	• enthält je nach Abbaugebiet eine breite Palette an Mineralien und Spurenelementen • Elemente sind jedoch teilweise nicht fein genug, nicht kolloidal, um von den Zellen direkt aufgenommen zu werden • enthält keine Rückstände aus Umweltbelastung
Meersalz, unraffiniert	sehr gutes natürliches Salz	• enthält je nach Abbaugebiet eine breite Palette an Mineralien und Spurenelementen • Elemente haben zum Teil kristalline Struktur, sind jedoch auch teilweise nicht fein genug, nicht kolloidal, um von den Zellen direkt aufgenommen zu werden • kann Rückstände aus Umweltbelastung enthalten
Meersalz, raffiniert	künstliches Erzeugnis, Zellgift	• alle im natürlichen Meersalz vorkommenden Mineralien und Spurenelemente wurden entfernt bis auf Natriumchlorid (NaCl) • kann Rieselhilfen enthalten, siehe Kochsalz • **für die menschliche Ernährung ungeeignet**
Kochsalz Speisesalz Tafelsalz	aggressives Zellgift, Raffinadeprodukt	• alle im natürlichen Steinsalz vorkommenden Mineralien und Spurenelemente wurden entfernt • besteht nur noch aus Natriumchlorid (NaCl) • Abfallprodukt der Lebensmittelindustrie • **blockiert den Zellstoffwechsel** • häufig mit Jod oder Fluor angereichert, die Sinnhaftigkeit bzw. Unschädlichkeit dieser Zusätze ist sehr umstritten • enthält meist Rieselhilfen und Antibindemittel, z.B. Aluminiumhydroxid (Aluminium kann sich im Gehirn ablagern und wird in Verbindung mit Alzheimer-Erkrankungen und Candidabefall gebracht) • **ungeeignet für die menschliche Ernährung**

Tab. 11 Salzarten im Überblick

Verzicht auf mit Kochsalz versehene Nahrungsmittel ist wahrscheinlich unrealistisch. Doch begrenzen lässt sich der Kochsalz-Konsum schon, indem Sie viel selbst kochen und zu Produkten mit unraffiniertem Meersalz oder Steinsalzen greifen.

☺ Für mich steht ganz klar an erster Stelle das **Kristallsalz**, besonders das aus dem Himalaja, insbesondere aus dem Hunza-Gebiet. Ich empfehlen es Ihnen nicht nur als Streusalz zum Würzen Ihrer Speisen, sondern auch als Sole-Trinkkur und für weitere heilsame Anwendungen. Natürlich lassen sich auch andere Kristallsalze für die folgenden Anwendungen nutzen.

Kristallsalzsole herstellen

- Salzkristalle in einen Glasbehälter geben und mit gutem Quellwasser übergießen
- innerhalb weniger Stunden bildet sich eine 26%ige Sole
- diese Lösung ist gesättigt, d.h. es können keine weiteren Kristalle aufgelöst werden, es sei denn Sie geben neues Wasser hinzu
- Sole ist die Basis für viele Anwendungen
- sie lässt sich unbegrenzt aufbewahren

Sole-Bad

Für ein Solebad brauchen Sie eine ca. 1%ige Lösung, um den Austausch der Stoffe durch die Haut zu gewährleisten: Schlacken werden ins Badewasser abgegeben, Mineralstoffe über die Haut aufgenommen. Verwenden Sie ca. 1kg Kristallsalz pro Bad. Bei 37°C bleiben Sie eine ¼ bis ½ Stunde im Wasser. Danach bitte nicht abspülen, sondern in ein Tuch wickeln und eine ½ Stunde oder länger ruhen.

Ein Solebad hat eine enorm entschlackende Wirkung und regeneriert die Haut (auch und besonders bei trockener Haut geeignet). Auf unser Gemüt wirkt es harmonisierend.

Kristallsalz-Anwendungen

Sole-Trinkkur
- morgens nüchtern 1 Tl. 26 %ige Sole mit einem Glas Wasser vermischt trinken
- reguliert Säure-Basen-Haushalt
- reinigt Darm und Haut
- remineralisierend, harmonisierend
- lindert rheumatische Beschwerden

Mundspülungen mit verdünnter Sole
- Bakterien u. Viren verschwinden
- Kalkablagerungen lösen sich auf
- beeinflusst Parodontose, Karies und Mundgeruch positiv

Augenspülungen
- mit ca. 1%iger Lösung (40ml Sole auf 1l Wasser)
- bei geöffnetem Auge ca. 4 min. Augen bewegen und spülen

Nasenspülungen
- mit ca. 1%iger Lösung mit einer Nasendusche
- hilfreich bei Schnupfen und Nasennebenhöhlenbeschwerden

Gurgeln mit ca. 1%iger Lösung
- bei Schleimhautentzündungen des Mundes und Halses

Inhalieren mit ca. 1%iger Lösung

Soleschlick (Peloid)
- bei Neurodermitis, Schuppenflechte, Akne,
- zur Regeneration der Haut
- hilfreich bei Herpes, Fußpilz, Warzen

Streusalz
Alle Lebensmittel erhalten durch das Würzen mit diesem Salz eine bessere Qualität. Der Geschmack ist verfeinert und unser Wohlbefinden wird gestärkt, da unser Körper viele Mineralien erhält.

❖ **Zusammenfassung:**

**Decken Sie Ihren Mineralstoffbedarf mit reichlich Gemüse und Obst!
Verwenden Sie möglichst nur natürliche Mineralstoffspender und achten Sie auf hochwertiges Salz!**

3.5. Vitamine

Bei den Vitaminen unterscheiden wir die wasserlöslichen Vitamine B und C von den fettlöslichen Vitaminen A, D, E und K. Fettlösliche Vitamine können im Körper gespeichert werden, während die wasserlöslichen bei überhöhter Zufuhr ausgeschieden werden. Das führt dazu, dass es seltener zu einem Mangel an fettlöslichen Vitaminen kommt, aber bei Medikamentation die Gefahr von Überdosierungen mit Vergiftungserscheinungen besteht. Bei den wasserlöslichen Vitaminen ist dieser Sachverhalt noch nicht eindeutig geklärt.

Viele Vitamine nehmen wir über die Nahrung auf, aber es gibt auch einige, die unser Körper selbst herstellen kann. So werden die meisten Vitamine des B-Komplexes und Vitamin K in gewissen Mengen durch die Darmflora (wenn vorhanden und gesund) synthetisiert. Außerdem werden Vitamin A und D bei ausreichender Sonnenbestrahlung im Körper aus Provitaminen aufgebaut.

In **naturbelassenen** Nahrungsmitteln kommen Vitamine so ausreichend und häufig vor, dass sich bei uns Menschen im Laufe der Entwicklung kein besonderer Steuermechanismus für die Bedarfsdeckung herausgebildet hat, der in etwa mit Hunger und Durst vergleichbar wäre. Wir merken es also nicht unmittelbar, wenn uns bestimmte Vitamine fehlen. Bis auf Rachitis (Vitamin D) sind typische Vitaminmangelerkrankungen selten. Trotzdem sind Vitaminmangelzustände sehr häufig und können zu schweren Funktionsstörungen und Krankheiten führen. Sie werden oft nur nicht erkannt, weil ihre Symptome unspezifisch sind. Beispielsweise können Appetitlosigkeit und Müdigkeit auf eine ganze Palette von Ursachen zurückgeführt werden, aber auch durch Vitamin-B1-Mangel hervorgerufen werden.

Als **Ursachen für Vitaminmangel** sind denkbar:

- falsche oder ungenügende Ernährung
- gestörte Aufnahmefähigkeit des Darmes durch Entzündungen und Erkrankungen wie Morbus Crohn, aber auch durch Verschlackung des Darmes durch falsche Ernährung
- Zerstörung der Darmflora, z.B. durch Antibiotika
- Leberschaden, dadurch entstehen Stoffwechselstörungen
- unzureichende Fähigkeit der Leber, Vitamine zu speichern
- erhöhter Bedarf durch Stress, Lärm, Hektik, wenig Schlaf und fehlende Regeneration
- erhöhter Bedarf in besonderen Situationen wie Schwangerschaft, Stillzeit, aber auch Wachstumsphasen bei Kindern und Jugendlichen

Wie Sie sehen, ist es eben nicht nur die ungenügende Zuführung von Vitaminen durch unsere Nahrung, die uns in Mangelzustände führt. Vielmehr gibt es eine ganze Reihe von Ursachen, die **innerhalb** unseres Körpers zu finden sind. Eine gestörte Darmfunktion, ein verschlackter Darm, eine in ihrer Funktion beeinträchtigte Leber durch die Aufnahme von Umweltgiften, Genussgiften, Medikamenten… ist leider nicht die Ausnahme sondern wohl eher die Regel in der heutigen Zeit. Hier liegen meiner Ansicht nach die Wurzeln des Problems „Vitaminmangel". Wer also sein latentes Vitamindefizit ursächlich beheben möchte, kommt nicht um die Reinigung seines Körpers (Darm, Bindegewebe, Leber, Nieren…) herum. Zu diesem Thema berate ich Sie gern in meiner Praxis mit konkreten Vorschläge und Anleitungen.

Sind alle Ursachen innerhalb Ihres Körpers abgestellt und stehen jeden Tag reichlich Gemüse und Obst auf Ihrem Speiseplan, sollte für Sie Vitaminmangel kein Thema sein. Oft lesen oder hören wir den „sinnigen" Spruch: „Fünf Portionen Obst und Gemüse pro Tag decken den Vitaminbedarf." Ich frage mich dann immer, was meint man mit einer Portion. Eine Hand voll, einen Teller voll, eine Frucht? Am Ende finde ich die Aussage **unsinnig**.

Viel wichtiger ist doch: Was ist in dem Gemüse oder der Frucht an Vitalstoffen enthalten? Hat nicht ein frisch vom Baum gepflückter Apfel aus den heimischen Gefilden ein Mehrfaches an Vitaminen und Mineralien zu bieten, als eine unreif geerntete, kalt gelagerte und wochenlang transportierte Banane?! Ich möchte Sie an dieser Stelle erinnern an das, was ich im Kapitel über die Qualität der Nahrung ausführte:

Bevorzugen Sie regionales Obst und Gemüse!
Importierte Früchte können eine Ergänzung darstellen.

Wollen Sie Ihr Immunsystem bei der Abwehr eines Infektes unterstützen oder Ihrem Körper bei der Reinigung helfen, eine Krankheit kurieren u.Ä., ist die Einnahme von Vitaminpräparaten durchaus angebracht. Dabei gibt es wieder ähnliche Probleme, wie auch schon bei den Mineralstoffpräparaten. Werden Vitaminpulver oder -tabletten besonders billig angeboten, können Sie davon ausgehen, dass es sich um künstliche, synthetisierte Vitamine handelt. Ich rate von ihnen ab, obwohl oft behauptet wird, dass diese künstlichen Vitamine genauso wirksam sind wie ihre natürlichen Verwandten. In natürlichen Produkten liegen die Vitamine jedoch in einem ganzen Kontext von Begleitstoffen vor, die ihre Wirksamkeit unterstützen. Diese Begleitstoffe, auch sekundäre Pflanzenstoffe genannt (z.B. Bioflavonoide, Farb- und Aromastoffe, Phytoöstrogene), finden sie sich in jedem Apfel, in jeder Mohrrübe und tun ihre Wirkung. Künstlichen Vitaminen fehlen diese wichtigen Begleiter.

☺ Decken Sie Ihren Vitaminbedarf auf natürliche Weise! In der Tabelle 12 finden Sie einige Empfehlungen für natürliche „Vitaminpräparate".

Natürliche Vitaminquellen:

Vitamin A	o täglich 1-2 **rohe Mohrrüben**, enthalten Beta-Carotin (Vorstufe von Vit. A), da Vit. A fettlöslich ist, immer mit einem Tröpfchen Öl oder Sahne oder Butterbrot, super gut kauen, als frischen Saft trinken oder als frischen, fein geraspelten Salat essen, gut auch in Kombination mit geriebenem Apfel oder Sauerkraut
Vitamin B	o **Bierhefe**, Reformhaus, cellulär-flüssige Bierhefe verwenden, enthält B1, B2, B6 und Folsäure, sehr hilfreich für die Regeneration der Leber und die Entgiftung des Körpers (Glutathion) o **Milchkefir**, enthält Vitamin A, B1, B2, B6, B12, D und Folsäure, siehe unter Milchprodukte im Kapitel 3.3. o **Wasserkefir**, enthält Vitamin B-Komplex, Vitamin C und D, siehe unter Milchprodukte im Kapitel 3.3.
Vitamin C	o Essen Sie **Sauerkraut**! nur frisch aus dem Fass oder selber machen, möglichst roh als Salat oder leicht gedünstet, für leichtere Verdauung Leinöl dazugeben
Vitamin E	o **Leinöl**, enthält reichlich Vit. E in ausgezeichneter Qualität, siehe Öl-Eiweiß-Kost, Kapitel 3.3.
Multi-vitamin-spender	o **Milchkefir und Wasserkefir**, siehe oben o **Äpfel**

Tab. 12 Natürliche Vitaminspender

Als Alternative zu synthetisierten Vitaminen besteht die Möglichkeit, zu Vitaminextrakten aus pflanzlichen Ausgangsprodukten zu greifen, wie z.B. Vitamin C aus der Acerolakirsche, Sanddorn oder Hagebutte. Bei solchen Vitaminpräparaten empfiehlt es sich jedoch, die Zutatenliste genau zu studieren, denn durch Extraktionsprozesse können die Vitamine in eine chemisch reine Form überführt werden, in der sie sich in nichts von den künstlich hergestellten unterscheiden. Wenn Sie in der Zutatenliste beispielsweise Acerola**fruchtmark** oder Sanddorn**fruchtsaft** als Hauptbestandteil des Produkts gleich an erster Stelle lesen, können Sie relativ sicher sein, ein wirklich natürliches Produkt für Ihr Geld zu erhalten. Steht dort lediglich Vitamin C aus der Acerolakirsche handelt es sich wahrscheinlich um ein isoliertes, chemisch reines Vitamin.

Vitamine können sehr gut zu Werbezwecken eingesetzt werden. So finden wir bei einigen Produkten den Aufdruck „**mit** natürlichem Vitamin C". Das hört sich gut an und soll den gesundheitsbewussten Konsumenten zum Kauf animieren. Um diesen werbewirksamen Aufdruck verwenden zu dürfen, brauchen allerdings nur 5% eines Vitamins aus natürlicher Quelle enthalten sein. Und diese 5% sind dann meistens extrahiert, liegen also in isolierter Form vor. 95 Prozent der Vitamine in solchen Produkten sind künstlicher Natur. Bestünde ein Produkt insgesamt aus natürlichen Vitaminen, würde es den Aufdruck „**aus** natürlichem Vitamin C" tragen und wesentlich teurer sein. Wie doch so ein kleines Wort die Dinge ändern kann.

Der Trend der Vitaminindustrie geht jedoch in die Richtung der so genannten FoodForm- oder FoodState-Produkte. Bei ihrer Herstellung werden künstliche Vitamine mit Nahrungsmittelextrakten vermischt und diese Mischung wird an Hefen verfüttert, die sie in ihre Matrix einbauen. Dadurch werden die künstlichen Vitamine in eine gewissermaßen natürliche Form verwandelt. Die Hefen werden anschließend auf spezielle Art getrocknet. Ich bin skeptisch, ob auf diese Weise erzeugte Vitamine qualitativ gleichwertig mit den natürlichen Vitaminen sind. Vielleicht sollten wir sie irgendwo zwischen künstlich und natürlich einordnen.

❖ **Zusammenfassung:**

Beseitigen Sie Ursachen für Vitaminmangelzustände, die innerhalb Ihres Körpers zu finden sind, insbesondere Darmverschlackungen und Störungen der Darmflora.

Decken Sie Ihren Vitaminbedarf mit frischem Gemüse und Obst guter Qualität!

Verwenden Sie möglichst nur natürliche Vitaminpräparate!

3.6. Enzyme

Enzyme sind komplexe Eiweißmoleküle, von denen viele unter Verwendung von Vitaminen, Mineralstoffen, Spurenelementen und Aminosäuren in unserem Körper gebildet werden. Auch über unsere Nahrung beziehen wir einen nicht unerheblichen Teil an Enzymen, die dann die Arbeit der körpereigenen Enzyme unterstützen oder ergänzen.

Tausende von verschiedenen Enzymen, viele von ihnen noch nicht erforscht, sind an fast allen Stoffwechselprozessen als Katalysatoren beteiligt. Ohne sie könnten diese Prozesse nicht ablaufen. Ein Mangel an Enzymen führt daher zu einer Vielzahl von gesundheitlichen Problemen. In zwei Bereichen werden Enzyme therapeutisch eingesetzt:
1. zur Unterstützung der Verdauungstätigkeit und
2. zur Verhinderung oder Therapie von Krankheiten.

Uns interessiert hier mehr der erste Bereich. Es sei aber erwähnt, dass sich Enzymtherapien hilfreich bei entzündlichen Prozessen, rheumatischen Erkrankungen, Arteriosklerose und auch Krebs erwiesen haben.

Enzyme als Katalysatoren der Verdauung

Ohne die Arbeit der Enzyme wäre keine Verdauung möglich. Sie sind in der Lage große Moleküle in kleinere aufzuspalten und sie so für den Organismus verfügbar zu machen. Drei Gruppen von Enzymen sind an der Verdauung der drei Makronährstoffe Fett, Eiweiß und Kohlenhydrate beteiligt:

- **Lipasen**, zuständig für die Fettverdauung, werden vor allem in Bauchspeicheldrüse und Dünndarm gebildet, spalten die Fette
- **Proteasen,** zuständig für die Eiweißverdauung, Pepsin, Trypsin, Chymotrypsin sind körpereigene Proteasen, Bromelain (Ananas) und Papain (Papaya) sind Beispiele für pflanzliche Proteasen, spalten Proteine auf
- **Amylasen,** zuständig für die Kohlenhydratverdauung, zum Beispiel Ptyalin im Speichel, spalten Kohlenhydrate auf

Aber nicht nur die Aufspaltung der Makronährstoffe findet unter Mitwirkung von Enzymen statt, auch die Aufnahme von Nährstoffen aus dem Darm in den Körper ist ein Prozess, an dem häufig Enzyme beteiligt sind. So kann also ein Mangel an Enzymen einerseits zu Verdauungs- und andererseits zu Absorptionsproblemen beitragen. Beides kann zu einer Unterversorgung mit lebenswichtigen Vitalstoffen führen. Obwohl dem Körper vielleicht ausreichend Nährstoffe angeboten werden, kann er sie wegen des Enzymdefizits nicht vollständig aufschließen und verwerten. Der so entstandene Nährstoffmangel trägt wiederum zu einer eingeschränkten Enzymproduktion bei: ein Teufelskreis.

Was sollten Sie beachten, um sich mit genügend Enzymen zu versorgen bzw. wie gelingt es Ihnen, Ihre Enzymversorgung zu verbessern?

✓ **Enzyme können verstärkt über die Nahrung aufgenommen werden!**
In Lebensmitteln sind eine ganze Reihe von Enzymen in bedeutenden Mengen enthalten. Sie werden jedoch zerstört, wenn diese sehr lange gelagert, raffiniert und vor allem, wenn sie über 40°C erhitzt werden. Es ist deshalb grundsätzlich sinnvoll, zumindest einen Teil der Nahrung in roher Form zu essen. Wer Rohkost schlecht verträgt, weil sein Verdauungsapparat beeinträchtigt ist, kann alternativ frisch zubereitete Säfte trinken. Es sei noch einmal an den Selbstverdauungsmechanismus (Autolysefähigkeit) jeglicher Nahrungsmittel erinnert. Da die Enzyme oft in den Randschichten der Früchte sitzen, ist es besonders wichtig, die Lebensmittel vollständig zu verzehren, also den Apfel mit Schale, das volle Korn, die ungeschälte Möhre.

✓ **Es können enzymaktivierende Nahrungsmittel gegessen werden!**
Gemeint sind alle Nahrungsmittel, die viele Vitamine und Spurenelemente enthalten, weil diese als Coenzyme fungieren, d.h. als zusätzliche „Starter" für ein bestimmtes Enzym wirken. Naturbelassenes Gemüse, Obst und Nüsse sind reich an enzymaktivierenden Substanzen und sollten deshalb auf gar keinen Fall in Ihrer täglichen Ernährung fehlen.

✓ **Die Enzymproduktion kann direkt angeregt werden.**
Die Produktion von Enzymen kann durch Bitterstoffe, die sich beispielsweise in bitteren Kräutertees finden, angeregt werden. Typische Vertreter dieser bitteren Kräuter sind Berberitze, Wermut, Eberraute, Enzian, Tausendgüldenkraut, oder ein unter dem Namen „Heidelberger's Sieben-Kräuter-Stern" bekanntes Pulver (siehe Seite115)

✓ **Enzyme können als Nahrungsergänzung eingenommen werden.**
Achten Sie wie bei allen Nahrungsergänzungsmitteln auf Natürlichkeit. Amylasen, Proteasen und weitere Enzyme können auch gentechnisch hergestellt sein. (siehe E-Nummern 1100 – 1105)

✓ **Vermeiden Sie enzymhemmende Substanzen!**
Dazu zählen Schwermetalle, Kochsalz, Alkohol und zahlreiche stark wirkende Medikamente.

✓ **Verdauungsprobleme wie Darmträgheit und veränderte Darmflora müssen behandelt werden, da sie zur Verringerung der Enzymproduktion beitragen.**

Heidelbergers Sieben-Kräuter-Stern-Pulver

Nach dem Heilkundigen Bertrand Heidelberger soll es folgenden Zweck erfüllen: „Es heilt die kranken Speichel- und Schilddrüsen, reinigt den Magen und die Nieren... sorgt dafür, dass die tägliche Nahrung richtig und naturgemäß verarbeitet wird, dass es eben täglich frisches und reines Blut gibt. Es desinfiziert alles was in den Gedärmen ist.... Es befördert den Stuhlgang und zerstört den Schleim, der die Stoffwechselkrankheit, das Bruchleiden, die Hämorrhoiden, den Krebs, die Augenkrankheit, das Blindwerden und andere Krankheiten erzeugt."

Heidelberger`s Sieben-Kräuter-Stern-Pulver besteht aus Bibernell, Wermut, Kümmel, Anis, Fenchel, Schafgarbe und Wacholder.

Vor dem Essen nehmen Sie eine Messerspitze bis einen halben gestrichenen Teelöffel voll Pulver in den Mund, speicheln es gründlich ein und schlucken es dann hinunter.

Bezugsquelle: Gesundheitsversand A. Heine, 07464-98740, www.g-versand.de

Mindestens so bedeutend wie die Wirkung im Verdauungssystem ist die Wirkung von Enzymen im gesamten Körper. Sie erfüllen wichtige Schutz- und Reparaturaufgaben, regulieren das Immunsystem, sind an der Wundheilung beteiligt, verbessern die Durchblutung, helfen die Gewebe zu entgiften und zu reinigen... Ein großer Teil dieser Wirkungen geht von den gleichen Enzymen aus, die auch im Verdauungsprozess benötigt werden. Das bedeutet: Werden zu wenige dieser Enzyme produziert oder durch die Nahrung geliefert und werden von den wenigen dann auch noch viele im Verdauungsprozess verbraucht, stehen anschließend im Körper für diese wichtigen Aufgaben nicht mehr genug Enzyme zur Verfügung. Ein Grund mehr, die eigene Enzymversorgung zu verbessern.

❖ **Zusammenfassung:**

Durch rohe, unverarbeitete Früchte, Gemüse und Nüsse sowie durch **Bitterkräuter** sorgen Sie für eine gute Enzymversorgung Ihres Körpers.

3.7. Sekundäre Pflanzenstoffe

Beschließen möchte ich dieses umfangreiche Kapitel mit ein paar Worten über sekundäre Pflanzenstoffe. Sehr schön lässt sich hier noch einmal zeigen, dass es auf die Natürlichkeit und Vollwertigkeit der Nahrung ankommt, wenn sie gesundheitsförderlich oder gar heilsam sein soll.

Unter dem Oberbegriff „sekundäre Pflanzenstoffe" auch „bioaktive Stoffe" werden mindestens 5.000, wahrscheinlich sind es mehr als 10.000, verschiedene Substanzen zusammengefasst, die in winzigen Mengen in den Pflanzen vorkommen. Sie geben ihnen z.B. die Farbe, verleihen ihnen ihr unverwechselbares Aroma oder bringen eine ganz besondere Schärfe bzw. Würze mit sich und sie schützen die Pflanzen vor Schädlingen. Lange Zeit hat sich die Wissenschaft nicht mit diesen Stoffen beschäftigt, sie galten eben als sekundär, zweitrangig. So sind die meisten von ihnen auch heute weder bekannt, noch haben sie einen Namen, und natürlich sind sie auch nicht in ihrer Wirkung erforscht. Und trotzdem tun sie ihre Arbeit für unsere Gesundheit. Wenn wir beispielsweise ein Getreidekorn nehmen und alle Nähr- und Ballaststoffe entfernen, bleibt nur ein winziger

Rest an Substanz übrig. Aber dieser scheinbar unbedeutende Rest entscheidet darüber, ob uns das Korn langfristig bekommt, ob es uns Vitalität spendet oder ob wir krank werden und sich früher oder später chronische Leiden einstellen werden.

Nachdem medizinische Studien das Krebsrisiko bei Menschen, die sich mit viel Gemüse und Obst ernährten, geringer fanden, wurde man auf die sekundären Pflanzenstoffe aufmerksam. Sie zeigten nämlich erstaunliche krebshemmende Eigenschaften und das in kleinsten aber offensichtlich unentbehrlichen Mengen. Flavonoide z.B. bewirken, dass bestimmte krebsauslösende Chemikalien nicht aktiviert und einfach wieder ausgeschieden werden. Quercetin, das in Kampferöl vorkommt, ist solch ein Flavonoid. Ähnlich wirken die Lignane aus (Voll-) Getreide oder die Carotinoide (Vorstufe des Vitamin A), die besonders reichlich in Möhren vorkommen. Letztere sind unter dem Oberbegriff Antioxidantien bekannt geworden. Sie „fangen" sog. „Freie Radikale" und machen diese sehr reaktionsfreudigen Moleküle unschädlich, was die Zellen vor nicht wieder gutzumachenden Schäden schützt. Insbesondere zu nennen ist hier die Glutathionperoxidase, ein Stoff, der bei der Entgiftung eine ganz entscheidende Rolle spielt und dessen Ausgangssubstanz, das Glutathion, in seiner natürlichen Form vor allem in der Bierhefe zu finden ist.

Diese vier Hauptwirkungen werden den bioaktiven Stoffen zugeschrieben:
- antikanzerogen   Krebsrisiko senkende Faktoren, krebshemmend
- antimikrobiell   Schutz vor Pilz-, Bakterien-, Virenbefall des Körpers
- antioxidativ   Schutz vor freien Radikalen, Zellschutz
- immunmodulierend   Stärkung des Immunsystems

Mit Sicherheit können wir für die Zukunft noch weitere erstaunliche Erkenntnisse über die Wirkweise von sekundären Pflanzenstoffen erwarten. Unterdessen nehmen wir täglich, ganz nebenbei, tausende dieser wundervollen Substanzen zu uns und profitieren von ihren Wirkungen für unsere Gesundheit. Ganz nebenbei ist allerdings nicht ganz korrekt. Denn:

Sekundäre Pflanzenstoffe befinden sich nur in den ursprünglichen Pflanzen und nicht in der Industriekost.

Sekundäre Pflanzenstoffe haben mit dem Lebendigen zu tun. Sie wirken in der vitalen Pflanze und sind unmittelbar an Prozessen beteiligt, die das Leben aufrechterhalten. In „toten" Nahrungsmitteln (siehe Kapitel 2.1.) sind sie definitiv nicht vorhanden. Auch ehrgeizige Bestrebungen, einzelne Pflanzenstoffe zu isolieren und in Tablettenform zu pressen, waren bisher nicht von Erfolg gekrönt und werden es wahrscheinlich auch nie sein, denn es ist anzunehmen, dass alle diese Substanzen **miteinander** in einer Synergie wirken. Das bedeutet, mehrere bioaktive Stoffe unterstützten sich in ihrer Wirkung derart, dass diese sich vervielfacht.

Nur wenn Sie die ganze lebendige Pflanze essen, stellen Sie sicher, dass Sie alle bioaktiven Stoffe in optimaler Form und Kombination erhalten. Besonders reichlich, sogar in sehr viel größeren Mengen, sind sekundäre Pflanzenstoffe in den Wildformen von Gemüse, Obst und Kräutern zu finden.

☺ Haben Sie schon einmal einen Salat aus Löwenzahn oder Sauerampfer, Vogelmiere, Giersch, Spitzwegerich, Brennnesseln, Brunnenkresse gegessen? Probieren Sie es aus! Einfach köstlich, das kann ich Ihnen versprechen. Einige dieser Wildpflanzen schmecken recht kräftig und teilweise auch bitter. Beginnen Sie deshalb lieber mit kleinen Mengen oder kombinieren Sie die Wildkräuter mit Blattsalaten, Gurke, Tomate... Auch als Pesto machen sie sich prima.

❖ **Zusammenfassung:**

Achten Sie auf natürliche, frische und vollwertige Lebensmittel.
So versorgen Sie sich ausreichend mit sekundären Pflanzenstoffen.
Wildpflanzen spenden Ihnen besonders viele dieser wichtigen Substanzen.

4. Kapitel

Das „Wie" beim Essen

An den Anfang dieses letzten Kapitels möchte ich ein Zitat* von Omraam Mikhael Aivanhov stellen, das mir aus dem Herzen spricht:

„Momentan suchen viele Menschen, die durch ihr unruhiges Leben aus dem Gleichgewicht gebracht wurden, Mittel und Wege, um ihre innere Harmonie wiederherzustellen; sie betreiben Yoga, Zen, transzendentale Meditation oder lernen sich zu entspannen. Ich bestreite nicht, dass dies gute Methoden sind, aber ich habe eine einfachere, viel wirksamere Übung gefunden: essen lernen.
Wenn es einem egal ist, wie man isst, in Lärm, Nervosität, Eile und Diskussionen, was hilft dann das Meditieren oder der Yoga? Sie sind Theater!
Warum sehen wir nicht ein, dass wir alle zwei- oder dreimal täglich Gelegenheit haben, eine Übung zur Entspannung, Konzentration und Harmonisierung all unserer Zellen zu machen? Bemüht euch, in Ruhe und Stille zu essen, jeden Bissen lange zu kauen, von Zeit zu Zeit einige tiefe Atemzüge zu machen und euch vor allem auf die Nahrung zu konzentrieren und dem Himmel für all diesen Reichtum zu danken. Ich fordere euch dazu auf, weil diese scheinbar so unbedeutenden Übungen zu den besten zählen, um wahre Selbstbeherrschung zu erlangen. Die Kontrolle über die kleinen Dinge wird euch die Möglichkeit geben, auch die großen zu beherrschen.
Wenn ich jemanden sehe, der nachlässig und ungeschickt in Kleinigkeiten ist, kann ich mir leicht vorstellen, in welchem Durcheinander er in der Vergangenheit gelebt hat, und weiß auch, wie sich alle seine Mängel negativ auf seine Zukunft auswirken werden. Denn alles ist miteinander verbunden.
Gewiss es ist nicht leicht, während der Mahlzeiten ruhig zu sein, um sich ausschließlich auf die Nahrung zu konzentrieren... Und wenn es einem gelingt, äußerlich ruhig zu sein und seine Gesten zu beherrschen, dann macht man innerlich Lärm... Oder wenn es einem gelingt, sich innerlich zu beruhigen, schweifen die Gedanken ab. Deshalb sage ich euch, dass die Ernährung ein Yoga ist, denn richtiges Essen erfordert Aufmerksamkeit, Konzentration und Selbstbeherrschung."

In Anlehnung an das obige Zitat frage ich: „Was hilft Ihnen eine typgerechte Ernährung mit gesunden, vollwertigen Lebensmitteln, wenn Sie Ihr Essen in ungeeigneter Atmosphäre, neben allerlei anderen Beschäftigungen und in aller Eile hinunter schlingen?" Nichts! Deshalb finde ich, dass wir gut daran tun, dem „Wie" beim Essen mindestens genau so viel, wenn nicht sogar noch mehr Aufmerksamkeit zu schenken, als dem „Was" wir essen.

Bei manch einer der nun folgenden, für alle Stoffwechseltypen gleichermaßen gültigen Regeln werden Sie sagen: „Das sind doch Binsenweisheiten!". Recht haben Sie! Aber wahrscheinlich werden Sie schockiert sein, wie vieles da in die Binsen geht, wenn Sie sich einmal die Mühe machen und sich selbst sowie Ihre Mitmenschen hinsichtlich der Einhaltung dieser einfachen Wahrheiten beobachten. Genau an dieser Stelle, nämlich bei der Verwirklichung der simpelsten Ernährungsregeln, liegt für uns alle ein riesiges Potential für Heilung und Gesunderhaltung. Es lohnt sich also garantiert auch für Sie, diese Grundsätze noch einmal zu lesen oder sie kennen zu lernen und sie dann Schritt für Schritt praktisch umzusetzen.

❖ **Essen Sie nur, wenn Sie hungrig sind!**

Eigentlich logisch, nicht wahr? Doch Menschen essen auch aus ganz anderen Gründen, z.B. aus Gewohnheit. Mittagessen gibt es eben immer, egal ob man Hunger hat oder nicht. Oder das Essen dient als Ausgleich für frustrierte Gefühle, Ärger, Stress... So mancher belohnt sich mit dem Essen, der nächste isst aus Angst vor Strafe (besonders Kinder).

*aus Omraam Mikhael Aivanhov „Yoga der Ernährung" Prosveta Verlag ISBN 2-85566-225-7

Unser Körper zeigt uns durch das **gesunde** Hungergefühl an, wann er Nahrung braucht, um sich mit neuer Energie zu versorgen. Dieser Regulationsmechanismus passt sich den äußeren und inneren Gegebenheiten perfekt an. So beeinflussen z.B. die gerade ausgeführte Tätigkeit, das Klima, der persönliche Gesundheitszustand sowie die geistig-seelische Verfassung den Energiebedarf und damit den Zeitpunkt, wann uns der Hunger packt. Diese Faktoren sind Variablen, die Flexibilität von uns erfordern! Das bedeutet, streng festgelegte Essenszeiten behindern die Entwicklung eines gesunden Regulationsmechanismus. Sie sorgen zwar für eine regelmäßige Versorgung mit Nahrung, wir verlernen jedoch, die realen Bedürfnisse unseres Körpers wahrzunehmen. Mehr auf unseren Bauch hören, statt auf die Uhr schauen, könnte der Weg sein.

Alles was wir ohne wirklichen Hunger essen, also zu viel essen, raubt unserem gesamten Organismus eine ganze Menge Kraft. Jede Nahrung wird durch zahlreiche Stoffwechselprozesse verarbeitet. Dafür benötigt der Körper Energie. Bei manchen Gerichten, z.B. Fleisch mit Kartoffeln und Gemüse, braucht der menschliche Organismus ca. 70% der durch die Nahrung zugeführten Energie, um sie zu verdauen. Idealerweise sollte natürlich das aus der Nahrung gewonnene Energiepotential größer sein, als die für die Verdauung und Verstoffwechselung benötigte Energie. Das gelingt uns optimal mit den richtigen Nahrungsmitteln, allen energiereichen Samen, Früchten und Gemüse, und wenn wir erst essen, wenn wir tatsächlich hungrig sind.

Ähnlich verhält es sich, wenn nicht genug Zeit zwischen den Mahlzeiten ist, also zu schnell hintereinander gegessen wird. Oder es werden endlos Zwischenmahlzeiten eingelegt. Oft essen Menschen zwischendurch ohne überhaupt Hunger zu haben, nur um ein Bedürfnis zu stillen, dessen Befriedigung sie mit Essen kompensieren. Leider werden sie weder ihr Bedürfnis wahrhaft befriedigen, noch tun sie sich etwas Gutes. Die noch nicht abgeschlossenen Verdauungsprozesse der vorherigen Mahlzeit müssen nun abgebrochen werden, um sich mit dem zu beschäftigen, was neu in Magen und Darm ankommt. Es ist offensichtlich, dass hierbei keine effiziente Verdauung mehr möglich ist. Auch die Gesamtheit der Stoffwechselprozesse laufen nicht optimal ab. Wir wissen aber: Ein effizienter und sich im Gleichgewicht befindlicher Stoffwechsel ist die Voraussetzung für Vitalität und eine gute Gesundheit. (siehe 1. Kapitel)

Ein Zeitraum zwischen den Mahlzeiten von ca. 3-4 Stunden wäre optimal, wenn Fleisch gegessen wurde sogar 6-8 Stunden, Eine Ausnahme bildet Obst, das schon nach ca. 20 bis 30 Minuten den Magen verlässt, allerdings nur, wenn es für sich allein und auf leeren Magen gegessen wird.

❖ **Nehmen Sie sich Zeit zum Essen!**

Stellen Sie sich vor, wie es sich anfühlte, wenn die einzige Tätigkeit, der Sie all Ihre Aufmerksamkeit widmen, einfach nur essen wäre. Entspannte Gelassenheit, Konzentration auf das Wesentliche…nur Sie und Ihr Essen. Gönnen Sie sich zwei- oder dreimal täglich diesen Luxus. Schaffen Sie sich einen Raum, einen Zeitraum, der nur Ihnen und Ihrer Nahrung vorbehalten ist. Möglicherweise erfordert es einiges an Konsequenz und Kraft von Ihnen, diese Insel der Ruhe und Entspannung in Ihrem Alltag zu etablieren und sie gegen die Einflüsse der Umwelt zu verteidigen. Mit Sicherheit lohnt es sich und zahlt sich in Form von mehr Energie, innerer Harmonie und guter Gesundheit aus.

❖ **Essen Sie in Ruhe!**

Gemeint ist sowohl die äußere Ruhe (Radio, TV, Lärm, Gespräche), als auch die innere Ruhe, die Sie haben sollten, bevor Sie mit dem Essen beginnen. Besinnen Sie sich einige Momente, genießen Sie Ihre Mahlzeit mit den Augen, lassen Sie sich den Duft in die Nase steigen. Dadurch wird Ihre Verdauung in Gang gesetzt.

Wer gehetzt, gestresst, wütend oder voller Trauer ist, sollte besser nichts essen, bevor er nicht ein gewisses Maß an innerer Ruhe gefunden hat. Unser Körper kann die Nahrung in dieser aufgewühlten Verfassung weder adäquat verdauen noch verwerten. Sie wird dann zu Belastung für den Organismus und verbraucht jede Menge Energie.

❖ Gut gekaut ist halb verdaut!

Ein gesunder Mensch kaue jeden Bissen 50 Mal,
ein Kranker 100 Mal
und ein Weiser kaut 150 Mal.

Niemand erwartet, dass Sie bei jedem Bissen mitzählen. Aber probieren Sie es doch ein paar Mal mit verschiedenen Nahrungsmitteln aus. Wie fühlt es sich an beim 50. Mal; beim 150. Mal? Ist der Nahrungsbrei flüssig geworden und mühelos Ihre Speiseröhre hinab geglitten?! Wenn ja, können Sie sicher sein, dass Kohlenhydrate, Eiweiß, Fett und alle lebenswichtigen Vitalstoffe aus Ihrer Nahrung optimal für Ihren Körper genutzt werden. Sie helfen durch das intensive Kauen Ihrem Magen und dem Darm bei der Verdauungsarbeit (Umwandlung von Stärke in Zucker schon in der Mundhöhle). Sie stärken so Ihr Immunsystem und haben außerdem noch eine sichere Methode zu Hand, um auf natürliche Weise abzunehmen bzw. Ihr Idealgewicht dauerhaft zu halten. Warum? Wenn Sie so langsam essen, verpassen Sie den Zeitpunkt, zu dem Ihr Körper Ihnen Sättigung signalisiert, garantiert nicht. Außerdem wird sich Ihre Nahrungsmenge ganz automatisch verringern, ohne Hungerei. Wer sich beim Kauen Zeit nimmt, wird vielleicht erstaunt sein, wie wenig er braucht, um vollkommen satt zu sein.

Ganz besonders wichtig ist der erste Bissen. Wenn Sie ihn mit größter Sorgfalt kauen, setzt er alle möglichen Mechanismen in Gang, um den Verdauungsorganen zu melden, welcher Art die Nahrung ist, die gleich bei ihnen eintreffen wird. Daraufhin sondern diese entsprechende Verdauungssäfte ab, sind somit bestens vorbereitet.

Das lange und gründliche Kauen ist uns derart ungewohnt, dass wir es oft erst regelrecht erlernen oder wiedererlernen müssen, Muskelkater inbegriffen. Der gesundheitliche Nutzen ist ohne Frage alle Anstrengung wert. Noch ein kleiner Tipp: Sie erleichtern sich das gründliche Kauen, wenn Sie kleine Bissen nehmen.

❖ Wer weniger isst, lebt gesünder!

Verlassen Sie den Tisch mit leichtem Appetit! Das Sättigungsgefühl tritt verzögert ein. Wir laufen Gefahr zu viel zu essen, besonders wenn hastig geschlungen wird, weil wir den geeigneten Moment zum Beenden der Mahlzeit verpassen. Idealerweise fasst Ihr Magen ohne sich dehnen zu müssen ein Volumen, das in etwa Ihrer Faustgröße entspricht. Das wäre dann auch die optimale Nahrungsmenge. Ganz schön wenig, nicht wahr!? Viele Menschen haben einen vergrößerten Magen, weil sie fortwährend zu viel Nahrung zu sich nehmen. Solch ein erweiterter Magen zwingt zu größeren Portionen, um sich satt zu fühlen. Das daraus resultierende Übergewicht führt in einen Strudel von Krankheitsrisiken, den Sie sich ersparen können, wenn Sie sich an die „Faustregel" halten und achtsam essen.

Übrigens kann sich ein erweiterter Magen auch wieder auf seine Normalgröße reduzieren. Solch ein Veränderungsprozess lässt sich am besten durch eine Fastenkur einleiten. Anschließend können alte Gewohnheiten leichter abgelegt und mit einer Ernährungsumstellung ein neues Essverhalten einstudiert werden.

❖ Trinken Sie nicht zum Essen!

Wenn Sie während des Essens trinken, behindern Sie Ihre Verdauung, denn die zusätzliche Flüssigkeit verwässert die Verdauungssäfte. Eine halbe Stunde vor und eine Stunde nach den Mahlzeiten sollten Sie auf Getränke verzichten.

❖ **Trinken Sie viel reines Wasser!**

Generell ist natürlich reichlich trinken angesagt, insbesondere reines Wasser ohne Kohlensäure und ohne extra Mineralien. Die beste Qualität liefert uns natürliches Quellwasser. Leider haben die meisten Menschen keine Gelegenheit ihr Wasser aus einer reinen Quelle zu beziehen. Uns bleibt also nur, möglichst hochwertig aufbereitetes Wasser zu trinken. Es würde ein eigenes Buch füllen, alle Möglichkeiten der Trinkwasserbebeschaffung zu erläutern, deshalb nur so viel:

- **Wasser aus Flaschen**, insbesondere aus Plastikflaschen, ist nicht zu empfehlen. So ziemlich alle Wässer sind behandelt bzw. bestrahlt worden, damit sie lange haltbar sind. Plastikflaschen geben minimale Mengen an Substanzen (z.B. Bisphenol A) ins Wasser ab, die lieber nicht in Ihren Körper gelangen sollten. Wenn Flaschenwasser, dann kann ich nur hochwertige Quellwässer aus dem Bioladen empfehlen, die in **Glasflaschen** abgefüllt sind.

- **Leitungswasser** ist in vielen Regionen unseres Landes relativ gut, in den Großstädten aber leider durchweg von minderer Qualität, auch wenn die Wasserwerke anderes behaupten. Bei Kalkablagerungen im Wasserkocher wird die Problematik augenscheinlich. Viel tückischer sind allerdings die Substanzen, die in kleinster Menge, teilweise homöopathischer Form enthalten sind, z.B. Hormone, Reste von Medikamenten usw., ganz abgesehen von Verunreinigungen mit diversen Schwermetallen und anderen giftigen Substanzen. Deshalb empfehle ich Ihnen Ihr Leitungswasser zu reinigen bzw. zu beleben mit Filtersystemen (Kohleblockfilter, Umkehrosmose) und Aufbereitungsanlagen (Wasserinformierung, Wasserverwirbelung), die in verschiedenster Form angeboten werden. Kostengünstig und leicht zu realisieren ist eine Strukturierung des Wassers mit Hilfe von Bergkristall, Rosenquarz und Amethyst, die in eine Karaffe mit Wasser gelegt werden. Ebenso verbessern Sie die Qualität Ihres Leitungswassers erheblich, wenn Sie einige Tropfen Salzsole aus hochwertigem Kristallsalz hinzufügen (siehe Kapitel 3.4. Mineralstoffe). Wasser ist ein hervorragender Informationsträger und transportiert so z.B. die Information von zahlreichen Mineralien und Spurenelementen in jede einzelne Ihrer Zellen.

Franz Heininger „Trink Wasser!" ISBN 3-85068-552-7
Masuro Emoto „Die Botschaft des Wassers", „Die Antwort des Wassers"
Dr. med. Barbara Hendel und Peter Ferreira „Wasser und Salz – Urquell des Lebens"

Wie viel Wasser Sie täglich trinken sollten, hängt unter anderem davon ab, wie Sie sich ernähren. Wenn Sie vorwiegend vegetarisch essen, benötigen Sie vielleicht 1 Liter Wasser zusätzlich zu der schon recht wasserreichen Kost aus Obst und Gemüse. Nehmen Sie häufig tierische Eiweiße in Form von Fleisch, Wurst, Ei, Käse zu sich, brauchen Sie sehr viel mehr Wasser, um die Stoffwechselgifte (Harnsäure), die bei der Verdauung der Tiereiweiße anfallen, wieder aus Ihrem Körper auszuscheiden. Pro Gramm tierisches Eiweiß braucht der menschliche Körper ca. 42 Gramm Wasser zur Lösung und Ausscheidung der Stoffwechselendprodukte. Sie können sich also leicht ausrechnen, wie es um Ihren persönlichen Wasserbedarf steht. Dieser erhöht sich natürlich auch, wenn sie viel Schwitzen (Sauna, Sport, heißes Wetter) und wenn Sie Reinigungskuren durchführen, die ohne das universelle „Lösungsmittel" Wasser, nicht funktionieren können.

❖ **Beginnen Sie den Tag mit einem Glas Wasser!**

Über Nacht haben sich in Ihrem Körper Stoffwechselschlacken angesammelt, die er nun gern loswerden möchte. Helfen Sie Ihrem Körper mit einem großen Glas Wasser (0,3 – 0,5 Liter) in Fluss zu kommen. Trinken Sie es vor dem Frühstück. Ich persönlich bevorzuge heißes Wasser. Sie können es aber genauso gut auch kalt oder lauwarm trinken. Mit einem Teelöffel voll Kristallsalzsole wird aus dem Glas Wasser ein wertvolles Elektrolytgetränk (siehe Kapitel 3.4.).

❖ **Kombinieren Sie sinnvoll!**

Essen Sie in ein und derselben Mahlzeit möglichst wenig verschiedene Lebensmittel. Für die Verdauung der Makronährstoffe Eiweiß, Kohlenhydrate und Fett benötigt unser Körper verschiedene Enzyme und andere Konzentrationen der Verdauungssäfte. Bereits durch das Riechen und dann den Geschmack der Nahrung werden entsprechende Informationen über das Gehirn an die Verdauungsorgane gesendet, die nun ihrerseits mit der Ausschüttung der entsprechenden Stoffe beginnen. Es liegt auf der Hand, dass wir die Verdauung insgesamt erleichtern, je klarer die Informationen sind. **Optimalerweise kombinieren Sie also maximal zwei bis drei Lebensmittel pro Mahlzeit.**

Das mag für uns sehr gewöhnungsbedürftig klingen. Wir sind in unserem Denken eher dahingehend geprägt, dass wir glauben, möglichst viele verschiedene Nahrungsmittel würden uns das gesamte Spektrum an Nähr- und Vitalstoffen garantieren. Dabei übersehen wir, dass wir uns nicht selten mit einem krankmachenden Mix inkompatibler Nahrungsmittel ernähren. Ganz besonders ungünstig ist eine Kombination von **konzentrierten** Kohlenhydraten, wie sie in Brot, Kartoffeln, Nudeln enthalten sind, mit **proteinreichen** Nahrungsmitteln, wie Fleisch, Fisch, Eier und Käse.

Beliebte Fehlkombinationen sind zum Beispiel Steak mit Pommes, gebratener Fisch mit Reis, Schweinebraten mit Kartoffeln, Pizza mit Käse, Ei mit Brot, Wurstbrote, Hamburger... Hier stellen wir unseren Körper vor die unlösbare Aufgabe, zwei völlig unterschiedliche Verdauungsprogramme gleichzeitig ablaufen zu lassen. Das wäre in etwa so, als wollten Sie von Ihrer Waschmaschine, dass sie im gleichen Waschgang Wolle und Handtücher wäscht. Eins kann sie nur und wenn Sie sich für die Handtücher entscheiden, können Sie Ihren Wollpullover anschließend wegschmeißen.

Unsere Verdauungsorgane sind zwar etwas flexibler, aber eine wirklich vollständige Verdauung einer konzentrierten Eiweiß-Kohlenhydrat-Kombination können auch sie nicht leisten. Das Resultat: die Verdauung benötigt viel Energie (bis 70% des Energiegehaltes der zugeführten Nahrung) und es fallen vermehrt Stoffwechselschlacken an (Übersäuerung). Das macht müde und schlapp. Solche Mahlzeiten machen dick, verursachen Blähungen und Völlegefühl.

Natürlich sind in jedem Lebensmittel alle Nährstoffe in den verschiedensten Mengenkombinationen vertreten. Also völlig trennen kann man gar nicht. Ich spreche hier also nur von Nahrungsmitteln mit **konzentrierten** Nährstoffen. In Gemüse sind Eiweiße und Kohlenhydrate nicht so hoch konzentriert, wegen des hohen Wasseranteils. Deshalb eignet es sich bestens als neutraler Kombinationspartner.

Gescheiter und vor allem gesünder sind also Kombinationen von **entweder** Eiweißträgern und neutralen Nahrungsmitteln, wie fast allen Gemüsesorten **oder** Kohlenhydraten mit neutralen Lebensmitteln (dazu zählen auch Räucherwaren und sehr fettreicher Käse). Also beispielsweise Steak mit Gemüse, Rührei mit Gemüse, Reis mit Gemüse, Gemüse mit Käse gratiniert, gekeimtes Getreide mit Gemüse...

Wenn Sie sich genauer mit den Kombinationsmöglichkeiten beschäftigen wollen, und ich empfehle Ihnen das sehr, dann besorgen Sie sich am besten eine Publikation über **Trennkost** oder informieren sich im Internet z.B. unter www.trennkostclub.de.

Nur eine Trennkostregel möchte ich unbedingt noch erwähnen, da sich in der Praxis zeigt, dass diese Information viele Menschen noch nicht erreicht hat.

Essen Sie frisches Obst nur für sich allein!

Am besten auch noch auf nüchternen Magen, jedenfalls mit deutlichem Abstand zur vorhergehenden und nachfolgenden Mahlzeit. Obst verlässt schon nach ca. 20 Minuten den Magen, also enorm schnell. Wenn Sie nun frisches Obst beispielsweise mit dem Müsli, oder zum Pausenbrot, oder gar als Nachtisch verspeisen, bleibt es viel länger im Magen und Darm, da die anderen Speisen wesentlich mehr Verdauungszeit (3-8 Stunden) in Anspruch nehmen.

Das Obst beginnt wegen seines hohen Zuckergehaltes schnell an zu Gären, wenn es zu lange im Darm verweilen muss. Dabei entstehen Fuselalkohole, die Leber und Gehirn belasten. Bei einer Kombination von Milchprodukten mit frischem Obst (Ausnahmen sind z.B. Bananen und Heidelbeeren) plagen dann außerdem noch heftige Blähungen. Gärung erzeugt auch Säuren, die den pH-Wert im Darm stören und zu einem veränderten Milieu der Darmschleimhaut führen. Das Milieu jedoch bestimmt die Art der Besiedelung des Darmes mit Mikroorganismen. Gesundes Milieu = gesunde Darmflora. Warum Ihre Darmbakterien so wichtig sind? Nun dieses Thema ist ein eigenes Buch wert. Nur so viel: Ihre Darmbakterien sind für Sie das, was die Bodenbakterien für die Pflanzen sind, nämlich die Grundlage ihrer materiellen Existenz. Ohne Bakterien keine Verarbeitung der Nahrung. Ohne Bakterien keine Synthese von Vitalstoffen. Ohne Bakterien kein Leben. Es ist also für Sie eine Frage der Gesundheit und Vitalität, Ihre Darmbakterien zu pflegen und Ihnen nicht durch ungeschicktes Essverhalten das Leben zu erschweren. Ich möchte noch ergänzen: Nicht nur Obst zur falschen Zeit führt zu Störungen des Milieus im Darm. Diese entwickeln sich auch durch den Konsum von zu viel Fleisch, Zucker, Alkohol, Weißmehl- und Milchprodukten.

Schützen Sie also Ihre Darmbakterien, indem Sie Obst nur solo essen bzw. als Vorspeise deutlich **vor** Ihrer Hauptmahlzeit zu sich nehmen.

❖ Essen Sie zur rechten Zeit!

All unsere Organe und Körpersysteme arbeiten rhythmisch. Das heißt zu bestimmten Zeiten im Tageslauf reagieren sie kraftvoll, zu anderen werden sie mit weniger Energie versorgt. Im System der Traditionellen Chinesischen Medizin (TCM) wird diese Tatsache bei Diagnose und Therapie von Erkrankungen berücksichtigt. Uns gibt die „Organuhr" der Chinesen Aufschluss über die „Arbeits- und Ruhezeiten" des Verdauungstraktes.

Früh am Morgen zwischen 5.00 und 7.00 Uhr wird Ihr Dickdarm vermehrt mit Energie versorgt. Die Anregung der Dickdarmtätigkeit sollte in dieser Zeit, oder zumindest nicht wesentlich später, zu seiner Entleerung führen. Das bereits erwähnte Glas Wasser vor dem Frühstück hilft Ihnen übrigens dabei, Ihren Darm zu aktivieren. Ab 7.00 Uhr lässt die Dickdarmtätigkeit langsam nach, bis sie gegen 18.00 Uhr ihren Tiefpunkt erreicht hat. Von 19.00 Uhr bis zum nächsten Morgen steigert sie sich langsam wieder auf ihr Höchstniveau.

Zwischen 7.00 und 9.00 Uhr hat Ihr Magen seine Hochzeit, der ideale Zeitpunkt also für das Frühstück. Gegen 20.00 Uhr erreicht Ihr Magen seine schwächste Phase. Von üppigen Mahlzeiten hält er jetzt gar nichts.

Ihre Bauchspeicheldrüse fühlt sich von 9.00 bis 11.00 Uhr besonders angeregt und produziert munter die Verdauungssäfte, die nun Ihr Frühstück verarbeiten. Im Laufe des Tages, besonders aber in den Abendstunden, sinkt ihr Energieniveau langsam ab, erreicht gegen 22.00 Uhr seinen Tiefpunkt und erhöht sich dann wieder bis 9.00 Uhr auf Maximalhöhe.

Ihr Dünndarm wiederum ist in der Zeit von 13.00 bis 15.00 Uhr besonders aktiv, verarbeitet die Nährstoffe aus Ihren Mahlzeiten und transportiert diese in Ihr Blut. Seine inaktivste Phase liegt zwischen 1.00 und 3.00 Uhr nachts. In dieser Zeit ereignet sich in Bezug auf die Verdauung nicht sehr viel.

Wie Sie sehen, hat die Natur es so eingerichtet, dass unsere Verdauungsorgane vom Morgen bis zum Nachmittag besonders aktiv arbeiten. Möchten Sie **mit** den natürlichen Rhythmen in Ihrem Körper leben und ihn bei der Verdauung unterstützen, gestalten Sie Ihren Speiseplan entsprechend. Das bedeutet konkret:

- Ihre Hauptmahlzeit liegt in der ersten Tageshälfte.
- Das Abendessen nehmen Sie so früh wie möglich zu sich, ohne am späten Abend einer Hungerattacke zu erliegen.
- Schwer verdauliche Nahrungsmittel essen Sie in der ersten Tageshälfte. Dazu zählen neben fett- und eiweißreichen Nahrungsmitteln auch Hülsenfrüchte, Pilze und vor allem Rohkost.
- Das Abendessen ist leicht und vom Umfang her die kleinste Mahlzeit des Tages.

Um es noch einmal anders auszudrücken, beliebte Selbst-Sabotage-Programme in Bezug auf die Verdauung sehen so aus:

- Den ganzen Tag über wird vor lauter Hetze kaum etwas gegessen. Aber am Abend gibt es dann ein großartiges Menu.
- Das Abendessen besteht aus einem frischen Salat oder rohem Gemüse. Nur wer einen absolut intakten Darm und eine starke Verdauung hat, kann so ein Abendessen vertragen.
- Am Abend wird frisches Obst genascht, weil es die gesündere Alternative zu Schokolade, Keksen u. Ä sein soll.

Ja natürlich, Obst ist gesünder als Süßigkeiten. Aber auch das Richtige zur falschen Zeit macht Probleme. Allen drei Sabotage-Programmen folgt der weiter oben beschriebene Ablauf einer unharmonischen Verdauung, mit Übersäuerung und dem Resultat einer gestörten Darmflora.

❖ Wertschätzen Sie Ihre Nahrung!

Über all die Regeln wollen wir auf keinen Fall vergessen, unsere Nahrung wertzuschätzen. Das heißt, dankbar zu sein, für das, was man gleich zu sich nehmen darf. Früher, als die Nahrung noch nicht so reichlich zur Verfügung stand, war dies eine Selbstverständlichkeit. Die Menschen aßen meist in Gemeinschaft und Dankgebete oder Rituale gehörten natürlich dazu.

Machen Sie sich bewusst: Alles was Sie essen, verleiben Sie sich ein, es wird also Teil von Ihnen. Das bedeutet, ein acht- und lieblos herunter geschlungenes Essen, zeigt die Lieblosigkeit, die Sie sich selbst entgegenbringen. Wie Sie essen, spiegelt sehr deutlich, wie Sie mit sich selbst umgehen, welchen Wert Sie sich selbst zumessen, wie Sie sich selbst achten. Legen Sie viel Wert auf Qualität und geeignete Umstände beim Essen, zeugt das von Ihrer Selbstachtung und Ihrem Selbstwert.

Besinnen Sie sich also einen Moment, bevor Sie anfangen zu essen. Wertschätzen Sie Ihre Nahrung indem Sie Ihre Dankbarkeit bekunden und bewusst essen.

In Anlehnung an das Leitzitat von Omraam Mikhael Aivanhov möchte ich schließen mit:

**Die Nahrung ist ein Liebesbrief des Schöpfers.
Gesund is(s)t , wer ihn zu lesen versteht.**

Zum Wohle des Ganzen!

Kathrin Schwarzkopf

Anhang

Über die Autorin

Kathrin Schwarzkopf, Jahrgang 1967, war nach ihrer Ausbildung am Institut für Lehrerbildung in Potsdam acht Jahre im Schuldienst tätig.
Seit 1998 besuchte sie zahlreiche Seminare und Fortbildungen zu naturheilkundlichen und spirituellen Themen. Im September 2004 erhielt sie die Erlaubnis zur Ausübung der Heilkunde. Seitdem ist sie freiberuflich als Heilpraktikerin mit den Schwerpunkten Bioresonanzdiagnostik, Ernährungsberatung und energetische Heilweisen in Berlin tätig.

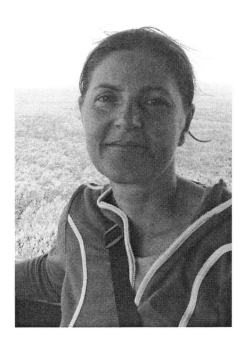

Kontakt

Postanschrift:	Kathrin Schwarzkopf Neu Köthener Str. 4 15748 Märkisch Buchholz
Telefon/Fax: mobil	033 765 – 20 338 0172 – 929 53 55
email:	kathrin.schwarzkopf@web.de
homepage:	**www.kathrinschwarzkopf.de**

Literaturverzeichnis

Aivanhov, Omraam Mikhael: „Yoga der Ernährung", Prosveta – Verlag GmbH, Rottweil
Aivanhov, Omraam Mikhael**:** „Goldene Regeln für den Alltag", Prosveta – Verlag GmbH, Rottweil, 2005
Biesalski, Hans Konrad, **Grimm**, Peter: „Taschenatlas der Ernährung", Georg Thieme Verlag, Stuttgart, 1999
Bingen, Hildegard von: „Ernährungslehre", VPM, Rastatt, 1999
Budwig, Dr. Johanna: „Öl-Eiweiss-Kost", Sensei Verlag, Kernen, 2007
Carson, Rolf: „Zukunftschance Gesundheit", Günter Albert Ulmer Verlag, Tuningen, 2007
Clark, Hulde R.: „Heilung ist möglich", Droemersche Verlagsanstalt Th. Knaur Nachf., München, 1997
Cousin, P. J.: „Die 150 besten Lebensmittel für Ihre Gesundheit", Mosaik Verlag, München, 2000
Dahlke, Ruediger, **Hößl**, Robert: „Verdauungsprobleme", Be-Deutung und Chance von Magen- und Darmsymptomen, Droemersche Verlagsanstalt Th. Knaur Nachf., München, 2001
Dahlke, Ruediger, **Preiml**, Baldur, **Mühlbauer**, Franz: „Die Säulen der Gesundheit", Körperintelligenz durch Bewegung, Ernährung und Entspannung, Wilhelm Goldmann Verlag, München, 2001
Grimm, Hans Ulrich: „Leinöl macht glücklich", Das blaue Ernährungswunder, Dr. Watson Books, Stuttgart-Bad Cannstatt, 2006
Grimm, Hans Ulrich: „Echt künstlich", Das Dr. Watson-Handbuch der Lebensmittel-Zusatzstoffe, Dr. Watson Books, Stuttgart-Bad Cannstatt, 2007
Grimm, Hans Ulrich: "Die Suppe lügt", Die schöne neue Welt des Essens, Droemersche Verlagsanstalt Th. Knaur Nachf., München, 1999
Grimm, Hans Ulrich: „Aus Teufels Topf", Die neuen Risiken beim Essen, Droemersche Verlagsanstalt Th. Knaur Nachf., München, 2001
Heininger, Franz, Hrsg.: „Trink Wasser!", Ernähre Dich bewusst, Ennsthaler, Linz, 2004
Hörwick, Ursula Rta: „Küchenbuch für Yogis und Vegetarier", Ananda Marga, Mainz, 2003
Jentschura, Peter und **Lohkämper**, Josef: „Zivilisatoselos", Leben – frei von den Zivilisationskrankheiten unserer Zeit, Verlag Peter Jentschura, 2004
Jentschura, Peter und **Lohkämper**, Josef: „Gesundheit durch Entschlackung", Verlag Peter Jentschura, 1998
Karstädt, Uwe: „Dreieck des Lebens", Titan Verlag, München
Karstädt, Uwe, nach: „Die 7 Revolutionen der Medizin", TAS Distribution Ltd., London, 2008
Knieriemen, Heinz: „E-Nummern", AT Verlag, Aarau/Schweiz, 1999
Knophius, Heike: „Säure-Basen-Balance", GU, München, 2003
Königs, Peter: „Das Synergie-System", Metabolic Typing, Stoffwechseltypen und ihre Auswirkungen auf die Gesundheit
Lebedewa, Tamara: „Reinigung", Entschlacken und entgiften Sie Ihren Körper, Verlag Driediger, 2003
Mauch, Walter, Dr. med.: „Die Bombe unter der Achselhöhle", Praktische Tips für eine gesunde Familie, Betttendorf in der F.A. Herbig Verlagsbuchhandlung GmbH, München, 1996
Nissim, Rina: „Naturheilkunde in der Gynäkologie", Ein Handbuch für Frauen, Orlanda Frauenverlag, Berlin, 1992
Obel, Gunther Y.: „Vom Märchen der unheilbaren Krankheiten", Oktarius - Verlag, 2003
Peter, Kristina: „Körperreinigung von innen", Aktivieren Sie die Kraft, die in Ihnen steckt
Richter, Isolde: „Lehrbuch für Heilpraktiker", Medizinische und juristische Fakten, Urban & Fischer Verlag, München - Jena, 2000
Röcker, Anna Elisabeth: „Atlas des ganzheitlichen Heilens", W. Ludwig Buchverlag GmbH, München, 1998
Schatalova, Galina: „Wir fressen uns zu Tode", Das revolutionäre Konzept einer russischen Ärztin für einlanges Leben bei optimaler Gesundheit, Wilhelm Goldmann Verlag, München, 2002
Schatalova, Galina: „Heilkräftige Ernährung", Eine energetische Lebensmittel- und Heilkräuterkunde für wahre Gesundheit, Wilhelm Goldmann Verlag, München, 2006
Schneider, Gunther W.: „Biotop Mensch" ,Liebe deine Darmbakterien, Eigen-Verlag
Soria, Cherie: „Mit Engeln speisen", Windpferd, Aitrang, 2003
Steiner, Rudolf: „Gesunde Ernährung", Archiati Verlag, Bad Liebenzell, 2006
Ulmer, Günter A., Hrsg.: „Das Sieben-Kräuter-Erbe von Bertrand Heidelberger", Die Verschleimungsgefahr im Körper und ihre Lösung, Günter Albert Ulmer Verlag, Tuningen
Wolcott, William L.: „Essen, was mein Körper braucht", Metabolic Typing – die passende Ernährung für jeden Stoffwechseltyp, VAK Verlags GmbH, Kirchzarten bei Freiburg, 2002

Die E-Zusätze und ihr Gefahrenpotential

▓▓▓ = sehr riskant	**A** = kann Allergien, Asthma auslösen
░░░ = gefährlich	**M** = kann Migräne, Kopfschmerz auslösen
☐ = bedenklich	**T** = kann tierischen Ursprungs sein
	K = krebserregend im Tierversuch
	Gen = kann gentechnisch hergestellt sein

Farbstoffe

Farben haben in der Ernährung nicht nur Signalwirkung, sondern wirken ähnlich wie natürliche Aromen und Bitterstoffe auf viele Stoffwechselvorgänge ein. Manipulationen mit synthetischen Farben als Verkaufsanreiz sind daher auch immer Sinnestäuschungen und unabhängig von ihrem Gefahrenpotential grundsätzlich abzulehnen! Künstliche Farbstoffe möglichst immer meiden!

E-Nr.	Name	Beschreibung	Gefahr
E 101a	Riboflavin-5-phosphat	Gelb, künstlich hergestellt; in Mayonnaise, Suppen, Süßwaren	
E 102	Tartrazin	Gelb, künstlich hergestellter Azofarbstoff, gefährlich für Menschen mit Aspirinallergie; in Süßwaren	A
E 104	Chinolingelb	Gelb, künstlich hergestellt; in Pudding, Süßwaren	A
E 110	Gelb-orange S, Sunset-gelb FCF	Gelb-orange, künstlich hergestellt; in Getränken, Süßwaren, Seelachs, Garnelen	A
E 120	Echtes Karmin (Cochenille), Karminsäure	Rot, wird aus Scharlach-Schildlaus gewonnen	T
E 122	Azorubin	Rot, künstlich hergestellter Azofarbstoff; in Pudding, Getränken, Süßwaren	A
E 123	Amaranth	Rot, künstlich hergestellter Azofarbstoff, nur zur Färbung von Aperitifweinen und Spirituosen zugelassen, in USA verboten	A K
E 124	Cochenillerot A, Ponceau 4R	Rot, künstlich hergestellter Azofarbstoff; in Süßwaren, Getränken, Käseüberzug	A
E 127	Erythrosin	Rot, künstlich hergestellter Azofarbstoff, nur zur Färbung von Cocktailkirschen zugelassen	A
E 128	Rot 2G	Rot, künstlich hergestellter Azofarbstoff, nur zur Färbung von Hackfleisch mit pflanzlichen Zusätzen zugelassen	A
E 129	Allurarot AC	Rot, künstlich hergestellt	A
E 131	Patentblau V	Blau, künstlich hergestellt; in Getränken, Ostereiern, Süßwaren	K
E 132	Indigotin	Blau, künstlich hergestellt; in Likören, Süßwaren	A
E 133	Brillantblau FCF	Blau, künstlich hergestellt	A
E 142	Grün S, Brillantsäure Grün	Grün, künstlich hergestellt, in Süßwaren	A K
E 150b	Sulfitcouleur	Braun, künstlich hergestellt	Gen
E 150c	Ammoniakcouleur	Braun, künstlich hergestellt	Gen
E 150d	Ammoniaksulfitcouleur	Braun, künstlich hergestellt	Gen
E 151	Brillantschwarz BN	Schwarz, künstlich hergestellt; in Kaviarersatz, Süßwaren	A
E 154	Braun FK	Braun, künstlich aus verschiedenen Azofarbstoffen hergestellt, nur zur Behandlung von geräuchertem Fisch zugelassen	A
E 155	Braun HT	Braun, künstlich aus verschiedenen Azofarbstoffen hergestellt	A
E 160a	Carotine, Beta-Carotin	Orange, natürliche pflanzliche, heute jedoch meist künstlich hergestellte Farbstoffe, Vitamin-A-Vorstufe; in Butter, Margarine, Suppen, Mayonnaise, Pudding, Süßwaren, Joghurt	Gen

E 160b	Bixin, Annato, Carotinoid	Orange, natürliche ölige und wässrige Extrakte von Samen des Annatto-Strauches	Gen A
E 161g	Canthaxanthin	ähnlich den Carotinoiden	A
E 171	Titanoxid	Weiß, künstlich, mineralischen Ursprungs, wird vom Körper nicht aufgenommen, Überzug von Süßwaren, Dragées	
E 172	Eisenoxide, Eisenhydroxide	Gelb, Rot oder Schwarz, künstlich, mineralischen Ursprungs, wird kaum vom Körper aufgenommen, zum Schwarzfärben von Oliven	
E 173	Aluminium	Silbergrau, mineralischen Ursprungs, kann im Gewebe abgelagert werden	A
E 174	Silber	Silberfarbig, mineralischen Ursprungs, kann im Gewebe abgelagert werden, in Süßwaren	A
E 175	Gold	Goldfarbig, mineralischen Ursprungs, in Süßwaren	A
E 180	Rubinpigment, Litolrubin BK	Rot, künstlich hergestellter Azofarbstoff, nur zur Behandlung von Käserinden zugelassen	

Als unbedenklich gelten nach derzeitigem Erkenntnisstand: E 100 Curcumin, E 101 Riboflaviin (Vitamin B2), E 140, 141 Chlorophylle, E 150a Zuckercouleur (Caramel), E 153 Pflanzenkohle, E 160c-f Carotinoide, E 161a-f Xanthophylle, E 162 Betanin, E 163 Anthocyane, E 170 Calciumcarbonat (Kreide).

Konservierungsstoffe
Konservierungsstoffe verlangsamen oder verhindern den Verderb der Lebensmittel durch Bakterien, Hefen und Schimmelpilze. Sie sind fast alle künstlich hergestellt. Dagegen gelten Alkohol, Salz, Zucker, Gewürze, die auch eine konservierende Wirkung ausüben können, nach der Lebensmittelverordnung nicht als Konservierungsstoffe.

E 200	Sorbinsäure	Künstlich hergestellter Konservierungsstoff, kommt natürlich in Vogelbeeren vor, selten allergieauslösend, wird vom Körper wie Fett abgebaut, zerstört Vitamin B12	A
E 201	Natriumsorbat		
E 202	Kaliumsorbat	Salze der Sorbinsäure, siehe oben	A
E 203	Calciumsorbat		
E 210	Benzoesäure	Künstlich hergestellter Konservierungsstoff, kommt natürlich auch in Preiselbeeren oder Honig vor, wird vor allem im sauren Milieu eingesetzt, wirkt nachteilig auf Vitamin-B-Gehalt der Nahrungsmittel; in Fischerzeugnissen, Saucen, saurem Gemüse	A K
E 211	Natriumbenzoat		
E 212	Kaliumbenzoat	Salze der Benzoesäure, siehe oben	A K
E 213	Calciumbenzoat		
E 214	p-Hydroxibenzoe-säureethylester, PHB-Ester	Künstlich hergestellt, synthetisierte Verbindungen der Benzoesäure, auf der Zunge leicht betäubend, beeinflussen Vitamin-B-Gehalt der Nahrungsmittel ungünstig, starker Eigengeschmack, deshalb mehr in der Kosmetik verwendet, aber auch in Fischprodukten und Feinkostsalaten	A K
E 215	PHB-Ester-Natriumethyl-Verbindung		
E 216	PHB- -n-		
E 217	PHB-n-Propylester-Natriumpropyl-Verbindung	Benzoesäureverbindungen, siehe oben	A K
E 218	PHB-Methylester		
E 219	PHB-Natriummethylester		

E 220	Schwefeldioxid	Künstlich hergestellter Konservierungsstoff und Antioxidationsmittel, wird für Kopfschmerzen, Migräne, Übelkeit, Darmstörungen und Asthmaanfälle verantwortlich gemacht; auf Trockenfrüchten, in Obstkonserven, Meerrettichzubereitungen, Kartoffelerzeugnissen, Wein, muss im Wein nicht gekennzeichnet werden, zerstört Vitamin B1	A M
E 221	Natriumsulfit	Salze der schwefeligen Säure, siehe oben	A M
E 222	Natriumhydrogensulfit		
E 223	Natriumdisulfit, Natriummetabisulfit		
E 224	Kaliumdisulfit, Kaliummetabisulfit		
E 226	Calciumsulfit		
E 227	Calciumhydrogensulfit, Calciumbisulfit		
E 228	Kaliumhydrogensulfit,		
E 230	Biphenyl, Diphenyl	Künstlich hergestellter Konservierungsstoff, nur zugelassen zur Behandlung der Schalen von Zitrusfrüchten und deren Einwickelpapier, Zitrusfrüchte mit Seife waschen, Schalen nicht als Gewürz verwenden, Hände gut waschen	A
E 231	Orthophenylphenol	Künstlich hergestellter Konservierungsstoffe, gleiche Verwendung wie E 230	A
E 232	Natriumorthophenylphenol,		
E 233	Thiabendazol	Künstlich hergestellter Konservierungsstoff, bevorzugt für Bananenschalen verwendet, muss nicht gekennzeichnet werden, Pilzbekämpfungs-mittel in der Landwirtschaft; Rückstände in Obst und Kartoffeln, kann Hauterkrankungen hervorrufen	A
E 234	Nisin	Künstlich hergestellter Konservierungsstoff mit antibiotischer Wirkung, auch Antibiotikum der Humanmedizin, in USA als Migräneauslöser im Gespräch; für Griess- und Tapiokapudding, gereiften Käse und Schmelzkäse zugelassen	A M
E 235	Natamycin	Künstlich hergestellter Konservierungsstoff mit antibiotischer Wirkung; für Oberflächenbehand-lung von Käse, getrocknetem und gepökeltem Fleisch, Salami und Landjäger zugelassen; Arzneimittel der Tier- und Humanmedizin	A M Gen
E 239	Hexamethylentetramin Urotropin	Aus Ammoniak und Formaldehyd synthetisiertes Konservierungsmittel, Arzneimittel bei Harnwegsinfektionen, darf in EU für Provolone-Käse eingesetzt werden	A
E 242	Dimethyldicarbonat	Künstlich hergestellter Konservierungsstoff, zur Entkeimung fruchthaltiger Erfrischungsgetränke und Limonaden, zersetzt sich schon in der Flasche, Folgeprodukte sind problematisch, muss nicht gekennzeichnet werden	A
E 249	Kaliumnitrit	Künstlich hergestellte Konservierungsstoffe und Umrötungsmittel, erhöhen die Haltbarkeit von Wurst und sorgen für die frische rote Farbe, „Nitritpökelsalz", Nitrate können im Körper in Nitrite und diese wiederum in krebserregende Nitrosamine umgewandelt werden, letztere bilden sich auch beim Erhitzen von Gepökeltem; in Fleisch- u. Wurstwaren, Fleischkonserven	A M K
E 250	Natriumnitrit		

E 251	Natriumnitrat	Künstlich hergestellte Konservierungsstoffe und Umrötungsmittel, erhöhen die Haltbarkeit von Wurst und sorgen für die frische rote Farbe, „Nitritpökelsalz", Nitrate können im Körper in Nitrite und diese wiederum in krebserregende Nitrosamine umgewandelt werden, letztere bilden sich auch beim Erhitzen von Gepökeltem; in Fleisch- u. Wurstwaren, Fleischkonserven	A M K
E 252	Kaliumnitrat		
E 280	Propionsäure	Künstlich hergestellter Konservierungsstoff, kann auch natürlich bei der Käsereifung auftreten, verhindert Schimmel auf Schnittbrot, Kuchen und vorverpackten Backwaren, war in D, CH, Ö verboten, jetzt wieder EU-weit zugelassen	A Gen
E 281	Natriumpropionat	Salze der Propionsäure, siehe oben	A Gen
E 282	Calciumpropionat		
E 283	Kaliumpropionat		

Als unbedenklich gelten nach derzeitigem Erkenntnisstand: E 236 Ameisensäure, E 237 Natriumformiat, E 238 Calciumformiat

Säuerungsmittel

Säuerungsmittel, die auch unter der Bezeichnung Genusssäuren, Säureregulatoren, Stabilisatoren, Teigführmittel auftreten, müssen nur mit ihrer Gattungsbezeichnung, nicht aber mit der E-Nummer deklariert werden.

E 270	Milchsäure	Mikrobiell aus Stärke hergestelltes Säuerungs- und Konservierungsmittel, erhöht, wie auch die natürliche Milchsäure (unbedenklich und gesund), die Haltbarkeit im sauren Milieu; in Mayonnaise, Saucen, Dressing, Marinaden, Bestandteil von Brotsäuerungsmittel als Ersatz für natürlichen Sauerteig	Gen
E 284	Borsäure	Künstlich hergestellter Konservierungsstoff, Borsäure und ihr Salz Borax dürfen heute nur noch im Kaviar eingesetzt werden, schon in geringen Mengen giftig, werden jedoch vielfach in Kosmetika verwendet	A
E 285	Natriumtetraborat, Borax		
E 296	Äpfelsäure, DL-Äpfelsäure, L-Äpfelsäure	Künstlich hergestelltes Säuerungs- und Konservierungsmittel, kommt natürlich in vielen Früchten vor; in Konfitüre, Backwaren, Glace	Gen
E 297	Fumarsäure	Synthetisiertes Säuerungsmittel, ursprünglich aus dem in Mitteleuropa heimischen Kraut Fumariacea (Erdrauch) isoliert; in Kaugummi, Desserts, Fruchtgetränken, auch Arzneimittel gegen Schuppenflechte	Gen

Als unbedenklich gelten nach derzeitigem Erkenntnisstand: E 260 Essigsäure, E 261 Kaliumacetat, E 262 Natriumdiacetat, Natriumacetat, E 263 Calciumacetat, E 290 Kohlendioxid, Kohlensäure

Antioxidationsmittel

Antioxidationsmittel hemmen die Oxidation von Fetten und bewahren daher fetthaltige Nahrungsmittel vor dem Ranzigwerden. Bei Kartoffelerzeugnissen und anderen pflanzlichen Produkten verhindern sie durch den Luftsauerstoff bedingte Verfärbungen. Viele scheinbar natürliche Zusätze, wie z.B. Zitronensäure (E 330) erwecken falsche Vorstellungen: Der Laie denkt sofort an Zitronen oder andere Zitrusfrüchte als Lieferant von E 330. Richtig ist, dass Zitronensäure natürlich in Zitronen und Co. vorkommt und sogar ein Zwischenprodukt im menschlichen Stoffwechsel ist. Der Zusatzstoff E 330 (Zitronensäure) wird jedoch aus Melasseabfällen der Zuckerindustrie mit Hilfe des Schimmelpilzes Aspergillus niger gewonnen. Daraus resultieren einige gesundheitliche Risiken (siehe E 330).

Auch Ascorbinsäure (E 300) wird gern benutzt, um besonders gesundheitsfördernde Eigenschaften eines Produktes zu suggerieren. Bekanntlich verbirgt sich hinter Ascorbinsäure Vitamin C, welches selbstverständlich positiv für unsere Gesundheit wirkt. Ganz natürlich ist es in vielen Früchten und Gemüse vorhanden. E 300 wird aber entweder chemisch-synthetisch hergestellt oder von gentechnisch manipulierten Mikroorganismen produziert. Die Wirkweise von synthetischen Vitaminen ist heiß umstritten. Diskutiert werden für Ascorbinsäure in hohen Dosen die Entstehung von Nierensteinen, Herz-Kreislauf-Erkrankungen und Störungen des Stoffwechsels bei Diabetikern. An diesen beiden Beispielen ist sehr deutlich zu erkennen, wie in der Lebensmittelchemie der Schein (billige, synthetische, gefährliche Substanzen) in den Vordergrund gerückt wird und wahrhaftiges Sein (kostenintensive, natürliche, gesunde Substanzen) kaum eine Rolle spielt.

E 300	Ascorbinsäure, L-Ascorbinsäure (Vitamin C)	Chemisches Syntheseprodukt, dient als Antioxidations- Konservierungs- und Mehlbehandlungsmittel, stabilisiert im Schinken die rote Farbe, Zusätze der Ascorbinsäure dienen häufig als Gesundheitsargument, in vielen Früchten und Gemüse in natürlicher Form vorhanden	Gen
E 301	Natrium-L-Ascorbat, Natrium-Ascorbat	Künstlich hergestellte Verbindungen der Ascorbinsäure	Gen
E 302	Calcium-L-Ascorbat, Calcium-Ascorbat		
E 304	6-Palmitoyl-l-ascorbinsäure, Ascorbylpalmitat, Ascorbylstearat		Gen T
E 306	Tocopherole (Vitamin E)	Antioxidationsmittel, Farbstabilisator, Vitaminzusatz, extrahiert aus Pflanzenölen, tritt in Wechselwirkung mit anderen Vitaminen, Überdosierung vermeiden, da sonst giftig	
E 307	synthetisches Alpha-Tocopherol	Synthetisiertes Vitamin E, bedenklich	
E 308	synthetisches Gamma-Tocopherol		
E 309	synthetisches Delta-Tocopherol		
E 310	Propylgallat, Gallate	Künstlich hergestelltes Antioxidationsmittel, ursprünglich aus den gerbstofffreien Galläpfeln gewonnen, kann wie diese Allergien auslösen, auch in Kosmetika, kann bei Babys Blausucht auslösen, Nervenempfindlichkeit, konserviert Fette; in Tütensuppen, Saucen, Kartoffelprodukten, Knabbererzeugnissen, Kaugummi, Milchpulver in Kaffeeautomaten	A
E 311	Octylgallat	Ester der Gallussäure, siehe oben	A
E 312	Dodecylgallat		
E 315	Isoascorbinsäure	Künstlich hergestellte Antioxidationsmittel, billige Zwischenprodukte der Ascorbinsäuresynthese, können die Aufnahme des natürlichen Vitamin C behindern, vor allem als Farbstabilisator bei Fleisch und Wurst eingesetzt	A
E 316	Natriumisoascorbat		
E 320	Butylhydroxyanisol (BHA)	Künstlich hergestelltes Antioxidations- und Konservierungsmittel, beeinträchtigt die Leberfunktion, kann Blutfettwerte erhöhen; in Knabberzeug, Kaugummi, Chips, Suppen, Saucen, Kartoffel- und Konditoreierzeugnissen, auch in Kosmetika	A

E-Nr.	Name	Beschreibung	
E 321	Butylhydroxytoluol (BHT)	Künstlich hergestelltes Antioxidations- und Konservierungsmittel, reichert sich im Körperfett an, kann Blutfettwerte erhöhen; in Kaugummi, Frittierfett	A
E 322	Lecithin	Natürlich, vor allem aus Soja-, gelegentlich aus Sonnenblumen- oder Rapsöl hergestellt, Lecithine sind zwar Teil jeder Körperzelle, doch sind die in der Industrie als Emulgatoren, Antioxidationsmittel und Stabilisatoren eingesetzten Zusätze stark modifiziert und gelten als Auslöser von Migräne, Asthma und anderen allergischen Reaktionen	A M Gen
E 325	Natriumlactat	Salze der Milchsäure, Säureregulatoren, Geschmacksverstärker, Antioxidationsmittel, mikrobiell aus Stärke erzeugt; in Fertiggerichten, Würsten, Konditoreierzeugnissen	Gen
E 326	Kaliumlactat		
E 327	Calciumlactat		
E 329	Magnesiumlactat		
E 330	Zitronensäure, Citronensäure	Durch Fermentierungsverfahren aus Abfällen der Zuckerindustrie (Melasse) und gentechnische Fermentierung gewonnen, beliebtes Säuerungsmittel, Zitronensäure ist zwar ein wichtiger Bestandteil des Stoffwechsels und kommt natürlich in vielen Früchten vor, hat jedoch wenig mit dem Zusatzstoff gemein, E 330 wird auf Schimmelpilz Aspergillus niger gezüchtet, kann daher Candida albicans ungünstig beeinflussen, Verdacht: krebserregend, greift den Zahnschmelz an, Mundfäule, fördert die Aufnahmen von Metallen z.B. Aluminium ins Gehirn, kann Hirntätigkeit beeinträchtigen, Lern- bzw. Gedächtnisstörungen; in Getränken, Eistee, Kindertee, Fruchtsäfte, Limonade, in Obsterzeugnissen, Konfitüre, Backwaren, Milchpulver, Wiener/Frankfurter, Bonbons, Gummibärchen, Fertiggerichten	A Gen
E 331	Natriumcitrate	Salze der Zitronensäure, halten das Wasser im Körper zurück, siehe oben	A Gen
E 332	Kaliumcitrate		
E 333	Calciumcitrate		
E 334	L(+)Weinsäure, Weinsäure	Nebenprodukt der Weinherstellung, entsteht durch die Behandlung von Weinstein mit Schwefelsäure, kann die Aufnahme von Calcium behindern; in Geliermittel, Würsten, Getränken, Desserts, Brausetabletten, Backpulver	Gen
E 335	Natriumtartrate	Salze der Weinsäure, wirken abführend	Gen
E 336	Kaliumtartrate		
E 337	Natriumkaliumtartrate		
E 338	Phosphorsäure	Vielseitig eingesetzte Zusatzstoffe, Phosphate natürlich weit verbreitet, meist synthetische Abwandlungen, können in höheren Dosen die Aufnahme von Calcium, Magnesium und Eisen behindern, Verdacht: Auslöser für Hyperaktivität bei Kindern, Verdauungsstörungen; in Colagetränken Kondensmilch, Schmelzkäse (Schmelzsalze), Fleisch- und Fischerzeugnissen, Backwaren, Backpulver, Kartoffel- und Eiprodukten	A
E 339	Natriumorthophosphate	Salze der Phosphorsäure, siehe oben	A
E 340	Kaliumorthophosphate		

E 341	Calciumorthophosphate	Salze der Phosphorsäure, siehe oben	A
E 343	Magnesiumorthophosphat		
E 353	Metaweinsäure	Synthetisch hergestellter Stabilisator für Wein, behindert die Aufnahme von Calcium	Gen
E 354	Calciumtartrat	Synthetischer Stabilisator, behindert die Aufnahme von Calcium	Gen
E 385	Calciumdinatriumethylen-diamintetraacetat, (EDTA)	Künstliches Antioxidationsmittel, Störungen des Stoffwechsels möglich, befördert die Aufnahme von Schwermetallen, darf nur in Konserven (Erbsen, Pilze) eingesetzt werden	A

Als unbedenklich gelten nach derzeitigem Erkenntnisstand: E 350 Natriummalat, E 351 Kaliummalat, E 352 Calciummalat, E 355 Adipinsäure, E 356 Natriumadipat, E 357 Kaliumadipat, E 363 Bernsteinsäure, E 375 Nicotinsäure, E 380 Triammoniumcitrat

Verdickung-, Gelier- und Feuchthaltemittel
Deklarationspflicht besteht nur als Sammelbegriff.

E 400	Alginsäure	Natürlich, aus Braunalgen hergestellt, kann Aufnahme von Mineralstoffen behindern; in Light-Fetten, Trinkjoghurts, Mayonnaisen, wird für ein fülliges Mundgefühl eingesetzt	Gen
E 401	Natriumalginat		
E 402	Kaliumalginat	Verbindungen der Alginsäure	Gen
E 403	Ammoniumalginat		
E 404	Calciumalginat		
E 405	Propylenglykolalginat		
E 406	Agar-Agar	Natürliches Gelier- und Verdickungsmittel aus Rotalgen, seit langem verwendet aber nicht gut untersucht; geliert diverse Speisen oder als Basis für fettfreie Cremen, Salben und Zäpfchen	
E 407	Carrageen	Natürliches Gelier- und Verdickungsmittel aus Rotalgen (Eucheuma), Stabilisator, unverdaulich, Auslöser von Allergien und Verdauungsstörungen, Verdacht: krebserregend (Brustkrebs), fördert Geschwüre im Verdauungstrakt; in Milchprodukten, Puddings, Sprühsahne, Bierschaum, Eiscreme, Diät- und Lightprodukten, Zahnpasten, Creme	A
E 410	Johannisbrotkernmehl (Carob)	Natürliches Verdickungsmittel, wird vom Körper nicht aufgenommen, wirkt als Ballaststoff, in sehr hohen Dosen abführend, möglicher Auslöser für Allergien; in Backwaren, Milchgetränken, Eiscreme, Sahne, Suppen, Dressings, als Carob auch Kakaoersatz	
E 412	Guarkernmehl	Natürliches Verdickungsmittel und Emulgator, wirkt als Ballaststoff, löst Allergien aus, kann Allergien gegen andere Lebensmittel fördern; in Brot und Backwaren, Ketchup, Mayonnaise, Saucen	A
E 414	Arabisches Gummi, Gummi arabicum	Natürliches Verdickungsmittel und Füllstoff, verdauungsfördernd, wird in manchen Ländern bestrahlt, selten Überempfindlichkeiten und Auslöser für Allergien; in Süßwaren, Eiscreme, Soßen, Dressings, Kuchen	

E 415	Xanthan, Xanthangum	Natürliches Verdickungs- und Geliermittel, verdauungsfördernd, in hohen Dosen abführend; in Salatsaucen, Saucen, Senf, Pudding, Kosmetika	**Gen**
E 416	Karayagummi	Natürliches Verdickungs- und Geliermittel, verdauungsfördernd, abführende Wirkung, kann Aufnahme von Mineralstoffen behindern; praktisch nur in Kosmetika (Haftpulver für Zähne)	
E 417	Tarakernmehl	Natürliches Verdickungsmittel und Füllstoff, verdauungsfördernd als Ballaststoff	
E 420	Sorbit	Künstlich aus Traubenzucker oder gentechnisch aus Mais hergestellter Zuckeraustauschstoff, natürlich in der Vogelbeere enthalten, ersetzt den Zucker in diabetischen Lebensmitteln, in hohen Dosen Blähungen und Durchfall; in Diät- und Lightprodukten ohne Zuckerzusatz	**Gen**
E 421	Mannit	Künstlich aus Invertzucker hergestellt, kommt natürlich in der Mannaesche vor, Zuckeraustauschstoff, kann bereits in geringen Dosen Durchfall und Blähungen hervorrufen; in Kaugummi, Diät- und Lightprodukten ohne Zuckerzusatz	**Gen**
E 422	Glycerin, Glycerol	Künstlicher Stabilisator, Füllstoff, Lösungsmittel, wird auch aus natürlichen Fetten und Ölen hergestellt	**T**

Als unbedenklich gelten nach derzeitigem Erkenntnisstand: E413 Traganth, E418 Gellan (kaum untersucht), E 425 Konjakmehl

Emulgatoren

Emulgatoren verbinden Fett, Öl und Wasser, also ursprünglich nicht mischbare Stoffe, zu Emulsionen und stabilisieren diese. Zum Beispiel lässt sich Öl nicht mit Wasser mischen. Gibt man ein Eigelb dazu, bindet das im Dotter enthaltene Lecithin (E 322) durch seine Struktur Fett und Wasser zusammen. Emulgatoren sind nur als Sammelbegriff deklarationspflichtig.

E 431	Polyoxyethylen-(40)-stearat	Emulgator, Stabilisator	**A**
E 432	Polyoxyethylen-sorbitan-monolaurat (Polysorbat 20)	Künstliche Stabilisatoren, Emulgatoren und Schaumverhüter; in Konfitüre, Kaffeeweißmacher in Automaten	**A**
E 433	Polyoxyethylen-sorbitan-monooleat (Polysorbat 80)		
E 434	Polyoxyethylen-sorbitan-monopalmitat (Polysorbat 40)		
E 435	Polyoxyethylen-sorbitan-monostearat (Polysorbat 60)		
E 436	Polyoxyethylen-sorbitan-tristearat (Polysorbat 65)		
E 440b	Amidiertes Pektin	Künstlich hergestelltes Gelier- und Verdickungsmittel, durch Behandlung mit Ammoniak gewonnenes Pektin	
E 442	Ammoniumphosphatide, Ammoniumsalze von Phosphatidsäuren	Künstlich hergestellter Emulgator und Stabilisator, in hohen Dosen Übersäuerung und Störungen im Magen-Darm-Bereich möglich; in Kakao- und Schokoladenmassen als Überzug	**A**
E 444	Saccharoseacetatisobutyrat	Künstlich hergestellter Emulgator und Stabilisator; nur für trübe nichtalkoholische Getränke zugelassen	
E 445	Glycerinester aus Wurzelharz	Künstlich hergestellter Emulgator und Stabilisator	**T** **Gen**

E 450	Diphosphate	Künstlich hergestellte Emulgatoren, Säureregulatoren und Stabilisatoren, in hohen Dosen wird die Aufnahme verschiedener Stoffe, besonders Kalzium behindert, Knochenschwund, Kalkablagerungen, Hyperaktivität bei Kindern; in Eiprodukten, Kartoffelprodukten, Schmelzkäse, Würsten, Fischerzeugnissen, Backwaren	A
E 451	Triphosphate		
E 452	Polyphosphate		
E 461	Methylcellulose	Künstlich behandelte Cellulose, in hohen Dosen abführende Wirkung	
E 466	Carboxymethylcellulose, Natriumcarboxymethylcellulose	Natürliches Verdickungsmittel, mit Chloressigsäure behandelt, abführende Wirkung möglich	
E 470a	Kalium-, Natrium- und Calciumsalze der Speisefettsäuren	Natürliche Emulgatoren und Schaummittel	T Gen
E 470b	Magnesiumsalze der Speisefettsäuren		
E 471	Mono- und Diglyceride von Speisefettsäuren	Natürliche Emulgatoren und Mehlbehandlungsmittel	T Gen
E 472a	Mono- und Diglyceride von Speisefettsäuren, verestert mit Essigsäure		
E 472b	Mono- und Diglyceride von Speisefettsäuren, verestert mit Milchsäure		
E 472c	Mono- und Diglyceride von Speisefettsäuren, verestert mit Citronensäure		
E 472d	Mono- und Diglyceride von Speisefettsäuren, verestert mit Weinsäure	Natürliche Emulgatoren und Mehlbehandlungsmittel	T Gen
E 472e	Mono- und Diglyceride von Speisefettsäuren, verestert mit Acetylweinsäure		
E 472f	Mono- und Diglyceride von Speisefettsäuren, verestert mit Essig- und Weinsäure	Natürliche Emulgatoren und Mehlbehandlungsmittel	T Gen
E 473	Zuckerester von Speisefettsäuren		
E 474	Zuckerglyceride		
E 475	Polyglycerinester von Speisefettsäuren	Künstliche Emulgatoren und Stabilisatoren	T Gen
E 476	Polyglycerin-Polyricinoleat	Künstliche Emulgatoren und Stabilisatoren	Gen
E 477	Propylenglycolester von Speisefettsäuren	Künstliche Emulgatoren und Stabilisatoren	Gen
E 479b	Thermooxidiertes Sojaöl mit Mono- und Diglyceriden von Speisefettsäuren	Künstlich hergestellte Emulgatoren und Trennmittel	T Gen
E 481	Natriumstearoyl-2-lactylat	Künstlich hergestellte Emulgatoren und Mehlbehandlungsmittel	
E 482	Calciumstearoyl-2-lactylat		
E 483	Stearoyltartrat		

E 491	Sorbitanmonostearat	Künstliche Emulgatoren und Stabilisatoren, Herstellung aus genverändertem Mais möglich; in Desserts, Zuckerwaren, Kaffeeweißmacher in Automaten, Schokolade	A Gen
E 492	Sorbitantristearat	Künstliche Emulgatoren und Stabilisatoren	A Gen
E 493	Sorbitanmonolaurat		
E 494	Sorbitanmonooleat		
E 495	Sorbitanmonopalmitat		

Als unbedenklich gelten nach derzeitigem Erkenntnisstand: E 440a Pektin, E 460 Cellulose, Mikrokristalline Cellulose, E 463 Hydroxypropylcellulose, E 464 Hydroxypropylmethylcellulose, E 465 Ethylmethylcellulose, E 469 Enzymatisch hydrolisierte Carboxymethylcellulose (E 463-469 abführende Wirkung möglich)

Verschiedene Zusatzstoffe

E 510	Ammoniumchlorid	Aromastoff, Salmiak; in Lakritz	
E 513	Schwefelsäure	Künstliches Säuerungsmittel; zur Herstellung von Würzen und Glucosesirup	
E 514	Natriumsulfate, Natriumhydrogensulfat, Natriumsulfat	Salze der Schwefelsäure, auch als Glaubersalz (Abführmittel) bekannt	
E 515	Kaliumsulfate, Kaliumhydrogensulfat, Kaliumsulfat	Künstlicher Säureregulator, in hohen Dosen abführend	
E 516	Calciumsulfat	Künstlicher Säureregulator	
E 517	Ammoniumsulfate	Künstlicher Säureregulator	
E 520	Aluminiumsulfat	Künstlicher Säureregulator, Aluminiumbelastung des Körpers möglich	A
E 521	Aluminiumnatriumsulfat	Künstliche Festigungsmittel, Aluminiumbelastung des Körpers möglich	A
E 522	Aluminiumkaliumsulfat		
E 523	Aluminiumammoniumsulfat		
E 541	Saures Natriumaluminiumphosphat	Künstliches Backtriebmittel, Aluminiumbelastung möglich	A
E 543	Calciumnatriumpolyphosphat	Künstliche Säuerungsmittel und Säureregulatoren	
E 544	Calciumpolyphosphate		
E 570	Stearinsäure	Natürlicher Emulgator und Trennmittel	T Gen
E 574	Gluconsäure	Künstlicher Säureregulator und Stabilisator, verhindert Fettverderb; in Limonaden, Bestandteil einiger Süßstoffe	Gen
E 575	Glucono-delta-lacton	Künstlicher Säureregulator	Gen
E 576	Natriumgluconat		
E 577	Kaliumgluconat		
E 578	Calciumgluconat		
E 579	Eisengluconat	Künstlicher Farbstabilisator; nur für dunkle Oliven	Gen
E 580	Magnesiumgluconat	Künstlicher Säureregulator	Gen
E 585	Eisen-II-Lactat	Künstlicher Farbstabilisator, als Arzneimittel	T

Als unbedenklich gelten nach derzeitigem Erkenntnisstand: E 500 Natriumcarbonate, Natriumcarbonat, Natriumhydrogencarbonat, Natriumsequicarbonat, E 501 Kaliumcarbonate, Kaliumcarbonat, Kaliumhydrogencarbonat, E 503 Ammoniumcarbonate, Ammoniumcarbonat, Ammonium-hydrogencarbonat, E 504 Magnesiumcarbonate, Magnesiumcarbonat, Magnesiumhydroxycarbonat, Magnesiumydrogencarbonat, E 507 Salzsäure, E 508 Kaliumchlorid, E 509 Calciumchlorid, E 511 Magnesiumchlorid, E 512 Zinn-II-chlorid, E 524 Natriumhydroxid, E 525 Kaliumhydroxid, E 526 Calciumhydroxid, E 527 Ammoniumhydroxid, E 528 Magnesiumhydroxid, E 529 Calciumoxid, E 530 Magnesiumoxid, E 535 Natriumferrocyanid, E 536 Kaliumferrocyanid, E 538 Calciumferrocyanid, E 540 Dicalciumdiphosphat, E 551 Kieselsäure, Siliciumdioxid, E 552 Calciumsilikate, E 553a Magnesiumsilicate, E 553b Talkum, E 554 Natriumaluminiumsilicat, E 555 Kaliumaluminiumsilicat, E 556 Calciumaluminiumsilicat, E 558 Bentonit, E 559 Aluminiumsilicat (Kaolin)

Geschmacksverstärker, Wachse, Gase

Die gefragteste Einzelsubstanz der Lebensmittelindustrie ist der Geschmacksverstärker Glutamat. Er bringt verloren gegangenen Geschmack von industriell verarbeiteten Lebensmitteln zurück und verstärkt diesen. Die Glutamate sind also das Mittel der Geschmacksmanipulation. Nichts spiegelt deutlicher wieder, wie unsere Geschmacksnerven strapaziert und abgestumpft werden.

Aus neurologischer Sicht handelt es sich bei Glutamat um ein Rauschgift, welches nachweislich das Gehirn schädigt. Während andere Rauschgifte ein „high"-Gefühl auslösen, erzeugt Glutamat durch Störung des Stammhirns künstliche Hungergefühle. Die Störung kann zu Magenschmerzen, Bluthochdruck und Herzklopfen führen, aber auch Migräne und Asthmaanfälle verursachen. Deklarationspflichtig sind Glutamate als Sammelbegriff.

In der EU-Gesetzgebung ist wegen allergischer Reaktionen die Einzeldeklaration mit E-Nummer vorgesehen. Zusatzstoffe, die mit „Würz" beginnen, wie Würzsalz, Würze, Würzstoff sind meistens glutamathaltig, auch wenn Glutamat nicht direkt ausgewiesen ist.

E 620	Glutaminsäure, Glutamat	Aminosäure, kommt im Eiweiß von Nahrungsmitteln und auch im menschlichen Körper in gebundener Form vor, in ungebundener Form als Geschmacksverstärker, biotechnisch mit Hilfe von Bakterien aus pflanzlichen und tierischen Rohstoffen gewonnen (enzymatische Verfahren), die Mikroorganismen können genmanipuliert sein; in Fleisch- und Fischerzeugnissen, Suppen, Saucen, Getränken, Süßwaren, Dessertspeisen, Snacks, Fertiggerichten, Brühwürfel, Streuwürze, Glutamat und die Abwandlungen werden häufig mit Inosinat und Guanylat zusammen eingesetzt, da sie sich in ihrer geschmacksverstärkenden Wirkung ergänzen und unterstützen	A M T Gen
E 621	Natriumglutamat	Salze der Glutaminsäure, Geschmacksverstärker, siehe oben, chemisch mit Glutaminsäure verbunden	A M T Gen
E 622	Kaliumglutamat		
E 623	Calciumglutamat		
E 624	Monoammoniumglutamat		
E 625	Magnesiumdiglutamat		
E 626	Guanylsäure	Geschmacksverstärker, wird in Harnsäure umgewandelt, kann daher Gicht begünstigen; in Tomatensuppen, Saucen, Streuwürze	A
E 627	Natriumguanylat	Geschmacksverstärker, siehe oben	A
E 628	Dikaliumguanylat		
E 629	Calciumguanylat		
E 630	Inosinsäure, Inosinat	Sehr starker Geschmacksverstärker, wird in Harnsäure umgewandelt, kann daher Gicht begünstigen, in Suppen, Saucen, Streuwürze	A

E 631	Dinatriuminosinat	Geschmacksverstärker, siehe oben	A
E 632	Dikaliuminosinat		
E 633	Calciuminosinat		
E 634	Calcium-5´-ribonucleotid	Geschmacksverstärker, wird in Harnsäure umgewandelt, kann daher Gicht begünstigen	A
E 635	Dinatrium-5´-ribonucleotid	Geschmacksverstärker	A
E 636	Maltol	Süßungsmittel; in Süßwaren, Brot	
E 637	Ethylmaltol	Süßungsmittel; in Süßwaren, Brot	
E 904	Schellack	Natürliches Trenn- und Überzugmittel, Harz aus der Ausscheidung der Gummischildlacklaus, unverdaulich, wenig untersucht	
E 905	Mikrokristallines Wachs	Oberflächenbehandlungsmittel, entstammt der Erdölproduktion	
E 906	Benzoeharz	Überzugmittel, Kiefernharz, wenig untersucht; in Kaugummi	
E 912	Montansäureester	Natürliches Pflanzenwachs; zur Oberflächenbehandlung von Zitrusfrüchten	A
E 920	L-Cystein	Eiweißbausteine, dienen der Mehlbehandlung, blähen Brote und Gebäck auf und verstärken das Aroma, aus Schweineborsten oder Menschenhaar gewonnen, heute immer mehr durch enzymatische Verfahren hergestellt	Gen
E 921	L-Cystin		
E 925	Chlor	Zur Desinfektion von Trinkwasser	
E 926	Chlordioxid	Zur Desinfektion von Trinkwasser	

Als unbedenklich gelten nach derzeitigem Erkenntnisstand: E 640 Glycin und dessen Natriumsalz, E 900 Dimethylpolysiloxan, E 901 Bienenwachs, E 902 Candelillawachs, E 903 Carnaubawachs, E 913 Wollwachs, E 914 Polyethylenwachs-oxidate, E 927 Carbamid, E 938 Argon, E 939 Helium, E 941 Stickstoff, E 942 Distickstoffmonoxid, E 948 Sauerstoff

Süßstoffe, Enzyme, Stärken

Süßstoffe dienen dazu, Lebensmitteln einen süßen Geschmack zu verleihen oder diesen zu verstärken. Sie können auch, wie im Falle der Zuckeraustauschstoffe, diätetischen Zwecken dienen. Süßstoffe können das Hunger- und Sättigungsgefühl stören und so zu Übergewicht bzw. Essstörungen beitragen. Wegen des hohen Unverträglichkeitsrisikos, das sie bergen, sollten sie gemieden oder durch natürliche Substanzen z.B. Honig oder Stevia ersetzt werden.

Enzyme werden in der Lebensmitteltechnologie vielfältig eingesetzt. Sie bauen im Brot die Stärke schneller ab, werden zur Herstellung von Fruchtsäften, zur Käsereifung und zur Milchgerinnung eingesetzt und dienen der Produktion von flüssigem Invertzucker. Enzyme werden in immer größerem Umfang gentechnisch hergestellt, was ihre Einsatzmöglichkeiten potenziert, allerdings ebenso das Risiko eine Vielzahl von allergischen Reaktionen auszulösen.

E 950	Acesulfam	Künstlicher Süßstoff, 200-mal süßer als Zucker, hitzestabil; in Getränken, Süßwaren aller Art, in Light-Produkten, Süßstofftabletten, Joghurt, Quark, Desserts, in alkoholischen Mixgetränken, Eiscreme, süßen Brotaufstrichen, Bier, Suppen, Snacks, Feinkostsalaten, süß-sauer Konserven	

E-Nr.	Name	Beschreibung	
E 951	Aspartam	Künstlicher Süßstoff, synthetisch aus den Aminosäuren Phenylalanin und Asparginsäure hergestellt, biochemischer Kampfstoff, Neurotoxin, beinhaltet Methanol (giftig), nicht hitzebeständig, bei Phenylketonurie (Stoffwechselerkrankung) schwere geistige Defekte möglich, wird für Migräne, Kopfschmerz, Übelkeit, Benommenheit, Depressionen, allergische Hautreaktionen u.a. verantwortlich gemacht, im Tierversuch krebserregend, gentechnische Herstellung nur in USA und Japan; in Getränken, Kaugummi, Milchprodukten, Süßstofftabletten, Joghurt, Quark, Desserts, in alkoholischen Mixgetränken, Eiscreme, süßen Brotaufstrichen, Bier, Suppen, Snacks, Feinkostsalaten, süß-sauer Konserven	A M Gen K
E 952	Cyclamat	Künstlich hergestellter Süßstoff, Krebsverdacht (Blasenkrebs bei Ratten) gilt als widerlegt; in Getränken, Diabetikerlebensmitteln	A
E 953	Isomalt	Künstlich hergestellter Süßstoff, kann auch gentechnisch aus Mais hergestellt werden; in Süßstofftabletten, Tiefkühlkost, Desserts, Milchprodukten, Eiscreme, Marmelade, Süßigkeiten, in Keksen, Kuchen, Kaugummi, Senf, Soßen, Nahrungsergänzungsmitteln	A Gen
E 954	Saccharin	Künstlicher Süßstoff, bitterer und metallischer Begleitgeschmack möglich, 500-mal süßer als Zucker, bei Labortieren krebserregend; in Desserts, Getränken, Essiggurken, Salatsaucen, in Light-Produkten, Limonaden, Milchgetränken, in alkoholischen Mixgetränken, Eiscreme, süßen Brotaufstrichen, Bier, Suppen, Snacks, Biermixgetränken, Spirituosen	A K
E 957	Thaumatin	Natürlicher Süßstoff, 2500-mal süßer als Zucker; in Kaugummi, Desserts, Bonbons, Speiseeis, Erfrischungsgetränken, Milchprodukten, Marmelade	Gen
E 959	Neohesperidin	Künstlicher Süßstoff, kommt auch natürlich in Zitrusfrüchten vor; in Ketchup, Zitronengetränken, Erfrischungsgetränken, Milchprodukten, Pudding, Quark, Süßigkeiten, Kaugummi	
E 965	Maltit	Zuckeraustauschstoff und künstliches Süßungsmittel; in Marzipan, Süßwaren, Desserts, Milchprodukten, Eiscreme, Marmelade, in Keksen, Kuchen, Kaugummi, Senf, Soßen, Nahrungsergänzungsmitteln, Obstzubereitungen	
E 966	Lactit	Zuckeraustauschstoff und künstliches Süßungs-mittel, wirkt abführend; in Süßwaren, Desserts, Milchprodukten, Eiscreme, Marmelade, in Keksen, Kuchen, Kaugummi, Senf, Soßen, Nahrungsergänzungsmitteln, Obstzubereitungen	
E 967	Xylit	Zuckeraustauschstoff und künstliches Süßungsmittel, wirkt abführend; in Süßwaren, Desserts, Milchprodukten, Eiscreme, Marmelade, in Keksen, Kuchen, Kaugummi, Senf, Soßen, Nahrungsergänzungsmitteln, Obstzubereitungen	
E 999	Quillajaextrakt	Natürliches Schaummittel aus Baumrinde, enthält Saponine, die die Blutgerinnung beeinflussen, war lange in D und CH verboten; in Limonaden, alkoholfreien Erfrischungsgetränken, Cidre	A

E-Nr.	Name	Beschreibung	
E 1100	Amylasen	Enzyme, in Bäckereien eingesetzt, um Gehzeit der Teige zu verkürzen, bauen Stärke zu Zucker ab, bei gentechnischer Herstellung Verwendung von Aspergillus-Schimmelpilz möglich, Zusammenhang mit Candida-albicans-Erkrankung, es gibt auch körpereigene Amylasen	A Gen
E 1101	Proteasen	Enzyme, die Eiweiß abbauen, können unterschiedlicher Herkunft sein, es gibt auch körpereigene Proteasen im Magen-Darm-Trakt	A Gen
E 1102	Glucoseoxidase	Enzym, indirekter Konservierungsstoff, da sie Wasserstoffperoxid bildet, allergisches Potential	A Gen
E 1103	Invertase	Enzym, wird vor allem zur Produktion von flüssigem Invertzucker hergestellt	Gen
E 1105	Lysozym	Enzym, Konservierungsstoff, zerstört Bakterienwände und tötet dadurch Keime ab, beschleunigt das Gerinnen der Milch, bei Käseherstellung verwendet, wird aus Hühnereiern hergestellt	A T Gen
E 1200	Polydextrose	Künstlicher Füllstoff, kann abführend wirken	
E 1201	Polyvinylpyrrolidon	Künstliches Flockungsmittel, muss nicht deklariert werden	
E 1202	Polyvinylpolypyrrolidon	siehe E 1201	
E 1401	Säurebehandelte Stärke	Natürliche Verdickungs- und Überzugmittel	Gen
E 1403	Gebleichte Stärke		
E 1404	Oxidativ abgebaute Stärke	Natürliche Verdickungs- und Überzugmittel, Herstellung aus genverändertem Mais möglich	Gen
E 1410	Monostärkephosphat		
E 1411	Distärkephosphat (NMP)	Natürliche Verdickungs- und Überzugmittel	Gen
E 1412	Distärkephosphat (POC)		
E 1413	Phosphatiertes Distärkephosphat		
E 1414	Acetyliertes Distärkephosphat		
E 1420	Stärkeacetat	Natürliches Verdickungsmittel und Stabilisator	Gen
E 1422	Acetyliertes Distärkeadipat		
E 1440	Hydroxypropylstärke	Natürliches Verdickungs- und Geliermittel, Herstellung aus genverändertem Mais möglich	Gen
E 1442	Hydroxypropyl-Distärkephosphat	Natürliches Verdickungs- und Geliermittel	Gen
E 1450	Stärkenatrium-Octenyl-Succinat	Natürliches Verdickungsmittel und Stabilisator	Gen
E 1505	Triethylcitrat	Künstlicher Trägerstoff, nur in Eiklarpulver zugelassen	Gen
E 1518	Glycerintriacetat	Künstlicher Trägerstoff, Herstellung aus genverändertem Soja möglich	T Gen

Quellen: Meine Informationen stammen aus dem Büchlein **„E-Nummern" von Heinz Knieriemen**, AT Verlag, ISBN 3-85502-670-X, dem Dr. Watson-Handbuch **„Echt künstlich" von Hans-Ullrich Grimm**, ISBN 978-3-9810915-1-9 sowie den Internetseiten **www.zusatzstoffe.de** und **www.oekotest.de**.